高等院校食品类专业规划教材

食品安全与质量管理

主　编　李威娜

副主编　徐松滨　张　玲

华东理工大学出版社
EAST CHINA UNIVERSITY OF SCIENCE AND TECHNOLOGY PRESS
·上海·

图书在版编目(CIP)数据

食品安全与质量管理/李威娜主编. —上海:华东理工大学出版社,2013.8(2017.2 重印)
(高等院校食品类专业规划教材)
ISBN 978-7-5628-3610-0

Ⅰ.①食… Ⅱ.①李… Ⅲ.①食品卫生-高等教育-教材 ②食品-质量
管理-高等教育-教材 Ⅳ.①R155.5②TS207.7

中国版本图书馆 CIP 数据核字(2013)第 158752 号

内容提要

　　本书着重阐述了食品质量管理的基础知识、国内外普遍实施的食品质量控制体系及影响食品安全的因素,并结合生产实际介绍了食品加工过程中的质量安全控制及转基因食品、绿色食品、无公害食品及有机食品的生产要求和认证管理。相关单元提供了操作实例,使学生在掌握质量管理基本知识和原料的基础上,培养自身的食品质量控制与管理技能,了解实际生产中对食品质量进行控制管理的具体内容和运作程序。

　　本书可作为高等院校食品类专业教材,也可作为食品企业专业技术人员、各级食品安全监督管理人员的参考用书。

高等院校食品类专业规划教材
食品安全与质量管理
··

主　　编 / 李威娜
责任编辑 / 李国平
责任校对 / 李　晔
封面设计 / 裘幼华
出版发行 / 华东理工大学出版社有限公司
　　　　　地　　址:上海市梅陇路 130 号,200237
　　　　　电　　话:(021)64250306(营销部)
　　　　　传　　真:(021)64252707
　　　　　网　　址:press. ecust. edu. cn
印　　刷 / 上海崇明裕安印刷厂
开　　本 / 787mm×1092mm　1/16
印　　张 / 19.25
字　　数 / 488 千字
版　　次 / 2013 年 8 月第 1 版
印　　次 / 2017 年 2 月第 4 次
书　　号 / ISBN 978-7-5628-3610-0
定　　价 / 42.00 元

联系我们:电子邮箱 press@ecust. edu. cn
　　　　　官方微博 e. weibo. com/ecustpress
　　　　　淘宝官网 http://shop61951206. taobao. com

前　言

本书与食品企业的生产实际相结合，以食品安全质量管理体系为指导思想，围绕食品安全展开，内容上突出基础性和实用性，注重解决生产过程中的实际问题。着重阐述了食品质量管理的基础知识，国内外普遍实施的食品质量控制体系及影响食品安全的因素，并结合生产实际介绍了食品加工过程中的质量安全控制及绿色食品、无公害食品及有机食品的生产要求和认证管理。相关单元设计了实用案例，使学生在掌握质量管理基本知识和原料的基础上，培养自身的食品质量控制与管理技能，了解实际生产中对食品质量进行控制管理的具体内容和运作程序。

本书在内容上分为十一个单元，其中单元一主要阐述了食品安全、食品质量和食品卫生三者之间的种属关系及加强食品质量管理的重大意义；单元二主要阐述了食品标准的概念、我国食品标准的分类及标准的制定与实施程序等；单元三主要阐述了食品质量安全市场准入制度概述、QS 申办程序及文件编写；单元四主要阐述了生物、化学和物理因素对食品安全性的影响及控制食品污染的措施；单元五主要阐述了食品良好操作规范（GMP）的内容与认证程序；单元六主要阐述了卫生标准操作程序（SSOP）的内容与其应用实例；单元七主要阐述了食品生产危害分析与关键控制点（HACCP）的概述、原理、实施过程及 HACCP 体系在食品加工中的应用实例；单元八主要阐述了 ISO9000 质量管理体系在食品企业的建立及体系文件的编写；单元九主要阐述了 ISO 22000 食品安全管理体系在食品企业的建立和 ISO 22000:2005 食品安全管理体系标准条款的理解；单元十主要阐述了肉及肉制品、乳及乳制品、果蔬制品和粮油制品的质量控制；单元十一主要阐述了无公害农产品、绿色食品、有机食品的质量控制及认证管理。

本书由李威娜主编并负责统稿。编写分工为：单元一、单元八由徐松滨编写；单元二、单元三由黄雨洋编写；单元四、单元五由王瑞军编写；单元七由张玲编写；单元六、单元十一由尚丽娟编写；单元九、单元十、前言、目录、附录由李威娜编写；此外，参与编写的人员还有：王静和王春丽。

本书既可作为高等院校食品类规划教材，也可作为食品企业专业技术人员、各级食品安全监督管理人员的参考用书。

由于本书涉及内容广泛，作者水平有限，书中疏漏和不当之处在所难免，敬请广大读者批评指正。

编　者

2013 年 5 月

目 录

单元一　食品安全与质量管理概述

1. 掌握食品安全、食品卫生、食品质量的含义。
2. 了解我国食品安全现状及解决食品安全问题的措施。
3. 能够对国内外食品安全问题产生的原因及对策进行分析。

第一节　食　品　安　全

食品是人类赖以生存和社会发展所需的最基本物质。食品行业与人们的日常生活息息相关，当今社会，食品与能源、人口、环境和国防，并列为世界五大发展主题。但是随着环境的日益恶化和新工艺、新技术、新产品的广泛使用，食品安全问题已成为威胁人类健康的主要因素。食品安全有两个方面的含义：一是指一个国家或社会的食品保障，即是否具有足够的食物供应；二是指食品中有毒、有害物质对人体健康影响的公共卫生问题。目前，不论是发达国家还是发展中国家，保障食品安全已成为政府工作的重点、公众关注的焦点、企业界和科技界义不容辞的责任，是全球关注的公共卫生问题。

一、食品安全、食品卫生与食品质量

（一）食品安全

1. 世界卫生组织的定义

1996 年世界卫生组织将食品安全界定为"对食品按其原定用途进行制作、食用时，不会使消费者健康受到损害的一种担保"，即食品安全是食品质量状况对食用者健康、安全的保证程度，具体指用于消费者最终消费的食品，不得出现因食品原料、包装或生产加工中存在的质量问题对人体健康、人身安全造成或者可能造成任何不利的影响。

2. GB/T22000—2006 的定义

GB/T22000—2006《食品安全管理体系——食品链中各类组织的要求》引用了国际食品法典委员会（CAC）《食品卫生通则》的规定，即食品卫生和食品安全的定义有所区别。食品安全是指食品在按照预期用途进行制备和食用时，不会对消费者造成伤害；食品卫生是指在食品链中，为保证食品的安全性和适宜性所必备的一切条件和措施。

不同国家及不同时期，食品安全所面临的突出问题和治理要求有所不同。在发达国家，食品安全所关注的主要是因科学技术发展而引发的问题，如转基因食品对人类健康的影响；在发展中国家，食品安全所侧重的则是市场经济发育不成熟所引发的问题，如假冒伪劣、有毒有害食品的非法生产经营。我国的食品安全问题包括上述全部内容。因此，国家质检总局于 2004 年发布实施了 SN/T1443.1—2004《食品安全管理体系——要求》标准，该标准从技术管理角度，提出了"在特定产品的食品链中系统预防、控制和防范所有涉及食品安全的特定危害"，通过"食品链"确立了"食品安全"的综合概念，包括食品安全从食品的初级生产、加工、包装、储藏、运输、销售等直到最终消费的所有环节。同时，该食品安全概念也包括了食品卫生、食品质量、食品营养等相关方面的内容，它不仅统一了各环节、各部门的准入条件、相关法规标准内容

等,也避免了同一企业在同一环节的卫生、质量等多要素的重复管理。

3. 食品安全性与风险

风险概念是一个应用较广的概念。风险可简单地理解为人所不遇事件发生的概率或机会大小。风险有大小,有一些是可以度量的,如保险公司的经营项目;而有一些只能根据风险评价结果给予估算,如食品成分的风险等。

用风险概念来分析食品安全性问题,就不难理解,现实生活中并不存在无风险或零风险的事,关键在于消费者接受什么样的风险。对可能的风险和获益作综合平衡,权衡得失利害,才能作出合理的取舍和符合实际的决策。食品生产、加工、储存、销售过程中使用的农药、兽药、添加剂及其他化学品,可能为消费者带来一定的风险。但不用这些化学品又会增大别的风险,如病虫滋生使食品中某些致病的微生物、生物毒素、寄生虫增多;食品的质量和数量严重下降;食品的营养和品味不佳;食品价格上涨等。作为消费者,只能根据条件选择接受哪一种风险。对风险与获益两个方面有全面的认识与理解,是确保食品安全性合理对策的前提。其中,对食品中可能含有的危害成分的风险评价及其相应的风险控制,则是一项基础性工作,需要严格的方法、技术、工作程序和机构上的支持与保证。

4. 食品安全性与目标消费者

在食品的生产、加工和销售等过程中,目标消费者是企业赖以存活的根本,他们处于整个食品链条的最终位置,也是中心地位。保证最终消费者的食用安全是每个企业的最终使命与责任。不同消费者所面临的食品安全问题不同,他们对食品安全性的要求也不同。

(1)普通大众。此类人群是大部分食品的主流消费群体,对食品的安全、质量特性的要求一般无特别附加的要求,产品只要符合一般标准,即不会发生食品质量安全事故即可。

(2)婴幼儿。针对该目标消费者的食品,应适合婴幼儿生理特点和营养需要。婴幼儿通过该类食品完成其主要营养的供给,关系其一生的生长发育状况。因此,该目标人群对其食品的要求较普通大众更为严格,对其食用的产品质量与安全的控制需要特别加以关注。如在制定各种农药残留限量标准时,对婴幼儿是给予特别保护的。

(3)弱势群体。此类人群主要包括老人、病人、敏感人群以及其他一些在自身条件上处于一定劣势的群体。弱势群体因其所处的劣势,对食品提出了不同于普通大众的要求,包括对产品配方成分、加工工艺等的限制。如糖尿病人,要求其消费的产品中不能含有糖分;缺钙的老人或儿童,要求其消费的食品含有相对于普通大众较高的含钙量;鱼、蟹类水产品经合理的加工制作及适量食用,对多数人来说是没有安全问题的,但是对一些具有此类过敏源的人来说,即是安全危害。

在进行食品安全管理时,除了关注这些最终消费者外,有时可能还会较多地关注食品零售商、食品加工商这些中间环节的目标消费者,它们更多的是以组织形式存在的。

(4)食品零售商。此类消费者在对食品的安全质量特性要求上,会更多地从包装、销售、流通、储藏等环节考虑。

(5)食品加工商。此类消费者主要对食品原料的控制提出要求,食品原料需要进行再加工,考虑到生产工艺、成本控制等因素,会更多地关注一些初级生产中种植、养殖等环节会产生的食品安全危害问题。

5. 食品安全性的现代问题

人类社会的发展和科学技术的进步,正使人类的食品生产与消费活动经历巨大的变化。与人类历史任何时期相比,现代饮食水平与健康水平普遍提高,这反映了食品安全性状况有较大的甚至是质的改善。另外,人类食物链环节增多和食品结构复杂化,又增添了新的饮食风险和不确定因素。社会发展提出了人类生活在达到温饱以后,如何解决吃得好、吃得安全的要求。食品安全性问题正是在此背景下被提出的,且涉及的内容越来越广,并因国家、地区和人群的不同而有不同的侧重。1993 年,英国对当代发达和较发达国家提出了一张饮食风险清单:

(1) 营养过剩或营养失衡;

(2) 酗酒;

(3) 微生物污染;

(4) 自然产生的食品毒素;

(5) 环境污染物(包括核污染);

(6) 农药及其农用化学品残留物;

(7) 兽用药物残留;

(8) 包装材料污染;

(9) 食品添加剂和饲料添加剂;

(10) 新开发食品及新工艺产品(如生物技术食品、辐照处理食品);

(11) 其他化学物质引起的饮食风险(如工业事故污染食品)。

以上列举的问题可归纳为现代食品安全性的六大问题,即营养失控、微生物致病、自然毒素、环境污染物、人为加入食物链的有害化学物质、其他不确定的饮食风险。其中,营养失控或营养不平衡在很大程度上是由个人行为决定的。其他几类问题,从食品安全管理体系控制角度,主要体现为食品中的危害。

(二) 食品卫生

"卫生"一词源于拉丁文"sanitas",意思是"健康"。《食品工业基本术语》(GB15091—95)将食品卫生定义为,为防止食品在生产、收获、加工、运输、储藏、销售等各环节被有害物质污染,使食品质地良好、有益于人体健康所采取的措施。

对于食品工业来说,卫生的意义是创造和维持一个卫生且有益于健康的生产环境和生产条件。食品卫生是为了提供有益健康的食品,必须在清洁的环境中由身体健康的食品从业人员加工食品,防止有毒有害物质污染食品而对人体造成危害,防止因微生物污染食品而引发食源性疾患,使引起食品腐败的微生物的繁殖降低到最低程度。食品卫生不仅是食品本身的卫生,还包括添加剂的卫生、食品容器的卫生、包装材料的卫生和所用工具、设备等生产经营过程中有关的卫生问题。

(三) 食品质量

食品质量是指食品满足消费者明确的或者隐含的需要的特性。食品作为商品,其质量也是由产品质量、生产质量和服务质量三个方面构成的,但食品作为一类特殊商品,在使用和质量上表现出与其他产品不同的特点。

1. 食用性

普通商品是作为物品供消费者使用的,而食品是供人食用的。

2. 消费的一次性

普通商品大多都是可重复使用的,而食品是一次性消耗商品。

3. 及时性

普通商品大多保质期较长,而食品的保质期相对较短。

4. 产品质量的延续性

普通商品的产品质量在产品制造出来后就已确定,而食品的产品质量体现在食品生产、加工、运输、储存、销售的全过程。

(四)食品安全、食品卫生、食品质量的关系

因为食品安全、食品卫生、食品质量在内涵和外延上存在许多交叉,所以在实际运用中这三个概念往往出现混用的情况。

GB15091—95《食品工业基本术语》中将食品卫生和食品安全视为同义词。但 1996 年世界卫生组织在《加强国家级食品安全性计划指南》中把"食品卫生"和"食品安全"作为两个不同的用语加以区别。食品安全被解释为对食品按其原定用途进行制作和食用时不会使消费者受害的一种担保,即用于消费者最终消费的食品,不得出现对人体健康、人身安全造成或者可能造成任何不利的影响;食品卫生则指为确保食品安全性和适用性在食物链的所有阶段必须采取的一切条件和措施。根据该定义,食品安全是以终极产品为评价依据的,而食品卫生则是贯穿在食品生产、消费的全过程中的。食品安全是以食品卫生为基础的,食品安全包括了卫生的基本含义。

食品质量是指一组固有特性满足要求的程度。我国《食品工业基本术语》中将食品质量定义为食品满足规定或潜在要求的特征和特性的总和,其反映食品品质的优劣。食品质量不仅指食品的外观、品质、规格、数量、重量、包装,同时也包括了安全卫生。安全卫生是反映食品质量的主要指标,离开了安全卫生,就无法对食品的质量优劣下结论。对于进出口食品而言,安全卫生更是主要的检验检疫项目,也是进口国政府主管当局的要求。根据 CAC/食品进出口检验和认证专业委员会(CCFICS)对"要求"的定义:食品贸易主管当局所制定的包括公共健康、消费者保护和公平贸易条件的有关标准。这些要求可依据不同的司法情况有所不同。食品安全要求与卫生要求密切相关,构成了食品质量概念的主体。食品安全包括食物量的安全和食物质的安全。食物量的安全指能否解决吃得饱的问题,而现在人们的生活质量不断提高,提起食品安全,更多考虑的是质的安全。食物质量的安全是确保食品消费对人类健康没有直接或潜在的不良影响,这是食品卫生的重要组成部分。

通常,食品安全与食品卫生难以截然分开。但是卫生条件的要求毕竟不同于安全性能的要求,如对食品实行卫生注册登记制度、卫生监督检验制度、卫生许可审批制度等。对食品卫生条件的要求与安全要求一致,也是强制性的,它体现了国家意志,是国家干预进出口贸易的一种表现。这些严格的措施,一是为了保证食品的安全卫生、保护人体健康;二是一种贸易保护措施,是技术壁垒的一种形式。

食品安全、食品卫生、食品质量三者之间有怎样的种属关系呢?按照 1995 年颁布的《中华人民共和国食品卫生法》中对食品的定义:食品应当无毒、无害,符合应当有的营养要求,具有相应的色、香、味等感官性状。可以把食品质量作为一个对食品总体要求的概念,涵盖消费者对食品的三个基本要求,即安全性、营养性和感官要求,其中安全性包含食品卫生和食品安全两方面。近年来,随着国内外食品安全问题的日益突出,食品安全被放在越来越重要的位置,很多学者由此提出将食品安全作为综合性的概念,涵盖食品卫生、食品质量、食品营养等相关方面的内容和食品从农田到餐桌的各个环节。食品安全既包括生产安全,也包括经营安全;既包括结果安全,也包括过程安全;既包括现实安全,也包括未来安全。

二、食品安全现状

（一）国内出现的食品安全事件

（1）2000年12月15日，金华市卫生防疫站在金华市区五里牌楼农贸市场内查获1 500千克的"毒瓜子"。这些西瓜子在生产中掺了矿物油，同时福建、河南、广东、南京等地也发现了"毒瓜子"。

（2）2001年9月3日，吉化公司所属的16所中小学校发生严重的豆奶中毒事件。万余名学生饮用学校购进的"万方"牌豆奶后，6 362名学生集体中毒。至今，仍有多名饮用豆奶的学生被不同的疾病缠身，其中3名学生患上白血病。

（3）2002年6月21日，金华市卫生局在某仓库发现标识为广西田阳南华糖业有限责任公司的9.5吨假冒"白砂糖"，该"白砂糖"30%（质量分数）的成分为蔗糖，30%的成分为硫酸镁，其余成分无法确认，对这批"白砂糖"全部没收并予以公开销毁。

（4）2003年11月16日，"金华火腿敌敌畏"事件被曝光，金华市的两家火腿生产企业在生产"反季节火腿"时，为了避免蚊虫叮咬和生蛆，在制作过程中添加了剧毒农药敌敌畏。此事件一经曝光，金华火腿的销量几乎为零，金华市经营千年的城市名片瞬间蒙垢。

（5）2004年4月30日，"大头娃娃"事件曝光，安徽省阜阳市查处一家劣质奶粉厂。该厂生产的劣质奶粉几乎完全没有营养，致使13名婴儿死亡，近200名婴儿患上严重营养不良症。

（6）2004年5月，中央电视台《每周质量报告》的一期"龙口粉丝掺假有术"节目揭露，部分正规粉丝生产商为降低成本，在生产中掺入粟米淀粉，并加入了可能致癌的碳酸氢铵化肥、氨水用于增白。

（7）2005年3月15日，上海市相关部门在对肯德基多家餐厅进行抽检时，发现新奥尔良鸡翅和新奥尔良鸡腿堡调料中含有"苏丹红一号"成分。从16日开始，在全国所有肯德基餐厅停止售卖这两种产品，同时销毁所有剩余调料。

（8）2005年7月5日，三鹿被查出超前标注生产日期的酸牛奶，三鹿方面表示，产品生产日期标注不存在任何问题，而是因为企业管理上的一些疏忽。

（9）2006年4月30日，国家食品药品监督管理局作出禁止奥美定生产、销售和使用的决定。奥美定是国内唯一的聚丙烯酰胺水凝胶产品，用于注射隆胸。该产品的审批过程一路绿灯，先批后检，临床7个月即上市。近10年来，我国有近30万人使用了这种产品。

（10）2006年6月，北京食用福寿螺导致的广州管圆线虫病患者确诊病例达到160例。该病是由于酒店出售的凉拌福寿螺而引起的，最终经历了历时一年半的赔偿案之后，酒楼共赔偿患者近1 000万元。

（11）2006年8月2日，浙江省台州市卫生局在某油脂厂内查扣原料油38 600千克、成品油5 300千克。经疾病预防控制中心抽样检测，猪油中酸价和过氧化值严重超标，浙江省疾病预防控制中心还检出内含剧毒的"六六六"和"DDT"。

（12）2006年8月3日，卫生部宣布停用安徽华源公司生产的药品——欣弗。部分患者使用该药后，出现恶心、呕吐、过敏性休克、肝肾功能损害等不良症状。因使用该药品，共导致81人出现不良反应，其中3人死亡，涉及10个省份。

（13）2006年11月12日，由河北某禽蛋加工厂生产的一些"红心"咸鸭蛋在北京被检测出含有致癌物质苏丹红。部分河北农户用添加了工业染料苏丹红的饲料喂养鸭子，导致蛋黄内含有苏丹红，以致全北京市范围内停售河北产的"红心"咸鸭蛋。

（14）2007年4月12日，在广西壮族自治区销售的"思念""龙凤"品牌云吞及水饺被检出金黄色葡萄球菌。这一检测结果公布之后，商家采取措施，对购买到问题批次产品的消费者提供退货服务。

（15）2008年8月，人造"新鲜红枣"流入乌鲁木齐市场。这些"红枣"的加工主要经过两道工序，铁锅里放进酱油，使青枣变成红色，并保持光泽；然后放进加入大量糖精钠和甜蜜素的水池中浸泡，使其口感泛甜。过量食用会造成血小板减少，酿成急性大出血等直接身体危害。

（16）2009年1月22日，三鹿"三聚氰胺奶粉"案终审宣判。自2008年7月始，全国各地陆续收治婴儿泌尿系统结石患者多达1 000余人，9月11日，卫生部调查证实这是由于三鹿集团生产婴幼儿配方奶粉受三聚氰胺污染所致。

（17）2009年5月11日，卫生部就杭州市民状告"王老吉"召开新闻发布会，声明该饮料中含有的夏枯草不在卫生部公布的允许食用的87种中药材名单中，这意味着流传了170多年的凉茶涉嫌违法添加非食用物质，造成了该产品的销量下降。

（18）2010年1月，武汉市农业局在抽检中发现来自海南省英州镇和崖城镇的5个豇豆样品水胺硫磷农药残留超标。水胺硫磷是一种高毒性农药，它能经由食道、皮肤和呼吸道引起人体中毒。

（19）2010年3月19日，组织学生进行武汉三镇的地沟油状况调查的调查负责人武汉工业学院教授何东平召开新闻发布会，建议政府相关部门加紧规范废弃油脂收集工作，再次引起了人们对食品安全的担忧。据报道，目前我国每年返回餐桌的地沟油有200～300万吨。医学研究称，地沟油中的黄曲霉素强烈致癌，毒过砒霜100倍。

（20）2010年5月23日，中央电视台《每周质量报告》节目曝光：售价上千元、用于养生保健的"天然紫砂煲"竟然是由普通泥土与化学物质混合而成的。然而，历经近一月的在社会上引起轩然大波的"紫砂门"事件后，权威部门终于做出结论：专家认定紫砂安全无毒。

（21）据2010年7月5日报道，最近有调查发现，美国的麦乐鸡竟然含有橡胶化学成分"聚二甲基硅氧烷"。美国麦当劳发言人称，在麦乐鸡中加入聚二甲基硅氧烷，是基于安全理由的，用以防止炸鸡块的食用油起泡。据世界卫生组织的动物测验显示，这种物质对人体无害。

（22）2010年7月，北京小学生张皓通过科学实验对食用菌进行了荧光增白剂检测。11月底，"小学生调查蘑菇九成被漂白"等报道见报，成为社会热点事件。12月1日，北京市食品安全办公室通报对北京市场销售的食用菌荧光增白物质专项监测情况，称样品监测合格率为97.73％。小学生与政府部门调查结果的巨大反差引发公众质疑。

（23）2010年7月，三聚氰胺超标奶粉事件"卷土重来"：在青海省一家乳制品厂，检测出三聚氰胺超标达500余倍，而原料来自河北等地。事件发生后，有关部门要求严肃查处，杜绝问题奶粉流入市场，彻底查清其来源与销路，坚决予以销毁，并依法追究当事人责任。

（24）2010年8月，一则"圣元奶粉疑致女婴性早熟"的报道引起消费者的广泛关注。8月8日圣元营养食品有限公司发布"致媒体的公开信"表示，圣元公司生产销售的产品不存在添加任何"激素"等违规物质的行为。11日，湖北卫生厅组织专家组对圣元"早熟门"3名女婴进行集体会诊，诊断认为"雌激素水平正常"，属于假性性早熟。"圣元奶粉被疑致女婴性早熟"事件终于有了官方结论——15日，卫生部举行专题发布会称"湖北3例婴幼儿单纯性乳房早发育与食用圣元优博婴幼儿乳粉没有关联，目前市场上抽检的圣元乳粉和其他婴幼儿乳粉激素含量没有异常"。

（25）2010年8月31日，山东媒体曝出"只需一滴，清水就能变高汤"的食品添加剂"一滴香"是通过化工合成的有毒物质,食用后会损伤肝脏,还能致癌。市面上打着"一滴香"字号的食品调料非常多,"一滴香"麻油、"一滴香"白酒、"一滴香"芝麻酱等随处可见。媒体曝光后,带有"一滴香"字样的调料不可避免地出现了滞销。

(26) 2011 年 3 月 15 日,中国最大肉类企业双汇的"瘦肉精事件",几乎置整个中国于猪肉安全恐慌之中。事件的罪魁祸首——河南省孟州市等地养猪场——采用违禁动物药品"瘦肉精"饲养生猪,案件虽然最终告破,但该事件暴露出我国食品安全监管的缺失。据了解,"瘦肉精"是一种非常廉价的药品,对于减少脂肪增加瘦肉作用非常好。"瘦肉精"让养猪的单位经济价值提升不少,但它有很危险的副作用,轻则导致心律不齐,严重一点就会导致心脏病。

(27) 2011 年 4 月初,在上海市浦东新区,一些华联超市的主食专柜都在销售同一个公司生产的三种馒头——高庄馒头、玉米馒头和黑米馒头。这些染色馒头的生产日期随便更改,食用过多会对人体造成伤害。而后,温州等地也发现类似的染色馒头。染色馒头是通过回收馒头再加上着色剂做出来的,如加入柠檬黄色素做成玉米面馒头,加入黑色素、工业石蜡做成红薯面馒头(俗称杂粮馒头)。"染色馒头"对人体最大的危害来源于其中添加的染色剂,这些染色剂可导致多种疾病。如果长期或一次性大量食用柠檬黄、日落黄等色素含量超标的食品,可能会引起过敏、腹泻等症状。当摄入量过大、超过肝脏负荷时,会在体内蓄积,对肾脏、肝脏产生一定伤害。

(28) 2011 年 4 月 13 日,据英国《星期日电讯报》的最新报道称,瑞典研究人员发表论文称,包括雀巢在内的 9 种欧洲知名品牌的婴儿食品含有毒重金属砷、铅与镉,其含量虽未达世界卫生组织(WHO)规范的上限,但婴儿长期食用,仍会导致智力受损,甚至出现行为异常。少量砷亦会增加患癌风险,镉则可导致神经及肾脏受损。

(29) 2011 年 4 月 15 日,湖北省宜昌市查获两个使用硫黄熏制"毒生姜"的窝点,现场查获"毒生姜"近 1 000 千克。"毒生姜"使用有毒化工原料硫黄对生姜进行熏制,使正常情况下视觉不够美观的生姜变得娇黄嫩脆。

(30) 2011 年 5 月 8 日,江苏镇江丹徒区延陵镇大吕村 40 多亩[1 亩＝(10 000/15)m²]西瓜大棚,就像布下了"地雷阵",已结满瓜藤的大小西瓜,还没有成熟就一个个炸裂开来,有的炸得四分五裂,有的炸得像一朵花。其他瓜农的数十亩西瓜同样开始满地"开花"。有瓜农和专家指出,瓜农施用的"膨大增甜剂"是造成"爆瓜"的原因。膨大剂,化学名称叫细胞激动素,属于植物激素类化学物质,对植物可产生助长、速长作用,对人体的危害主要是神经系统的危险,能造成儿童脑炎、发育不良、痴呆等。此外,使用膨大剂后的果蔬味道变淡,吃起来口感不好,也不利于长时间储藏。吉林大学军需科技学院食品质量与安全专业教授徐克成认为:膨大剂按规范使用是无毒害作用的,但是如果滥用、大剂量使用膨大剂,是有潜在风险的。我国自引进以来,没有明确的规范剂量。很多农户为了利益大量施用膨大剂,而农产品检验机构不会检测这项指标。

(二)国外出现的食品安全事件

(1) 1931 年日本富山镉污染引发"痛痛病"事件。"痛痛病"是首先发生在日本富山县神通川流域的一种奇病,因为病人患病后全身非常疼痛,终日喊痛不止,因而取名"痛痛病"(亦称骨痛病)。在日本富山县,当地居民同饮一条叫作神通川河的水,并用河水灌溉两岸的庄稼。后来日本三井金属矿业公司在该河上游修建了一座炼锌厂。炼锌厂排放的废水中含有大量的镉,整条河都被炼锌厂的含镉污水污染了,河水、稻米、鱼虾中富集大量的镉,然后又通过食物链,使这些镉进入人体富集下来,使当地的人们得了一种奇怪的骨痛病(又称"痛痛病")。

（2）1956年日本熊本县爆发因甲基汞污染而导致的"水俣病"事件。这种病症最初出现在猫身上，被称为"猫舞蹈症"。病猫步态不稳，抽搐、麻痹，跳海死去，被称为"自杀猫"。随后不久，此地也发现了患这种病症的人。患者由于脑中枢神经和末梢神经被侵害，轻者口齿不清、步履蹒跚、面部痴呆、手足麻痹、感觉障碍、视觉丧失、震颤、手足变形，重者神经失常，或酣睡，或兴奋，身体弯弓高叫，直至死亡。这个镇有4万居民，几年中先后有1万人不同程度地呈现这种病状，其后附近其他地方也发现此类症状。经数年调查研究，于1956年8月由日本熊本国立大学医学院研究报告证实，这是由于居民长期食用了八代海水俣湾中含有汞的海产品所致。

（3）1985年4月，医学家们在英国发现了一种疯牛病，专家们对这一世界始发病例进行组织病理学检查。10余年来，这种病迅速蔓延，英国每年有成千上万头牛因患这种病导致神经错乱、痴呆，不久死亡。疯牛病，即牛脑海绵状病，简称BSE。1986年11月将该病定名为BSE，首次在英国报刊上报道。这种病波及世界很多国家，如法国、爱尔兰、加拿大、丹麦、葡萄牙、瑞士、阿曼和德国。据考察发现，这些国家有的是因为进口英国牛肉引起的。因疯牛病死亡的人数以每年30%左右的速度上升，最终每年造成成千上万人丧生。

（4）1996年5月，日本几十所中学和幼儿园相继发生6起集体食物中毒事件，中毒人数多达1 600人，导致3名儿童死亡，80多人入院治疗。到7月底，中毒人数超过万人，死亡11人，发生中毒范围波及44个都府县。这就是引起全世界极大关注的由大肠杆菌O157引起的暴发性食物中毒事件。

（5）1996年5月在比利时发生"二噁英污染食品"事件。首先出现一批养鸡场鸡不生蛋、肉鸡生长异常现象，经调查，这是由于比利时9家饲料公司生产的饲料中含有致癌物质二噁英所致。这一事件使1 000万只被认为是受到污染的肉鸡和蛋鸡被屠宰销毁，造成直接损失3.55亿欧元，加上与此相关联的食品工业，损失已超过上百亿欧元。

（6）1999年底，美国发生了历史上因食用带有李斯特菌的食品而引起严重的食物中毒事件。据美国疾病控制中心资料，在美国密歇根州，有14人因食用被该菌污染了的"热狗"和熟肉而死亡，在另外22个州也有97人因此患病，6名妇女因此流产。2000年底至2001年初，法国也发生李斯特菌污染食品事件，有6人死亡。

（7）2005年6月5日，英国食品标准局在英国一家知名的超市连锁店出售的鲑鱼体内发现一种名为"孔雀石绿"的成分，有关方面将此事迅速通报给欧洲国家所有的食品安全机构，发出了继"苏丹红1号"之后的又一食品安全警报。英国食品标准局发布消息说，孔雀石绿是一种对人体有极大副作用的化学制剂，任何鱼类都不允许含有此类物质，并且这种化学物质不应该出现在任何食品中。

（8）2005年，美国食品和药物管理局在其官方网站公布的最新检验报告中说，他们在检验750种食品后确认，一些零食特别是油炸食品中的丙烯酰胺含量较高，其中炸薯条、椒盐曲奇和爆米花中的含量最高，一种常用来让幼儿磨牙的竹芋饼干的丙烯酰胺含量也较高，烤火鸡和炸鸡等熟食中也有一定量的丙烯酰胺存在。丙烯酰胺是淀粉类食品在经过高温油炸或烘烤后自然形成的一种化合物，目前科学家认为它能导致动物癌症和生殖系统疾病，对人体来说大剂量的丙烯酰胺还是一种神经毒素。

（9）2006年在美国许多州都发生了严重的因食用被污染的新鲜菠菜而导致食物中毒的病例。美国联邦疾病控制及预防中心10月6日下午1时通报，造成至少199人染病的病菌属于O157:H7亚型大肠杆菌。其中102人住院，31人发生溶血性尿毒综合征（HUS），3人不幸死亡。

（10）2008 年 7 月，加拿大暴发食品污染事件，最近一个死亡病例发生在安大略省，该省共有 15 人死于这种病菌。其他死亡病例分布在不列颠哥伦比亚省、艾伯塔省和魁北克省等地。此外，加拿大政府还在对 6 例疑似死亡病例进行调查。

（11）2008 年 9 月，日本"三笠食品"等公司涉嫌将工业用（残余农药超标及发霉）大米伪装成食用米卖给酒厂、学校、医院等 370 家单位。案发后一涉案中间商自杀身亡，农水省事务次官白须敏朗辞职。

（12）2010 年 6 月，国家质检总局共检出 14 批次乳制品不合格。其中包括 25.25 吨新西兰公司出品的全脂奶粉，149.875 吨新加坡全脂奶粉检出阪崎肠杆菌，1 吨来自美国的牛初乳检出亚硝酸盐。有两个批次来自澳大利亚的有机婴幼儿奶粉共 53 吨检出不符合国家标准要求的磷；171.775 吨来自澳大利亚的婴幼儿配方奶粉检出锌超标。

（13）2011 年 5 月，由于"毒黄瓜"引发的溶血性尿毒综合征在欧洲一些国家暴发，瑞典、丹麦、英国和荷兰都受到影响。德国已确认受肠出血性大肠杆菌（EHEC）污染的毒黄瓜导致 16 人死亡，感染人数超过 1 500 例。

（三）我国食品安全主要问题

（1）自然环境或客观条件的影响。自然环境的影响大体上属于不可抗力的外部因素造成食品污染或变质，主要表现在种植、养殖源头污染，食品加工工艺和卫生条件落后，流通储运手段达不到保鲜要求等。如工业三废、城市废弃物的大量排放，造成大面积的水土污染，使很多地方的粮食、饲料作物、经济作物、畜产品和水产品等农产品质量受到影响。另外，我国 13 亿多人口每天消耗 200 万吨粮食、蔬菜、肉类等食品，众多的食品供应商具备典型的小生产者特征，当自身条件和外部环境对于食品安全的诉求不高时，加工工艺和卫生条件难以符合安全标准。

（2）食品供应链上的利益相关者，出于私利或营利目的，在知情状态下人为影响食品质量。中国农业虽然以小农经济为主，但也患上了"大农业病"，反季节果蔬生产，加剧了农产品中的药物残留；动物"速成班"将鸡、鸭、鹅等禽类生长周期缩短至 28～45d，猪出栏时间缩短至 2.5～4 个月，凡此种种严重违背了生物学的种植和养殖规律。更有一些不法生产商逆食品安全法规而行，在食品中加入不利于人体健康的非食用物质和食品添加剂。此类案件数量的持续上升，使我们深刻感受到现代科技与商业伦理之间发展的不平衡。

（3）食品检测监督条件不完善、对食源性病原菌缺乏认识或从业人员非主动性过失，造成劣质食品未被发现继而进入消费环节。随着转基因技术、现代生物技术、益生菌和酶制剂等技术在食品中的应用，关于应用风险和食品安全的争论就一直没有间断。我国当前的主要问题体现在检测设备不完善，检测覆盖面偏低，抽检频率过低，更谈不上对食品进行普检。

（4）食品安全和追踪惩罚的法令制度不健全或者徇私舞弊，导致食品安全事故的危害继续扩大。从理论及发达国家食品安全监管的改革实践看，食品安全监管无疑趋向于专业性、公正性和独立性。国外食品安全监管制度和体系的变迁，很大程度上源于外部环境的变化，包括社会、经济和技术的变化，一系列食品安全危机最后进一步形成监管变革的动力机制。近三年来，我国在食品安全立法和组织体系建设方面做出了巨大的努力，但由于监管模式不清晰和法制松弛，尚未对食品安全事故频发的现象产生实质性的遏制作用。

（四）食品安全问题的原因分析

食品安全事件最直接也是最严重的危害，是对消费者身体健康的危害。一日三餐不可或缺,食品安全直接关系到每个人的身体健康甚至生命安全。对于影响巨大的食品安全事件而言,危害不仅仅局限在受害的消费者,往往还会延伸到行业和国家声誉的层面,从而具有了经济学意义上的"负外部性"。"负外部性"的存在意味着食品的生产者和经营者给消费者和社会带来了危害,却没有为此而支付足够抵偿这种危害的成本,即出现"市场失灵"。

"负外部性"在于食品安全事件对于经济和民生的冲击。如三聚氰胺事件后,乳业全行业减产停产,数万名职工下岗,240多万户奶农杀牛、倒奶,大量城乡居民的就业、收入受到影响。2009年,我国乳制品进口从2008年的35万吨猛增到60万吨。国产乳业元气大伤,至今尚未完全恢复。在事件发生后,进口奶粉一年之内数次涨价,每次涨幅在10%以上,国内消费者也为此付出了很大代价。"负外部性"还在于对政府公信力和国家形象的影响。接连发生的食品安全事件,大大影响了民众的消费信心,严重冲击了社会诚信道德体系。当民众对食品安全的不安情绪累积到一定程度时,往往会转化成对国产食品和官方声音的集体不信任,这会进一步增加食品生产和加工行业的交易成本。根据国务院食品安全委员会统计的数据,2010年全国各级监管部门主动检查各类食品生产经营单位3500万户次,共查处13万起食品安全违法违规案件,但官方公布的2010年蔬菜、畜产品、水产品检测合格率达到了96%,官方和民众的反应落差就此形成。一些食品安全事件还涉及境外,给我国形象及外贸出口造成不利影响。总结我国食品安全问题产生的原因包括以下几点。

1. 农产品源头污染问题

农产品源头污染问题主要指的是农业生产环境受到污染,工业的发展让农村环境受到污染。工业三废、城市废弃物的大量排放,造成许多有毒、有害物质渗入土壤中,饮用水中含菌量高、重金属含量高。由于污染,很多地方的粮食、饲料作物、经济作物、畜产品和水产品等农产品的质量受到影响。而农民喷洒化学农药等被认为现代农业必不可少的手段也大大降低了农产品消费安全性。

2. 加工工艺存在问题

我国农业生产目前的现状为在相当一部分地区,农业还是小农经济的模式,农业设备极其落后,生产工艺非常粗糙。许多农民不能科学使用先进设备进行种植、加工,只能是在现有条件下,生产出他们自认为没有问题的农产品,忽视了质量安全,甚至根本没有质量安全的概念。

3. 关于食品安全的法律体系中存在着诸多弊端

我国食品安全法律条文规定得过于笼统,难以操作,并且这些法律法规和标准体系严重滞后,现有的一些食品安全的标准水平规定偏低,许多指标远远低于国际标准,许多重要的标准至今尚未制定出来,这就为那些不法厂商、企业违法生产超低标准甚至是不合标准的食品提供了可乘之机。

4. 政府部门缺位、监管不力

我们经常看到的是在农产品质量出了大问题或造成事故之后,政府主管部门才介入调查。这种"亡羊补牢"的方式根本不可能消除农产品的质量安全隐患。而负责食品安全的部门居然有工商、质检、卫生、农业、林业等10多个部门,各个部门之间缺乏有效沟通和协作。主管部门缺位,执法力度不到位,个别机关中长期存在的推诿扯皮作风,对农产品监管的薄弱等都让问题农产品躲过重重关卡进入了市场。

5. 消费者缺乏食品方面的常识

首先,消费者缺乏购买安全食品的常识。中国众多的消费者由于收入水平低下,没有足够的消费能力,加上缺乏相应的常识,因此在购买食品时安全意识淡漠,往往只图便宜而不顾及食品的质量、卫生问题。还有一些消费者在购买便宜食品、特价食品、无质量保证食品时总是抱着侥幸心理，认为大家都在买，且别人过去多年吃这些便宜食品也没吃出什么问题，现在再吃也不会有事，在消费者这种心理的支持下，就为问题食品的销售打开了门路。其次，很多消费者缺乏科学食用食物的常识，由此可能会引发一些疾病的产生，甚至导致食物中毒事件的发生。

（五）解决食品安全问题的措施

1. 强化对食品安全检测监督结果的定期公开制度

对于不同区域的食品安全检测结果，灵活选择适用区域和人群，通过公开的渠道向大众公布。如香港消费者委员会在 1976 年 11 月创办了一本面向大众的杂志《选择》，该杂志不接受任何商业广告，内容主要是专业的检测报告，所有的检测样品均为工作人员从市场上自购的商品，不允许由企业提供获得，企业在测试完成之前绝对不会得到产品即将进行测试的通知，如果采购人员和检测人员向所测试产品的企业泄露了相关资料或者接受馈赠，就触犯了相关法律，并有可能承担刑事责任。

2. 在各部门综合协调监管的基础上推进监管的专业化

2010 年，我国成立了国务院食品安全委员会，初步建立了由国务院、地方政府、食品行业协会、社会团体、基层群众组织、新闻媒体等组成的复合型、立体型监管体系。这个监管框架与美国由总统食品安全管理委员会综合协调、多部门具体负责的综合性监管体系比较类似。不同的是，美国的食品药品管理局事实上是独立的监管主体，农业部负责动植物检疫，环境保护署负责监测食品添加剂和农药残留，各部门之间使用备忘录作为协调机制；相比之下，中国的食品安全管理部门涉及了质监局、农业部、商务部、卫生部、工商管理总局、出入境检验检疫局等。综上所述，应该推动食品安全监管的适度专业化，并完善地方政府综合协调机制。

3. 强化执法检查，提倡制度刚性化

对于执法部门的监督在国内外都是一个难点问题。为保证食品在生产、加工、流通环节的安全，应逐步建立食品追踪识别标志制度，对食品安全的自检、抽检记录都有据可查。我国在《中华人民共和国食品安全法》（以下简称《食品安全法》）中规定，有违法行为无须造成后果也可以定罪，是希望增加违法成本和震慑犯罪，但执法机关对于具体认定和执行尺度拥有更大的自主权，为了对执法部门形成有效制衡，客观上需要强化执法检查，严厉追究执法机关不作为和徇私舞弊的责任。

4. 加强食品安全监管中的公众参与和消费者保护机制

公众参与程度的差别，是我国与其他国家在食品安全监管中最大的不同。我国对于日常生活中的食品安全问题，消费者通常会求助于消费者协会（简称消协）。但各地的消协都挂靠在工商行政部门内部，由同级工商部门主管，因而削弱了消协作为法定职能非政府机构的独立性，难以协调物价、质监、食品药品监督等诸多部门的关系，也限制了其社会公信力的发挥。而国外的消费者维权组织不仅数量众多，甚至通过自身力量推动了国会对食品安全方面的立法改革。在香港，消费者委员会（简称消委会）的委员由行政长官亲自任命，并在媒体上公布，任期两年，其运作保持高度透明，可让公众问责，独立处理来自消费者的投诉和其他各种事务，处理结果不需要向政府通告，对经营不当、屡教不改的商家，消委会会公开商家的名字。总结国外消费者保护的经验认为，只有广泛激发消费者对食品安全的监督权，充分保证消费者的知情权，切实维护受害消费者的权利，食品安全问题才不会在青天之下遁于无形，食品供应链上的利益相关者才不敢冒天下之大不韪以身试法。

5. 强化对食品源头污染的治理

各个部门共同参与到对食品安全的监督工作中来,使其对食品生产流通的各个环节做到制度规范、有法可依,同时采取一系列措施来治理食品源头污染问题。首先,保障农产品消费安全,除了开展检测和把好入市关口外,更主要的是要从源头上控制,从根本上治理;切实改善和保护农业生态环境,建设好安全优质和无公害农产品生产基地,确保农产品在干净清洁的环境中生产,从根本上杜绝有毒有害物质对农产品的污染。其次,规范农药、兽药、饲料、饲料添加剂的管理和使用,限制、禁止高毒高残留农业投入品的生产、销售和使用。对明令禁用、限用的投入品加强监管和抽查,对违规者予以处罚,切实把住农产品质量安全源头。

6. 建立食品安全教育宣传并对公众进行食品科普教育

通过各种方式开展食品法制宣传和安全教育,加强舆论监督和宣传;开展全国范围内的"食品安全宣传周",利用广播、电视、网络等媒体宣传食品安全法律知识、介绍食品安全典型案例、曝光不合格食品及其生产经营厂家,以提高人民群众对食品安全的关注和认知水平。

三、加强食品安全管理的重要性

食品质量安全涉及千家万户,是老百姓生存最基本的要求,食品质量安全没有保证,人民群众的身体健康和生命安全就没有保证,和谐社会也就无从谈起。民以食为天,食以安为先。食品是人类赖以生存和发展的最基本的物质条件,食品安全涉及人类最基本权利的保障。在我国国民经济中,食品工业是一个最古老而又永恒的产业,同时食品也是一种与人类健康有着密切关系的特殊有形产品,其具有独特的特殊性和重要性。随着我国经济的不断发展,食品种类越来越丰富,产品数量供给充足有余,在满足食品需求供给平衡的同时,食品质量安全问题越来越突出。我国有13多亿人口,应当成为食品工业的大国与强国,发展食品工业是我国经济发展的一大策略。温家宝同志在2002年8月召开的中国国际食品农产品加工发展战略研讨会上指出,目前中国食品工业总体发展水平还比较低,农产品加工率不高,产品结构不合理,生产技术水平有待继续提高,我国还应建立健全食品工业质量安全监督检测体系,确保食品安全。

(1) 加强流通环节食品安全监管是整顿市场经济秩序的客观要求

温总理在2011年的政府工作报告中强调,深入开展食品药品安全专项整治,健全并严格执行产品质量安全标准。要在全国开展整顿和规范市场秩序专项行动以及"质量和安全年"活动,各行各业都要加强全员、全过程、全方位质量和安全管理。因此,各级工商机关要扎扎实实开展包括食品安全专项整治行动在内的整顿市场经济秩序工作,严厉打击各类违法违规交易行为,切实保障广大人民群众的身体健康。

(2) 加强流通环节食品安全监管是化解社会矛盾、维护社会稳定的必然要求

规范食品经营,依法查处食品经营违法违规行为,维护消费者的合法权益,妥善解决人民群众食品消费或服务过程中出现的矛盾,畅通消费者有关食品质量安全的申诉、投诉和举报渠道,及时协调消费者与经营者之间的纠纷,妥善处理消费争议,维护消费者的合法权益,是贯彻落实《食品安全法》的重要内容。

(3) 加强流通环节食品安全监管是依法行政的重要内容

目前,市场巡查、市场预警、市场信用分类监管、个体工商户分层分类监管等是工商机关对食品市场监管的主要方式。各地工商机关应在实践中进一步完善监管方式,做到规则明确、程序合法、步骤完备,针对不同情况,组合应用,形成整体监管合力。

（4）开展专项整治行动是整顿食品市场秩序的重要手段

在加强食品市场日常监管工作的同时，工商机关还应加强对专项整治行动的全面规划部署工作，按照"标本兼治、着力治本"的工作方针，把整治与规范、当前与长远、专项整治与日常监管有机结合起来，除专项整治行动外，逐步将"元旦""春节""清明""五一""十一"以及"元宵""端午""中秋"等节假日期间的专项检查纳入规范化的管理轨道，建立食品安全监管长效机制。

总之，加强食品质量管理具有重大的意义，作为食品企业的管理人员、技术人员和工作人员，都应懂得食品质量管理的基础知识，应从整体上把握质量管理的共性，以指导更好的学习和应用先进科学的质量管理方法，全面提高企业的质量管理水平。保证产品的质量不仅是企业参与市场竞争的利器，也是对广大消费者认真负责的重要表现，有助于提高企业形象，树立良好的品牌。

四、食品安全保障体系

食品安全质量水平受多种因素制约，不仅受到整个生产流通环节的影响，还受社会经济发展、科学技术进步和人们生活水平的影响。因此，提高食品安全质量是一项范围广泛的系统工程，需要建立一个完整的食品安全保障体系。这个体系包括食品质量监督管理体系、食品法律法规体系、食品标准体系、食品认证体系、食品检测体系、食品生产质量管理体系六个方面。

第二节　食品质量管理

一、质量与质量管理

（一）质量

1. 质量的概念

质量又称为"品质"。质量的概念随着经济的发展和社会的进步不断得到深化和发展，各国的质量管理专家们给质量下了不同的定义。具有代表性的质量定义有：

1）符合性质量

美国著名的质量管理专家克劳士比认为，质量并不意味着好、卓越、优秀等，而是对于规范或要求的符合。谈质量相对于特定的规范要求才有意义，合乎规范就意味着有了质量，而不合格自然就缺乏质量。

这种"合格即质量"的认识以"符合"现行规范的程度作为衡量依据，对于质量管理的具体工作显然很实用，但也有局限性。规范有先进和落后之分，落后的规范即使百分之百地符合，也不能认为此产品就是质量好的。同时，规范也不可能将顾客的各种要求和期望都规定下来，特别是隐含的要求和期望。仅仅强调规范、合格，难免会忽略顾客的要求，忽略顾客要求的变化，忽略组织存在的目的和使命，从而犯本末倒置的错误。

2）适用性质量

美国著名的质量专家朱兰博士从顾客角度出发，提出了著名的质量即为产品"适用性"的观点。他指出，"适用性"就是产品使用过程中成功地满足顾客要求的程度，包括使用性能、辅助性能和适应性。产品的使用性能易跟产品功能混淆：产品功能反映产品可以做什么，产品使用性能是指产品做得怎么样。辅助性能是指保障使用性能发挥作用的性能。适应性是指产品在不同的环境下依然保持其使用性能的能力。例如，一辆轿车，有无天窗属于汽车的功能范畴,不属于质量范畴;天窗是否好用、是否漏水则属于使用性能问题,属于质量范畴。再如,一块手表走时是否准确属于使用性能范畴,是否带有夜光则属于辅助性能范畴,是否提供防水功能则是适应性范畴。对顾客而言,质量就是适用性,而不是"符合规范"。最终用户很少知道"规范"是什么,质量对他而言就意味着产品在交货时或使用中的适用性。任何组织的基本任务就是提供能满足用户要求的产品。这是以适合顾客需要的程度作为衡量依据的,即从使用的角度来定义质量,认为产品质量是产品在使用时能成功满足顾客需要的程度。

与符合性质量相比,适用性质量更多地站在顾客的立场上去反映用户对质量的感觉、期望和利益,恰当地揭示了质量最终体现在使用过程的价值观,对于重视顾客、明确组织存在的根本目的和使命具有极为深远的意义。朱兰的思想很快获得了世界范围的普遍认同,成为用户型质量的一种代表性理论。

3) 广义质量

"质量是适用性""质量是使顾客满意""质量就是符合要求"仅仅表示了质量定义的某些方面,是片面的。现在的质量工作不仅要继续抓好产品质量或服务质量,而且还要抓好组织的质量、体系的质量、人的质量,从某种意义而言,后者更为重要。因此,质量的概念在内容和范围上都大大扩展了,在ISO 9000:2000《质量管理体系——基础和术语》中将"质量"定义为:一组固有特性满足要求的程度。这一定义既反映了要符合规范的要求,也反映了要满足顾客的要求,综合了符合性和适用性的含义,可从以下几方面理解:

(1) 质量可存在于各个领域或任何事物中:质量概念所描述的对象早期大多仅局限于有形产品,以后又延伸到了服务等无形产品,而如今则扩展到了过程、活动、组织乃至它们的组合。因此,质量概念既可以用来描述产品和活动,也可以用来对过程、人员甚至组织进行描述。该定义突出反映了质量概念的广泛包容性。

(2) "固有特性"是指在某事或某物中本来就有的、尤其是那种永久的特性,包括产品的适用性、可信性、经济性、美观性和安全性等。

(3) 产品质量指产品满足要求的程度,即满足顾客要求和法律法规要求的程度。因此,质量对于企业的重要意义可以从满足顾客要求、满足法律法规的重要性程度来加以理解。其中顾客要求是产品存在的前提。

2. 质量的特性

1) 质量的基本特性

从广义质量定义中可知:质量的内涵是由一组固有特性组成的,并且这些固有特性以满足顾客及其他相关方所要求的能力加以表征。将产品、过程或体系与要求有关的固有特性称为实体的质量特性,将人们对质量特性的具体要求称为"质量要求"。不同的实体具有不同的质量特性和要求。总之,质量具有经济性、广义性、时效性和相对性等基本特征。

2) 质量特性参数与特性值

质量要求通常用一系列质量参数和质量特性值来表示。

(1) 质量特性参数。对组织而言,为了便于内部从事质量管理工作,评价产品质量的状况,以便最大限度地满足用户的质量要求,必须把产品的适用性要求具体加以落实,并定量表示。这种定量表示的质量特性,常称为质量特性参数。在质量形成全过程的各个环节,都应从保证使用质量的要求出发,提出定量的要求,以便明确质量责任,确保使用质量。我国目前食品质量特性参数包括感官指标、理化指标、卫生指标、保质期等。

(2) 质量特性值。通常表现为各种数值指标,即质量指标。一个具体产品常需用多个指标来反映它的质量。测量或测定质量指标所得的数值,即为质量特性值。根据质量指标特性的不同,质量特性值分为计数值和计量值两大类。计数值是指当质量特性值只能取一组特定的数值,而不能取这些数值之间的数值时的特性值;计量值是指当质量特性值可以取给定范围内的任何一个可能的数值时,此特性值即为计量值。

不同类的质量特性值所形成的统计规律不同,从而形成了不同的控制方法。因产品数量很大,人们所要了解和控制的对象产品全体或表示产品性质的质量特性值的全体,称为总体。通常是从总体中随机抽取部分单位产品即样本,通过测定样品的质量特性值来估计和判断总体的性质。质量管理统计方法的基本思想,就是用样本的质量特性值来对总体做出科学的推断。

3. 质量的表现形式及其特性

1) 产品质量

GB/T19000—2000《质量管理体系——基础和术语》中将产品质量定义为:产品为"过程的结果",包括服务(如运输、储存等)、软件(如计算机程序、字典)、硬件(如机器零部件)和流程性材料(如润滑油)。产品质量就是指产品的固有特性满足消费者需求的程度,包括了产品的适用性和符合性的全部内涵。食品质量就是指食品的固有特性满足顾客要求的程度。产品质量特性包括三个方面:

(1) 产品的内在特性:如产品的结构、物理性能、化学成分、可靠性、精度、纯度、安全性等。

(2) 产品的外在特性:如形状、外观、色泽、手感、口感、气味、包装等。

(3) 经济特性:如成本、价格、使用维修费及其他方面的特性,如交货期、污染公害等。

产品的不同特性区别了各种产品的不同用途,满足了人们的不同需要。可把各种产品的不同特性概括为功能性、可信性、安全性、适应性、经济性等。

产品质量从表现形式上由外观质量、内在质量和附加质量构成。外观质量是指产品的外部形态,即通过感觉器官而能直接感受到的特性,如食品的形状、规格、色泽、风味等。内在质量是指通过测试、实验手段而能反映出来的产品特性或性质,如食品的营养成分及其含量、食品的卫生等。附加质量指产品信誉、经济性和销售服务等。对不同种类的产品,其外观质量、内在质量和附加质量三者各有侧重,产品的内在质量往往可通过外观质量表现出来,并通过附加质量得到充分的实现。

产品质量从形式环节上由设计质量、制造质量和市场质量构成。设计质量是指在生产过程之前,设计部门对产品品种、规格、造型、花色、质地、装潢、包装等方面的设计过程中形成的质量因素。制造质量是指在生产过程中所形成的符合设计要求的质量因素。市场质量是指在整个流通过程中,对已在生产环节形成的质量的维护保证与附加的质量因素。设计质量是产品质量形成的前提条件,是产品质量形成的起点;制造质量是产品质量形成的主要方面,对产品质量的各种性质起着决定性作用;市场质量是产品质量实现的保证。

产品质量从有机组成上由自然质量、社会质量和经济质量构成。自然质量是产品的自然属性给产品带来的质量因素;产品的社会质量是产品的社会属性所要求的质量因素;产品的经济质量是产品消费时在投入方面需考虑到的因素。自然质量是构成产品质量的基础;社会质量是产品的社会属性所要求的质量因素;经济质量是产品消费时投入方面要考虑的因素。

2) 过程质量

GB/T190000—2000《质量管理体系——基础和术语》将过程质量定义为:是一组将输入转化为输出的相互关联或相互作用的活动,因此过程质量就是整个活动过程的质量。对生产则是生产过程中设计、生产、检验、运输、储藏、售后服务等全方位、全过程、全体人员行为的质量和过程中使用设备、原材料的质量。在企业的生产过程中,只有全体员工的行为是高质量的,生产设备和原料也是高质量的,同时环境温度、湿度、灰尘度、地质、阳光等也是高质量的,才能保证生产的产品是高质量的。因此,过程质量是产品质量、员工行为质量和环境质量相综合的质量,也是保证产品质量认证制度都要对过程质量进行评定,都要审查企业的设计、生产、检验、运输等能力,以及审查设备、组织管理人员的条件。

3) 工作质量

工作质量是指对产品质量有关的工作对于产品质量的保证程度。工作质量涉及企业所有部门,企业中每个部门、车间、班组和岗位都直接或间接地影响着产品质量,这其中领导的素质十分重要,起着决定性作用。全体员工素质的普遍提高是提高工作质量的基础,工作质量又是提高产品质量的基础和保证。因此,要想保证产品的质量,必须首先抓好与产品质量有关的各项工作。

4) 服务质量

由ISO 9000中"产品"的定义可知,服务是与硬件、流程性材料、软件并列的四种通用产品之一,也就是说服务是一种产品。服务质量应当指服务满足规定或潜在需要的特征和特性的总和。国际标准列举的服务质量特性实例包括:设施、容量、人员的数量和储存量;等待时间、过程的各项时间;卫生、安全、可靠性和保密性;反应、方便、礼貌、舒适、能力、耐用性、可信性等等。

5) 体系质量

体系是相互关联、相互作用的一组要素。部门、单位、企业都是由人、财、物、组织机构多个要素有机地结合起来形成的一个体系。人的行为质量、设备的质量、内部组织机构分工的合理与制度的健全决定了这个体系对外的活动能力,也就是这个体系满足要求程度的体系质量。

6) 行为质量

行为质量是人的行为的质量,是对人表现出来的才能和品行的评定,因此行为质量实际上是人的质量。人的质量主要取决于人的才能和品行。才能指人在产品设计、制造、科研中的能力。品行的表现是多样的,如诚实、勇敢、团结等,即人与他人合作以及把才能贡献给社会和他人的自觉程度。才能取决于人掌握科学知识的多少,运用知识的灵感。品行取决于社会环境和教育。才能是行为质量的基础,品行是发挥才能的条件。一个品行高尚、才能出众的人可以体现出高质量的行为。行为质量对自然物质质量以外的质量起着决定性的作用,没有良好的行为质量,就没有质量的提高。

(二) 质量管理的概念

1. 质量体系

体系是指相互关联或相互作用的一组要素构成的一个系统。管理体系是建立方针和目标,并实现这些目标的相互关联或相互作用的一组要素构成的一个系统,包括组织结构、策划活动、职责、惯例、程序、过程和资源组成。而质量体系则是为实施质量管理所需的组织结构、程序、过程和资源构成的一个系统。

质量体系不仅包括组织结构、程序等软件,还包括"资源",即人才资源和专业技能、设计研制设备、制造设备、检验和试验设备、计算机软件、资金等。总之,质量体系的建立和健全的基础在于人、财、物。质量体系是为实施质量管理而建立和运行的,企业的质量体系包含在该企业质量管理范畴之内。质量体系的建立与健全必须结合本企业的具体内外环境来考虑,不应该采取同一种模式。

质量体系按体系目的可分为质量管理体系和质量保证体系。质量管理体系是供方根据本组织质量管理的需要而建立的用于内部管理的质量体系。质量保证体系是用于外部证明的质量体系，即当需方对供方提出外部证明要求时，供方为了履行合同、贯彻法令和进行评价，向需方提供实施有关体系要素的证明或证实而建立的质量体系。

2. 质量管理

质量管理是确定质量方针、目标和职责，并在质量体系中通过质量策划、质量控制、质量保证和质量改进等实施全部管理职能的所有活动。

质量管理是一个企业所有管理职能的一部分，其职能是负责确定并实施质量方针、目标和职责。质量管理是为了保证产品质量所进行的调查、计划、实施、协调、控制、检查和处理及信息反馈等各项活动的总称。其职责由企业的最高管理者承担，企业内各级管理者及员工的积极参与是质量管理的保障。

质量管理的目的是为了满足市场和用户的质量要求，提供适用性产品。从整个社会看可分为宏观和微观两方面。微观的企业质量管理是整个社会宏观质量管理工作的基础，包括质量保证、质量控制、质量策划和质量改进等内容。质量管理是企业管理的重要组成部分，自20世纪中期以来获得长足发展，作为一门基础理论扎实、体系完备、内容丰富的学科在全世界广泛传播。

3. 质量方针

质量方针是由企业的最高管理者正式发布的该企业总的质量宗旨和质量方向。它说明了企业在质量方面所追求的目标及为达到这个目标所遵循的方向和途径。质量方针通常由一系列具体的质量政策和质量目标所支持，这些政策和目标是对企业质量方针的细化。质量方针是企业总方针的一个重要组成部分，应使用简明的语言表述。在市场竞争中，质量方针是否正确、有效，对企业的生存起着决定性作用，因此应重视质量方针的制定。

4. 质量策划

质量策划即确定质量及采用的质量体系要素的目标和要求的活动。

质量策划是质量管理的前期活动，是对整个质量管理活动的策划和准备。质量策划的好坏对质量管理活动的影响十分关键。质量策划首先是对产品质量的策划，涉及大量有关产品专业及有关市场调研和信息收集方面的专门知识。因此，在产品策划工作中，必须有设计部门和营销部门人员的积极参与和支持。

5. 质量保证

质量保证是为了提供足够的信任表明实体能够满足质量要求而在质量体系中实施的，并根据需要进行证实的全部有计划和有系统的活动。

质量保证是质量管理活动的一个方面，是企业对内"取得管理者的信任"和对外"符合用户给定的质量要求"的保证，是一种具有特定要求的质量管理活动。它主要针对企业外部用户而言，是企业为承担对用户的保证而进行的各种管理活动。国际上通常把质量保证解释为供需双方通过协商，对质量的要求以合同形式确定下来，并由供方采取措施予以保证的活动。许多工业发达国家都制定国际公认的标准、规范和指南一类性质的规定。根据这些标准、规定实行质量保证的企业，其信誉为国际公认，从而为企业打开国际市场开辟了道路。

6. 质量控制

质量控制是为达到质量要求所采取的作业技术和活动。

质量控制是企业利用科学的方法对产品质量实行控制,以预防不合格产品的产生,达到规定的质量标准的过程。质量控制也是一种质量管理活动,它强调实施过程和方法,即把控制论的理论引申到质量管理工作中,并着重运用数理统计方法来控制质量。朱兰博士把它解释为:质量控制是人们测量实际质量的结果与标准对比,并对差异采取措施的管理过程。也就是说,质量控制的重点在于实际执行的管理活动和质量保证的某些方面是重叠的,即某些质量活动满足质量控制的要求,也满足了质量保证的要求。

7. 质量改进

质量改进是为向本企业及其顾客提供更多的实惠,在整个企业内所采取的旨在提高活动和过程的效益和效率的各种措施。

企业开展质量改进活动既为顾客带来好处,同时自身也受益。质量改进的对象是企业内的活动和过程,与质量控制相比,质量改进更强调了寻求各种机会,改变现状,达到更高的质量水平,提高经济效益和社会效益。

二、质量管理的发展

1. 传统质量管理阶段

随着商业的出现和发展,生产者和经销商之间对产品要有统一的认识,就产生了产品规格。这样,无论产品如何复杂,距离多远,有关产品的信息都能在买卖双方进行沟通和统一。为鉴定产品的规格,简易的质量检验方法和测量手段就相继产生了,这一阶段称为手工业时期的原始质量管理,也就是传统质量管理阶段。这一时期的产品质量主要靠手工操作者本人依据自己的手艺和经验来把关,此管理方法容易造成产品质量标准的不统一。

2. 质量检验管理阶段

第二次世界大战以前,主要通过100％检验的方式来控制和保证产品的质量。这种质量检验所使用的手段是各种检测设备和仪表,使用严格把关的方式进行100％的检验,在成品中挑选次品来保证产品质量。但这种检验方法属于事后检验,无法在生产过程中起到预防、控制的作用。次品已成为事实,无法补救。100％的检验增加了检验费用,生产规模进一步扩大,在大批量生产的情况下,存在较大弊端。

3. 统计质量管理阶段

这一阶段从第二次世界大战以后至1950年代,其特征是数理统计方法与质量管理的结合。1924年美国的休哈特提出了控制和预防缺陷的概念,并成功创造了"控制图",把数理统计方法引入质量管理中,将质量管理推进到新阶段。"控制图"的产生是质量管理从单纯事后检验转入检验加预防的标志,为二战中美国的军工产业作出了巨大贡献。但统计质量管理也存在着缺陷,因它过分强调质量控制的统计方法,使人们误以为质量管理就是统计方法,是统计专家的事,与自己无关。同时,统计质量管理对质量的控制和管理只局限于制造和检验部门,忽视了其他部门的工作对质量的影响,这样就不能充分发挥各个部门和广大员工的积极性,制约了它的推广和运用。

4. 现代质量管理阶段

1961年,美国通用电气公司质量经理菲根堡姆的著作《全面质量管理》出版。该书强调了执行质量职能是全体员工的责任,应该使企业全体员工都具有质量意识和承担质量的责任。菲根堡姆指出:"全面质量管理是为了能够在最经济的水平上并考虑到充分满足用户要求的条件下进行市场研究、设计、生产和服务,把企业各部门的研制质量、维持质量和提高质量的活动构成为一体的有效体系"。20世纪60年代后,菲根堡姆的全面质量管理概念逐步被世界各国接受,并在运用时各有所长。1987年,国际标准化组织(ISO)在总结各国全面质量管理经验的基础上,制定了ISO 9000《质量管理和质量保证》系列标准,2005年9月又发布了ISO 22000标准。

三、全面质量管理

（一）全面质量管理的概念

全面质量管理是指企业全体员工及有关部门同心协力,把专业技术、经营管理、数理统计和思想教育结合起来,建立起产品的研究、设计、生产、服务等全过程的质量体系,从而有效地利用人力、物力、财力、信息等资源,提供出符合规定要求和用户期望的产品或服务,通过让顾客满意和企业领导、员工、合作伙伴等相关方受益而达到长期成功的一种管理途径。

全面质量管理的核心是提高人的素质,调动人的积极性,人人做好本职工作,通过抓好工作质量来保证和提高产品质量或服务质量。

（二）全面质量管理的特点

（1）把过去的以事后检验和把关为主转变成以预防和改进为主。

（2）把过去的以就事论事、分散管理转变为以系统的观点进行全面的综合治理。

（3）从管结果转变为管因素,把影响质量的因素全部查出来,抓住主要方面,发动全员、全企业各部门参加的全过程的质量管理。

（4）全面质量管理依靠科学的管理理论、程序和方法,使生产的全过程都处于受控制状态,以达到保证和提高产品质量和服务质量的目的。

（三）全面质量管理的要求

（1）要求全员参加的质量管理,要求全体员工树立"质量第一"的思想,各部门各个层次的人员都要有明确的质量责任、任务和经费,做到各司其职,各负其责,形成一个群众性的质量管理活动。

（2）全面质量管理的范围是产品或服务质量的产生、形成和实现的全过程,包括产品的研究、设计、生产、服务等全过程的质量管理。

（3）要求的是全企业的质量管理,包括上层领导、中层干部、基层员工都参加质量管理活动。

（4）要求采取多种多样的管理方法。广泛运用科学技术成果,尊重客观事实,尽量用数据说话,坚持实事求是,科学分析,树立科学的工作作风,把质量管理建立在科学的基础上。

（四）全面质量管理的工作程序

把质量管理全过程划分为计划（Plan）、实施（Do）、检查（Check）、总结处理（Action）四个阶段,即PDCA循环。

1. 计划阶段

这一阶段包括四个步骤,一是分析情况,找出主要质量问题;二是分析产生质量问题的各种影响因素;三是找出影响质量的主要因素;四是针对影响质量的主要因素制订措施,提出改进计划,定出质量目标。

2. 实施阶段

根据制定的计划按部就班地加以实施。

3. 检查阶段

检查实施的结果,比较是否达到计划的预期效果。

4. 总结处理阶段

根据检查结果总结经验,纳入标准、制度和规定。将这一轮 PDCA 循环未解决的问题纳入下一轮 PDCA 循环中去继续解决。

四个阶段的工作完整统一、缺一不可,大环套小环,小环促大环,阶梯式上升,循环前进。

四、现代食品质量控制的方法和手段

(一) 质量控制的传统方法

1. 因果图

因果图又称鱼刺图,是一种用于分析质量特性与可能影响质量特性的因素的一种工具。因果图可用于分析因果关系、表达因果关系及通过识别症状、分析原因、寻找措施,促进问题的解决。

2. 排列图

排列图又称帕累托图,是将质量改进项目从最重要到次要进行排列而采用的一种简单的图示技术。

3. 散布图

散布图也叫相关图,是研究两个变量之间的关系的简单示意图。在散布图中,成对的数据形成点子云,研究点子云的分布状态,便可推断成对数据间的相关程度。

4. 直方图

直方图是从总体中随机抽取样本,将从样本中获得的数据进行整理后,用一系列宽度相等、高度不等的矩形表示数据分布的图。

5. 调查表

调查表又称检查表、核对表,是用来检查有关项目的表格。其形式多种多样,一般根据所调查的质量特性的要求不同而自行设计。

6. 分层法

分层法又叫分类法,是按照一定的标志,把搜集到的大量有关某一特定主题的统计数据加以归类、整理和汇总的一种方法。

7. 控制图

控制图是对过程质量特性值进行测定、记录、评估和监察过程是否处于统计控制状态的一种用统计方法设计的图。

(二) 质量控制的新型方法

1. 关联图法

关联图法是把几个问题和涉及这些问题的、关系复杂的因素之间的因果关系用箭头连接起来的图形进行表示的方法。这种方法主要用于澄清思路,找出影响质量的关键问题。

2. KJ 法

KJ 法指利用卡片对语言资料进行整理的许多方法,如亲和图、分层图等。

3. 系统图法

系统图法是用系统的观点,把目的和达到目的的手段依次展开绘制系统图,以寻求质量问题的重点和最佳手段的一种方法。

4. 矩阵图法

矩阵图法是把质量问题的因素按矩阵的行和列排列,以分析因素之间相互关系的方法。

5. 矩阵数据分析法

矩阵数据分析法是将矩阵图中相互关系能够量化的各因素进行数据分析的一种方法。

6. 过程决策程序图法

过程决策程序图法又称 PDPC 法(Process Decision Program Chart),指通过充分的预测,对过程的每个环节估计到随着事态发展而可能遇到的障碍和产生的各种可能的结果,以便采取对策的方法。

【单元小结】

食品安全是食品质量状况对食用者健康、安全的保证程度,具体指用于消费者最终消费的食品,不得出现因食品原料、包装或生产加工中存在的质量问题对人体健康、人身安全造成或者可能造成任何不利的影响。

食品卫生是为防止食品在生产、收获、加工、运输、储藏、销售等各环节被有害物质污染,使食品质地良好、有益于人体健康所采取的措施。

食品质量是指食品满足消费者明确的或者隐含的需要的特性。食品作为商品,其质量也是由产品质量、生产质量和服务质量三个方面构成的,但食品作为一类特殊商品,在使用和质量上表现出与其他产品不同的特点。

食品安全性被解释为对食品按其原定用途进行制作和食用时不会使消费者受害的一种担保,即用于消费者最终消费的食品,不得出现对人体健康、人身安全造成或者可能造成任何不利的影响。食品卫生则指为确保食品安全性和适用性在食物链的所有阶段必须采取的一切条件和措施。食品安全是以终极产品为评价依据的,而食品卫生则贯穿在食品生产、消费的全过程中。食品安全是以食品卫生为基础的,食品安全性包括了卫生的基本含义。食品质量不仅是指食品的外观、品质、规格、数量、重量、包装,也包括了安全卫生。安全卫生是反映食品质量的主要指标,离开了安全卫生,就无法对食品的质量优劣下结论。食品安全、食品卫生、食品质量三者之间的种属关系,可以把食品质量作为一个对食品总体要求的概念,涵盖消费者对食品的三个基本要求,即安全性、营养性和感官要求,其中安全性包含食品卫生和食品安全两个方面。

加强食品质量管理具有重大的意义,作为食品企业的管理人员、技术人员和工作人员,都应懂得食品质量管理的基础知识,应从整体上把握质量管理的共性,以指导更好的学习和应用先进科学的质量管理方法,全面提高企业的质量管理水平。保证产品的质量不仅是企业参与市场竞争的利器,也是对广大消费者认真负责的重要表现,有助于提高企业形象,树立良好的品牌。

质量管理是确定质量方针、目标和职责,并在质量体系中通过质量策划、质量控制、质量保证和质量改进等实施全部管理职能的所有活动。

全面质量管理是指企业全体员工及有关部门同心协力,把专业技术、经营管理、数理统计和思想教育结合起来,建立起产品的研究、设计、生产、服务等全过程的质量体系,从而有效地利用人力、物力、财力、信息等资源,提供出符合规定要求和用户期望的产品或服务,通过让顾客满意和企业领导、员工、合作伙伴等相关方受益而达到长期成功的一种管理途径。

全面质量管理的核心是提高人的素质,调动人的积极性,人人做好本职工作,通过抓好工作质量来保证和提高产品质量或服务质量。

【复习思考题】

1. 简述食品安全、食品卫生、食品质量的关系。
2. 简述加强食品安全管理的重要性。
3. 质量管理的发展阶段核心内容包括哪些？有何优、缺点？
4. 简述全面质量管理的要求。

单元二　食品标准与法规

1. 了解标准、法规的基本概念与特点。
2. 理解标准与法规、标准法规与市场经济的关系。
3. 掌握食品标准的分类,了解我国食品标准体系及食品标准的制定与实施。

食品是与人体健康密切相关的特殊商品,在一定程度上是与一般商品不同的。由于食品是由人们自己选择、随意食用的,因此对食品的安全、卫生要求特别严格。

食品法规与标准的制定,目的是为了向消费者保证食品卫生,防止食品污染和有害因素对人体的危害,保障人民身体健康,增强人民体质。

食品的法规和标准是食品行业的技术规范,涉及食品领域的各个方面,它包括产品标准、卫生标准、包装材料及容器标准、食品添加剂标准、食品检验方法标准、食品工业基础(设施和设备)标准、各类食品卫生管理办法等。这些法规和标准从多方面规定了食品的技术要求、品质要求和检测指标,保证了食品的质量和安全性。生产企业执行了这些法规和标准,就可生产出营养价值和质量有所保障的产品,消费者可购买到安全、健康的食品。因此,食品法规和标准,既是国家管理食品行业的依据,又是食品生产、加工企业等科学管理的基础。

第一节　食品法律法规体系

一、国际食品法律法规体系

国际标准在协调国际贸易、消除贸易技术壁垒中发挥了重要作用。协调一致的国际标准可以降低或消除卫生、植物卫生和其他技术性标准成为贸易壁垒的风险。国际标准是国际技术法规、标准和合格评定以及人类、动植物健康和安全保护措施的协调基础,是解决国际贸易争端的参考依据。

从事食品标准化的国际化组织及著名组织主要有:国际标准化组织(ISO)、联合国粮农组织(FAO)、世界卫生组织(WHO)、食品法典委员会(CAC)、国际乳制品联合会(IDF)、国际葡萄与葡萄酒局(IWO)、美国官方分析化学师协会(AOAC)等。随着世界经济一体化的发展和CAC卓有成效的工作,CAC制定的法典标准已成为全球消费者、食品生产和加工者、各国食品管理机构和国际食品贸易最重要的基本参照标准。

(一)食品法典委员会(CAC)

1962年,联合国的两个组织,即联合国粮农组织(FAO)、世界卫生组织(WHO)共同创建了CAC,并使其成为一个促进消费者健康和维护消费者经济利益,以及鼓励公平的国际食品贸易的国际性组织。该组织的宗旨是通过建立国际标准、方法、措施,指导日趋发展的世界食品工业,消除贸易壁垒,减少食源性疾病,保护公众健康,促进公平的国际食品贸易发展,协调各国的食品标准立法并指导其建立食品安全体系。该组织目前有173个成员国和1个成员国组织(欧盟),覆盖了全球99%以上的人口。目前公认的国际食品标准主要指CAC标准。

CAC 制定了食品法典和法典程序。食品法典包括标准和残留限量、法典和指南两部分，包含了食品标准、卫生和技术规范、农药、兽药、食品添加剂评估及其残留限量制定和污染物指南在内的广泛内容。法典程序则确保了食品法典的制定是建立在科学的基础之上的，并保证考虑了各成员国和有关方面的意见。

CAC 并不是一个常设机构，它是通过每两年一次的全体成员国大会审议并通过国际食品标准和其他有关事项。CAC 的日常事务是由 FAO 和 WHO 联合食品标准计划秘书处完成的。该秘书处设在 FAO 总部，位于意大利罗马。CAC 下设执行委员会，负责全面协调 CAC 的工作。它有一个主席、两个副主席，这是大会根据一定程序选举产生的，每两年换届一次。

作为 FAO 和 WHO 联合食品标准计划的执行机构，CAC 具有其严密的议事规则、章程及标准制、修订程序，进而形成了一本涵盖所有 CAC 标准的《食品法典程序手册》。CAC 的主要工作是通过各分委员会及其他分支机构进行的。自 1961 年第 11 届粮农组织大会和 1963 年第 16 届世界卫生大会分别通过了创建 CAC 的决议以来，已有 173 个成员国和 1 个成员国组织（欧盟）加入该组织，覆盖全球 99％的人口。CAC 下设秘书处、执行委员会、6 个地区协调委员会，21 个专业委员会和 1 个政府间特别工作组。所有国际食品法典标准都主要在其各下属委员会中讨论和制定，然后经 CAC 大会审议后通过。

此外，一般问题分委员会提出的概念和原则适用于一般食品、特殊食品以及各类食品；它还根据专家科研机构的意见，负责批准和审议法典产品标准中的有关条款，提出与消费者健康安全有关的重要推荐意见。

制定 CAC 标准、准则或规范的关键因素是采用危险性分析的方法，这包括危险性评估、危险性管理和危险性信息。CAC 要求所有的分委会介绍他们使用的危险性分析方法，这些资料是所有未来标准的基础。

质量保证体系已成为 CAC 工作的重点，CAC 最近通过了应用 HACCP 体系的指南，把 HACCP 看成是评估危害和建立强调预防措施（而非依赖于最终产品的检测）的管理体系的一种工具，CAC 非常强调和推荐 HACCP 与 GMP 的联合使用。

1962—1999 年 CAC 已制定的标准、规范数目：食品产品标准 237 个，卫生或技术规范 41 个，评价的农药 185 个，农药残留限量 2 374 个，污染物准则 25 个，评价的食品添加剂 1 005 个，评价的兽药 54 个。

已出版的食品法典共 13 卷，内容涉及食品中农残，食品中兽药，水果蔬菜，果汁，谷、豆及其制品，鱼、肉及其制品，油、脂及其制品，乳及其制品，糖、可可制品、巧克力，分析和采样方法等诸多方面。

对食品原料加工和生产中应用生物技术的问题进行认真的研究工作已经开始，CAC 不断地研究与食品安全和保护消费者预防健康危害有关的新概念和系统，这些议题的研究引导 CAC 未来的工作方向。

（二）国际标准化组织（ISO）

国际标准化组织（ISO）是世界上最大、最具权威的标准化机构。ISO 的宗旨是在全世界范围内促进标准化工作的开展，以便利国际物资交流和相互服务，并在知识、科学技术和经济领域开展合作。

制定国际标准的工作通常由 ISO 的技术委员会完成。ISO 制定国际标准的工作步骤和顺序一般可分为 7 个阶段：①提出项目；②形成建议草案；③转国际标准草案处登记；④ISO 成员团体投票通过；⑤提交 ISO 理事会批准；⑥形成国际标准；⑦公布出版。

ISO 的组织机构分为非常设机构和常设机构。ISO 的最高权力机构是 ISO 全体大会（General Assembly），是 ISO 的非常设机构。理事会（Council）是 ISO 的管理机构，其主要任务有：任命 ISO 司库、技术管理局成员和 ISO 的政策制定委员会主席，审查并决定 ISO 中央秘书处的财务预决算。

ISO 的技术管理局（Technical Management Board，TMB）是负责技术管理和协调的最高管理机构，其主要任务是就 ISO 全部技术工作的组织、协调、战略计划分配和管理问题向理事会提供咨询；审查 ISO 的新工作领域的建议，对成立和解散技术委员会（TC）作出决议；代表 ISO 复审 ISO/IEC 技术工作导则，检查和协调所有修改意见，并批准有关的修订文本，在已有政策的技术工作领域内就有关事项采取行动。TMB 的日常工作由 ISO 中央秘书处承担。

ISO 在食品标准化领域的活动包括术语，分析方法和取样方法，产品质量和分级，操作、运输和储存等方面。

（1）术语：术语和定义可视为国际标准化活动的首要要求，它确保所有相关组织都讲一致的语言。

（2）分析方法和取样方法：物品和服务国际交换的先决条件就是要有检验质量的认可分析方法和取样方法。

（3）产品质量和分级：每类产品都应有一个标准充分和明确地判定或描述产品质量，以使国际贸易更加便利。

（4）操作、运输和储存要求：由 ISO 制定的产品标准包括了相关物品的操作、运输和储存规定，同时 ISO 还有专门的技术委员会涉及包装和物品操作的标准化，以及地面、空中、水上运输和集装箱化。

截至目前，ISO 共有 218 个技术委员会（TC）和若干个分技术委员会（SC）。TC34 是专门负责农产食品工作的技术委员会，它下设 14 个分技术委员会。与食品技术相关的标准，绝大部分是由 ISO/TC34 制定的，少数标准是由 ISO/TC93 淀粉（包括衍生物和副产品）、TC47 化学和 TC5 铁管、钢管和金属配件技术委员会制定的。

（三）国际乳品业联合会（IDF）

国际乳品业联合会（International Dairy Federation，IDF）成立于 1903 年，是一个独立的、非政治性的、非营利性的民间国际组织，也是乳品行业唯一的世界性组织。它代表世界乳品工业参与国际活动。

目前，IDF 有 38 个成员国，其中多数为欧洲国家，另外美国、加拿大、澳大利亚、新西兰、日本、印度等国也是其重要成员。1984 年以后，中国一直以观察员的身份参加 IDF 活动。1995 年，中国正式加入 IDF，成为第 38 个成员国。

IDF 的最高权力机构是理事会，其下设机构为管理委员会、学术委员会和秘书处。学术委员会又设有 6 个专业委员会，每个专业委员会负责一个特定领域的工作。理事会由成员国代表组成，负责制定和修改联合会章程，选举联合会主席和副主席，选举管理委员会和学术委员会主席，批准年度经费预算和新会员国入会等。理事会每年至少举行一次会议。

IDF 每年都要发行其出版物，主要包括：公报、专题报告集、研讨会论文集、简报、书籍和标准。到目前为止，IDF 共发行标准 180 个，其中分析方法标准 166 个，产品标准 8 个，乳品设备及综合性标准 6 个。其中有 125 个标准是与 ISO 共同发布的。

（四）国际葡萄与葡萄酒局（IWO/OIV）

国际葡萄与葡萄酒局（法文 Office Internationale de la Vigne et du Vin，OIV；英文

International Vine and Wine Office,IWO)是根据 1924 年 11 月 29 日的国际协议成立的一个各政府之间的组织,是由各成员国自己选出的代表所组成的政府机构,现在已有 46 个成员国,总部设在法国巴黎。

该组织的主要职责是收集、研究有关葡萄种植,以及葡萄酒、葡萄汁、食用葡萄和葡萄干的生产、保存、销售及消费的全部科学、技术和经济问题,并出版相关书刊。它确保现行葡萄酒分析方法的统一性,并从事对不同地区所用分析方法的比较性研究。

目前,国际葡萄与葡萄酒局已公布的出版物有《国际葡萄酿酒法规》《国际葡萄酒和葡萄汁分析方法汇编》《国际葡萄酿酒药典》,它们构成了整套丛书,具有很强的科学、法律和实用价值。

有关国际葡萄和葡萄酒的信息,是依据《国际葡萄酿酒法规》编写的,在每个定义、加工方法之后的括号内,斜线前的数字表示 OIV 的决议编号,斜线后的数字为采用的年份(如:5/1988,为 1988 年采用的 5 号决议)。

(五)其他国家食品标准

1. 美国食品标准

美国政府对食品安全非常重视,由总统亲自抓食品安全。1997 年美国总统拨专款启动一项食品安全计划,次年成立总统食品安全委员会。美国在联邦政府一级食品安全管理的机构主要有 3 个,一是 FDA,主要负责美国国内和进口的食品安全(除肉类和家禽产品外),制定畜产品中兽药残留最高限量法规和标准;二是 USDA 的 FSIS,主要是负责肉类和家禽食品安全,并被授权监督执行联邦食用动物产品安全法规;三是 EPA,主要负责饮用水、新的杀虫剂及毒物、垃圾等方面的安全,制定农药、环境化学物的残留限量和有关法规。其中,USDA 作为行政和执法部门,对食品安全起着重大作用。从 1967 年 FSIS 就开始制定并执行国家年度残留监测计划(NRP),该年度计划列出了对美国国内动物产品和进口畜产品的检测数量、检测重点等,并根据动物所接触到的化合物产生的潜在危险对人体健康的影响,进行综合性评价。NRP 计划主要解决 3 个方面的问题,一是对市场销售的畜产品中有毒、有害物质的残留情况进行检测评价并对超标的产品进行通报;二是组织屠宰处理超过残留限量的可食用动物;三是阻止超过残留限量的动物性食品进入市场。

2. 欧盟食品标准

农业及食品部门在欧洲经济中占据着相当重要的位置,一项国际情况研究表明:欧盟是全世界最大的食品与饮料产品的生产者。农业部门每年拥有约 2 200 亿欧元的农产品产出,提供相当于 750 万个全职工作;食品与饮料产业是欧盟第三大产业雇主,拥有 2 600 多万雇员,其中 30% 的雇员在中小型企业。每年有 500 亿欧元的农产品、食品和饮料出口。因此,食品在国内、国外经济方面的重要性和在日常生活中的重要地位使得欧盟各国有着非常严格的食品标准。

欧盟建立了政府或组织间的纵向和横向管理监控体系,以协调管理食品安全问题。运作机制主要是通过立法制定各种标准、管理措施和方法,并进行严格的控制与监督,使法律得以执行,从而达到实现食品安全、保护人类健康与环境的目的。

欧盟的立法包括各种指令(Directive)、条例(Regulation)和决定(Decision)。指令仅对成员国有约束力,规定成员国在一定期限内所应达到的目标,至于为达到目标而采取的行动方式则由有关成员国自行决定;条例具有普遍适用性、直接适用性和全面约束力的特点;决定具有特定的适用性,可以针对特定成员国或所有成员国发布,也可以针对特定的企业或个人发布,对发布对象具有绝对的法律约束力。此外,欧盟还可以就某些问题形成建议和意见,但建议和意见不具有法律约束力,仅仅是反映发布这些建议和意见的欧盟机构关于某些问题的想法。通过以上法律、法规及相关建议等,形成了完备的食品标准体系。

　　3. 日本食品标准

　　日本拥有较完善的食品安全与质量法规体系。其中主要有《食品卫生法》和《食品安全基本法》。根据相关法律规定,分别由厚生劳动省与农林水产省承担食品卫生安全方面的行政管理职能。

　　《食品卫生法》颁布于 1947 年,以后经多次修订。该法由 36 个条款组成,其 4 项要点为:将权力授予厚生劳动省;厚生劳动省与地方政府共同承担责任;涉及对象众多;建立了HACCP 控制系统。

　　在《食品卫生法》不断完善的同时,2003 年日本又制定出台了《食品安全基本法》,并在内阁府设立食品安全委员会,以便对涉及食品安全的事务进行管理,并"公正地对食品安全做出科学评估"。《食品安全基本法》为日本食品安全行政管理提供了基本原则和要素。该法要点主要如下:

　　第一,确保食品安全。消费者至上;"从农田到餐桌"全程监控;基于科学的风险评估。

　　第二,地方政府与消费者共同参与原则。食品行业机构对确保食品安全负首要责任;消费者应接受食品安全方面的教育并参与政策的制定过程。

　　第三,协调政策原则。在决定政策之前应进行风险评估;风险评估员和风险管理者协同行动;促进风险信息交流;以必要的危害管理和预防措施为重点。

　　第四,建立食品安全委员会。食品安全委员会将独立进行风险评估,并向风险管理部门(即农林水产省和厚生劳动省)提供科学建议;食品安全委员会为内阁下属部门,并直接向首相报告。

二、中国食品法律法规体系

　　食品安全与质量的法规及标准,是构建一个合理的、有效的食品安全与质量控制体系的核心内容。

　　目前,中国形成了以《中华人民共和国食品安全法》《中华人民共和国产品质量法》《中华人民共和国农业法》《中华人民共和国农产品质量安全法》《中华人民共和国标准化法》《中华人民共和国进出口商品检验法》《中华人民共和国进出境动植物检疫法》等法律为基础,以《食品生产加工企业质量安全监督管理办法》《食品标签标注规定》《食品添加剂管理规定》以及涉及食品安全要求的大量技术标准等法规为主体,以各省级地方政府关于食品安全的规章为补充的食品安全法规体系,为保障食品安全、提升质量水平、规范进出口食品贸易秩序提供了坚实的基础和良好的环境。

　　食品安全标准体系按产品可分为种植业(粮食)、果蔬业、水产业和畜牧业(畜禽)4 部分。从总体上考虑,本着对食品实施"从农田到餐桌"的全过程监管,从产前、产中到产后的全过程都实行标准化控制的指导思想,食品安全标准体系还可按照整个生产过程分为产地环境要求、农业生产技术规程、工业加工技术规程、包装储运技术标准、商品质量标准和卫生安全要求 6个分系统。将最具共性特征的名词、术语、分类方法、抽样方法、分析检验方法和管理标准等作为通用标准列为标准体系的第一层;而 6 个分系统作为标准体系的第二层;每个分系统又可以分解为若干子系统,即第三层;依此类推,按照相互依存、相互制约的内在联系,将所有的标准分层次和顺序排列起来就可以形成食品安全标准体系,图 2 - 1 所示为中国食品安全标准体系框架示意图。

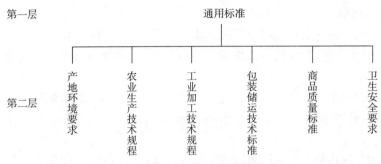

图 2-1   中国食品安全标准体系框架

（一）种植业（粮食）标准体系

（1）产地环境要求是对灌溉水质量指标、环境空气质量指标、土壤环境质量指标进行规定。

（2）农业生产技术规程包括种子、农药肥料使用、栽培技术、病虫害防治等标准。

（3）工业加工技术规程包括原辅料、加工设备、加工工艺等标准。

（4）包装储运技术标准有包装、储藏和运输、销售等技术标准。

（5）商品质量标准是对新鲜产品和加工品的规格、感官、理化指标的规定。

（6）卫生安全要求规定了新鲜产品的有毒、有害物质、农药残留、黄曲霉毒素等的最大残留限量，以及加工品中的食品添加剂限量。

（二）果蔬业标准体系

（1）产地环境要求是对灌溉水质量指标、环境空气质量指标、土壤环境质量指标进行的规定。

（2）农业生产技术规程包括种子苗木、农药肥料使用、栽培技术、病虫害防治等标准。

（3）工业加工技术规程包括原辅料、加工设备、加工工艺等标准。

（4）包装储运技术标准有包装、储藏和运输、销售等技术标准。

（5）商品质量标准是对新鲜产品和加工品的规格、感官、理化指标的规定。

（6）卫生安全要求规定了新鲜蔬菜中的有毒、有害物质和农药残留限量，新鲜水果中的有毒、有害物质、农药残留和激素的最大残留限量，以及加工品中的食品添加剂限量。

（三）水产业标准体系

（1）产地环境要求是对养殖区域、水质要求、底质要求进行的规定。

（2）农业生产技术规程包括苗种、饲料、养殖技术、病害防治和药物使用等标准。

（3）工业加工技术规程包括原辅料、加工设备、加工工艺等标准。

（4）包装储运技术标准有包装、储藏和运输、销售等技术标准。

（5）商品质量标准主要是对新鲜产品和加工品的感官指标的规定。

（6）卫生安全要求规定了新鲜产品的有毒、有害物质、抗生素的最大残留限量，微生物指标，以及加工品中的食品添加剂限量要求或标准。

（四）畜牧业（畜禽）标准体系

（1）产地环境要求是对畜禽饮用水质量指标、畜禽厂（场）空气环境质量、生产加工环境空气质量等进行的规定。

（2）农业生产技术规程包括饲料、兽药、饲养管理和疫病防治等标准。

（3）工业加工技术规程包括原辅料、加工设备、加工工艺等标准。

（4）包装储运技术标准有包装、储藏和运输、销售等技术标准。

（5）商品质量标准主要是对新鲜产品和加工品的感官指标的规定。

（6）卫生安全要求规定了新鲜产品的有毒、有害物质、抗生素等的最大残留限量，微生物指标，以及加工品中的食品添加剂限量要求或标准。

第二节　食品标准

一、标准与标准化的概念

标准是一种特殊规范，"规范"一词也用得很普遍，它最早的中文原意为"模范"。在古希腊文中，有"标准、典型、模范"的意思。在拉丁文中，指工匠用于调整准线和角度的曲尺。法学意义上的"规范"是某一种行为的准则、规则。在技术领域泛指标准、规程。

（一）标准的特征

1. 标准的一般属性

标准从本质上属于技术规范范畴，它具有规范的一般属性：

（1）标准同其他社会规范一样，是人们在社会活动（包括生活活动）中的行为规范。

（2）标准具有一般性的行为规则，它不是针对具体人，而是针对某类人在某种状况下的行为规范。

（3）标准是社会发展至特定阶段的产物。

（4）标准受社会经济制度的制约，是一定经济要求的体现，同时作为文化现象，也有其继承性，可为不同的社会关系服务。

（5）标准是进行社会调整、建立和维护社会正常秩序的工具。

2. 标准同一般社会规范不同的特点

（1）标准同其他规范一样都是调整社会秩序的规范，但标准调整的重点是人与自然规律的关系，它规范人们的行为，使之尽量符合客观的自然规律和技术法则，其目的是要建立起有利于社会发展的技术秩序。社会规范的重点则是人们之间的社会关系，如权利义务关系、财产关系、婚姻关系等，其目的是建立和发展一定的社会关系，形成社会生产和社会生活的正常进行所需要的社会秩序。

（2）标准虽然也同其他规范一样，是社会和社会群体意志的体现，是被社会所认同的规范，但这种认同是通过利益相关方之间的平等协商达到的，标准是协商的产物，不存在一方强加于另一方的问题。社会规范，尤其是法律规范，它总是一定社会关系的体现，在阶级社会里，是统治阶级意志的体现。法虽然是讲正义和公正的，但这种正义和公正不是任意的，正如马克思所说"只要与生产方式相矛盾就是非正义的"。

（3）标准是一种规范，它本身并不具有强制力，即使所谓的强制标准，其强制性质也是法律授予的，如果没有法律支持，是无法强制执行的。这是因为标准中不规定行为主体的权利和义务，也不规定不行使义务应承担的法律责任。

社会规范中的法律、法规、规章、制度等通常与国家的权力有不可分割的联系。法律通常是通过规定社会关系参加者的权利和义务来确认、保护和发展一定的社会关系,并且依靠国家机器的强制力,对不行使其义务者,对违反这种规范的行为予以制裁,否则就不是法律规范。

(4) 标准有特定的产生(制定)程序、编写原则和体例格式。它不仅与立法程序完全不同,也与其他社会规范的生成过程不同。

就世界范围来说,多数国家的标准是经国家授权的民间机构制定的,即使由政府机构颁发的标准,也不像法律、法规那样由象征国家的权力机构审议批准,而是由各方利益的代表审议,由政府行政主管部门批准。因此,标准不具有法律、法规那样代表国家意志的属性,它更多的是以科学合理的规定为人们提供一种最佳选择。

(二)标准的定义

标准的定义有以下几种:

1. 盖拉德(J. Gaillard)定义(1934 年)

"标准是针对计量单位或基准、物体、动作、方式、常用方法、能力、职能、性能、办法、设置、状态、义务、权限、责任、行为、态度、概念和构思的某些特性给出定义,做出规定和详细说明,它是为了在某一时期内运用,而用语言、文件、图样等方式或模型、样本及其他具体方法做出的统一规定。"

2. 桑德斯(T. R. B. Sanders)定义(1972 年)

标准是经公认的权威当局批准的一个个标准化成果,它可以采用以下形式:

(1) 文件形式、内容论述一整套必须达到的条件。

(2) 规定基本单位或物理常数,如安培、米、绝对零度等。

3. 国际标准化组织(ISO)定义

1981 年通过的国际标准化组织标准化原理委员会(ISO/STACO)第二号指南中定义为:"适用于公众的,由有关各方合作起草并一致或基本一致同意,以科学技术为经验的综合成果为基础的技术规范或其他文件,其目的在于促进共同取得最佳效益,它由国家、区域或国际公认的机构批准通过。"

1983 年修改为:"由有关各方根据科学技术成就与先进经验,共同合作起草,一致或基本上同意的技术文件或其他公开文件,其目的在于促进最佳公众利益,并由标准化团体批准。"

我国于 1983 年颁布的国家标准(标准化基本术语第一部分)(GB3935.1—83)中把标准定义为:"标准是对重复性事物和概念所做的统一规定。它以科学技术和实践经验的综合成果为基础,经有关方面协商一致,由国家主管机关批准,以特定的形式发布,作为共同遵守的准则和依据。"从事生产建设以及商品流通中的一种共同技术依据即为技术标准。凡正式生产的工业产品、重要的农产品、各类工程建设、环境保护、安全和卫生条件,以及其他应当统一的技术要求,都必须制定、修订标准。

标准从制定到颁布有一套完整的工作程序和审批制度,它的编写、印刷、幅面、格式和编号都应统一,以保证标准质量,有利于应用和便于管理。严格的程序和格式体现了标准文件的科学性和严肃性。

(三)标准化的定义

1. 桑德斯定义

"标准化是为了所有有关方面的利益,特别是为了促进最佳的全面经济,并通过考虑产品的使用条件与安全要求,在所有有关方面的协作下,进行有程序的特定活动所制定并实施各项规定的过程。"其应用包括:量单位、术语及符号表示、产品及其生产方法、人身安全及商品安全、传递信息、消除贸易壁垒等。

2. 国际标准化组织定义

1983 年 ISO 第二号指南(第四版)中对"标准化"的定义为:"标准化主要是对科学、技术与经济领域内,重复应用的问题给出解决办法的目的活动,其目的在于获得最佳程序。一般来说,包括制定、发布与实施标准的过程。"

3. 中国国家标准定义

1983 年 GB3935.1—83 中对"标准化"的定义为:"在经济技术、科学及管理等社会实践中,对重复性事物和概念通过制定、发布和实施标准达到统一,并获得最佳程序和社会效益。"

标准化脱颖于科学技术,汇流于现代管理,具有自然科学与社会科学的双重属性,渗透到社会生产和生活的各个领域之中。

中华人民共和国国家标准,简称国标,是包括语编码系统的国家标准码,都由国际标准化组织(ISO)和国际电工委员会(或称国际电工协会,IEC)代表中华人民共和国的会员机构——国家标准化管理委员会——发布。

在 1994 年之前发布的标准,以 2 位数字代表年份。由 1995 年开始发布的标准,标准编号后的年份,才改用 4 位数字代表。

二、标准的分类

(一) 标准的内容

我国过去一直实行单一的强制性标准,这是与单一指令性计划管理体制相适应的。随着我国经济体制改革不断深化,标准化体制也发生了变化,变为强制性和推荐性标准并存。

1. 强制性标准的内容

(1) 有关安全、卫生、环境保护、节约能源的标准。

(2) 必须统一的通用试验方法和检验方法的标准。

(3) 必须统一的基础性标准,特别是通用互换、协调配套方面的标准。

(4) 指令计划的产品,国家统一价格的产品,对国民经济有重大影响的产品及市场紧缺的产品标准。

2. 推荐性标准的内容

推荐性标准是指具有指导意义而不宜强制执行的标准。推荐性标准是自愿采用、可以参照执行的标准。因此,推荐性标准在生产流通和使用领域中起着一种指导作用,这种标准主要由标准化执行部门组织制定和发布。在我国,它的范围主要是:

(1) 操作技术、生产技术、管理方法、计算方法等方面的标准。

(2) 为推广新技术、新成果而制定的某些标准。

(3) 具有国家水平或国际先进水平的某些产品的标准。随着商品经济的发展,我国的推荐性标准越来越多,企业单位和个人在生产、流通领域的活动中应当积极利用这些标准。

3. 其他标准的规定

由于各国的生活习惯、生活水平不同,对产品的需求也不同,如果不考虑国际市场的特殊需要,仅按国内的一般标准去生产,就很难达到国际市场的要求。因此应根据国际市场的需要,制定出适合的标准作为生产的依据。

与很多 ISO 国际标准相比,很多国家标准等同采用、修改采用、2000 年以前称做等效采用或非等效采用。

（二）标准的分级

我国根据标准的适应领域和有效范围,把标准分为四级,即国家标准、部颁标准(行业标准)、地方标准和企业标准。行业标准不得与国家标准相抵触,地方标准不得与国家标准、行业标准相抵触,企业标准不得与国家标准、行业标准和当地的地方标准相抵触,国家标准化行政部门有权撤销与国家标准相抵触的行业标准、地方标准或企业标准。

对于出口产品,必要时可以制定适应国际市场的标准。对于具有指导意义而不宜强制执行的技术和有关管理技术,可以制定推荐性标准以供选用。各级标准发布实施后,原审批部门根据需要进行复审,分别予以确认继续有效、修订或废止,复审间隔时间不得超过5年。

各级标准的发布部门应根据制定和审查标准的需要,组织由专家和技术人员组成的标准化技术委员会,负责标准的制定和审查工作,这样的组织形式有利于保证和提高标准化的质量,使标准内容做到技术先进、经济合理、安全可靠和协调配套等。下面分别叙述四个级别的标准。

1. 国家标准

它的代号用"国标"的汉语拼音的第一个字母"GB"表示,它是由国家标准化主管机构批准发布的,是全国范围内统一的标准。强制标准代号为"GB",推荐标准代号为"GB/T"。国家标准化指导性文件代号为"GB/Z"。它主要包括以下内容:

（1）有关通用术语、互换配合等方面的标准。

（2）有关安全、卫生和环境保护方面的标准。

（3）有关广大人民生活、量大面广、跨部门生产的重要工农业产品标准。

（4）基本原料、材料标准。

（5）通用零部件、元器件、构件、配件和工具、量具标准。

（6）通用的试验方法和检验方面等标准。

（7）国家标准一经发布,各行政、生产、建设、科研、管理部门和企事业单位都要严格执行。

2. 行业（专业）标准

行业标准是由行业标准化主管部门或行业标准化组织批准、发布的。它是在某行业范围内统一的标准,主要包括:

（1）行业范围内主要的产品标准。

（2）通用的零部件、元器件、配件、工具、量具标准。

（3）通用的设备和特殊原材料标准。

（4）通用的试验方法和检验方法标准。

（5）通用的工艺方面的标准。

（6）通用的管理方面的标准。

（7）通用的术语、符号和代码标准。

行业标准在该专业范围内,所有企事业单位以及使用该专业产品的其他专业的企事业单位都应执行。

3. 地方标准

地方标准是由省、自治区、直辖市标准化主管部门发布并在当地范围内统一的标准。其内容限于工业产品的安全、卫生要求。

强制性地方标准代号:DB+××××;推荐性地方标准代号:DB+××××/T。

制定和实施地方标准是为了考虑各个地方不同的特点和条件,如自然和生态环境,各类资源情况,科学、技术和生产水平,地方产品特色,经济发展状况以及民族和地方习俗等。

4. 企业标准

企业标准是对企业范围内需要协调、统一的技术要求、管理要求和工作要求所制定的标准。企业标准由企业制定,由企业法人代表或法人代表授权的主管领导批准、发布。企业标准一般以"Q"作为企业标准的开头。

《中华人民共和国标准化法》规定:企业生产的产品没有国家标准和行业标准的,应当制定企业标准,作为组织生产的依据。企业的产品标准须报当地政府标准化行政主管部门和有关行政主管部门备案。已有国家标准或者行业标准的,国家鼓励企业制定严于国家标准或者行业标准的企业标准,在企业内部适用。

（三）标准分类

1. 按《中华人民共和国标准化法》分类

根据《中华人民共和国标准化法》的规定,我国食品标准可分为国家标准、行业标准、地方标准和企业标准。

（1）国家标准。对需要在全国范围内统一的技术要求,应当制定国家标准。国家标准由国务院标准化行政主管部门制定。

（2）行业标准。对没有国家标准而又需要在全国某个行业范围内统一的技术要求,可以制定行业标准。行业标准由国务院有关行政主管部门制定,并报国务院标准化行政主管部门备案,不同行业的代号各不相同。在公布国家标准之后,该项行业标准即行废止。

（3）地方标准。对没有国家标准和行业标准而又需要在省、自治区、直辖市范围内统一的工业产品的安全、卫生要求,可以制定地方标准。地方标准由省、自治区、直辖市标准化行政主管部门制定,并报国务院标准化行政主管部门和国务院有关行政主管部门备案。在公布国家标准或者行业标准之后,该项地方标准即行废止。

（4）企业标准。企业生产的产品没有国家标准和行业标准的,应当制定企业标准,作为组织生产的依据。企业的产品标准须报当地政府标准化行政主管部门和有关行政主管部门备案。已有国家标准或者行业标准的,国家鼓励企业制定严于国家标准或者行业标准的企业标准,在企业内部适用。企业标准一般都是强制性的。

国家标准和行业标准按性质分为强制性标准和推荐性标准两类。强制性标准必须强制执行,没有选择余地。对于推荐性标准,采用者有选择的自由,但一经选定,该标准便成为必须绝对执行的标准了,"推荐性"便转化为"强制性"。食品卫生标准属于强制性标准,因为它是食品的基础性标准,关系到人体健康和安全。食品产品标准,一部分为强制性标准,一部分为推荐性标准。

2. 按食品标准内容分类

我国食品标准按内容分类可分为食品工业基础及相关标准、食品产品标准、食品卫生标准、食品标签标识标准、食品包装材料及容器标准、食品检验方法标准等,涵盖了从食品生产、加工、流通到最终消费的各个环节。

3. 食品产品标准、食品卫生标准涵盖的范围

食品产品标准既有国家标准、行业标准、地方标准,也有企业标准。国家标准有GB 15037—2006《葡萄酒》、GB 19048—2003《原产地域产品龙口粉丝》等;行业标准有SB/T 10412—2007《速冻面米食品》、NY/T 420—2007《绿色食品西甜瓜》等;地方标准有DB22/T 221—2007《吉林烧酒》等。

食品卫生标准涵盖了各类食品的卫生标准及食品中农药、兽药、污染物、有害微生物等限量标准,如 GB 2758—2005《发酵酒卫生标准》、GB 5749—2006《生活饮用水卫生标准》、GB 2761—2005《食品中真菌毒素限量》、GB 2762—2005《食品中污染物限量》、GB 2763—2005《食品中农药最大残留限量》等。

三、我国食品标准的分类

我国食品标准的分类按其效力性质同样可分为强制性标准和非强制性标准两类。

一般食品行业涉及的基础性卫生、安全性等标准均为强制性食品安全国家标准,部分产品标准为推荐性行业标准。

鉴于目前全球食品安全事件频繁发生,从现代食品供应链质量管理的观点出发,本着对食品实施"从农田到餐桌"的全过程监控,强调在食品的产前、产中至产后的全过程实行标准化管理的指导思想,食品安全标准体系还可以按照整个生产过程分为产地环境要求标准、农业生产技术规程标准、工业加工技术规程标准、包装储运技术标准、商品质量标准和卫生安全标准等。

强制性国家食品标准按食品种类可分为动物性食品安全标准、植物性食品安全标准、婴幼儿食品安全标准、辐照食品安全标准等。强制性国家食品安全标准中的基础标准主要是对食品中某些毒素、污染物以及某些元素的限量标准,并包括食品添加剂、营养强化剂等标准。例如,涉及食品中真菌毒素限量和食品中污染物限量标准等。强制性国家食品标准涉及食品包装材料的标准,如容器、食具、包装纸等卫生标准以及产品标签通则等。推荐性国家食品标准包括了微生物学检验方法和理化检验方法等标准。

四、标准代码及表示方法

(一)标准代号表示的内容

标准的分类和编号有具体的规定,每一个编号的标准都可以表示为:

(1)级别:国家标准、行业标准、地方标准或企业标准,其代表符号分别为 GB、ZB、DB 和QB。其中"G""Z""D""Q"是"国家""专业""地方""企业"汉语拼音的第一个字母;"Z"是所有行业的临时代号,具体的行业标准代号按我国行业标准代号表示,行业标准代号见表 2-1;"B"是"标准"拼音的第一个字母。

表 2-1　行业标准代号

序号	行业标准名称	代号	主管部门	序号	行业标准名称	代号	主管部门
1	教育	JY	教育部	2	医药	YY	国家食品药品监督管理局
3	煤炭	MT	中国煤炭工业协会	4	新闻出版	CY	国家新闻出版署
5	测绘	CH	国家测绘局	6	档案	DA	国家档案局
7	海洋	HY	国家海洋局	8	烟草	YC	国家烟草专卖局
9	民政	MZ	民政部	10	地质矿产	DZ	国土资源部
11	公共安全	GA	公安部	12	汽车	QC	中国机械工业联合会
13	建材	JC	中国建筑材料工业协会	14	石油化工	SH	中国石油和化学工业协会

序号	行业标准名称	代号	主管部门	序号	行业标准名称	代号	主管部门
15	化工	HG	中国石油和化学工业协会	16	石油天然	SY	中国石油和化学工业协会
17	纺织	FZ	中国纺织工业协会	18	有色冶金	YS	中国有色金属工业协会
19	黑色冶金	YB	中国钢铁工业协会	20	电子	SJ	信息产业部
21	广播电影	GY	国家广播电影电视总局	22	铁道运输	TB	铁道部
23	民用航空	MH	民航管理总局	24	林业	LY	国家林业局
25	交通	JT	交通部	26	包装	BB	中国包装工业总公司
27	地震	DB	国家地震局	28	海关	HS	海关总署
29	旅游	LB	国家旅游局	30	机械	JB	中国机械工业联合会
31	轻工	QB	中国轻工业联合会	32	船舶	CB	中国船舶工业总公司
33	通信	YD	信息产业部	34	金融系统	JR	中国人民银行
35	劳动、劳动安全	LD	劳动和社会保障部	36	兵工民品	WJ	国防科工委
37	核工业	EJ	国防科工委	38	土地管理	TD	国家土地资源部
39	稀土	XB	国家发改委	40	环境保护	HJ	国家环境保护局
41	文化	WH	文化部	42	体育	TY	国家体育总局
43	物资管理	WB	国家物资流通协会	44	城镇建设	CJ	建设部
45	农业	NY	农业部	46	建筑工业	JG	建设部
47	水利	SC	农业部	48	水利	SL	水利部
49	电力	DL	国家发改委	50	航空	HB	国防科工委
51	航天工业	QJ	国防科工委	52	卫生	WS	卫生部
53	商业	SB	商务部	54	商检	SN	国家质检总局
55	气象	QX	中国气象局	56	海洋石油天然气	SY	中国海洋石油总公司
57	邮政	YZ	国家邮政部	58	供销	GH	中华全国供销合作总社
59	粮食	LS	国家粮食局	60	中医药	ZY	国家中医药管理局
61	安全生产	AQ	国家安全生产管理局	62	文物保护	WW	国家文物局

（2）标准的强制力程度：GB、ZB、DB 和 Q 属强制性标准，GB/T，ZB/T，DB/T 属国家推荐性标准、行业推荐性标准和地方推荐性标准，企业标准无推荐性标准、字母 T 是"推"字汉语拼音的第一个字母。

（3）发布标准的顺序号。

（4）发布标准的年号，取公历年号。

（5）行业标准所属行业的代号或标准体系分类号。

（6）地方标准有省、市代号（见表 2-2），右边是省辖市的代号。

（7）企业标准与企业代号、门类号、职能代号（见表 2-3）。

表 2-2　省、自治区、直辖市代码表

名称	代码	名称	代码	名称	代码
北京	110000	安徽	340000	四川	510000
天津	120000	福建	350000	贵州	520000
河北	130000	江西	360000	云南	530000
山西	140000	山东	370000	西藏	540000
内蒙	150000	河南	410000	陕西	600000
辽宁	210000	湖北	420000	甘肃	620000
吉林	220000	湖南	430000	青海	630000
黑龙江	230000	广东	440000	宁夏	640000
上海	310000	广西	450000	新疆	650000
江苏	320000	海南	460000	台湾	710000
浙江	330000	重庆	500000		

表 2-3　企业职能代号示例（企业可根据自己的要求设置）

名称	职能标准代号				
企业技术标准 QJ	01	02	03	04	05
	基础标准	产品标准	设计标准	工艺工装标准	外协件标准
企业管理标准 QG	01	02		03	04
	管理基础标准	信息管理标准		企业组织标准	计划管理标准
企业工作标准 QE	01		02		03
	部门运用工作标准		职能部门的专用工作标准		车间工作标准

（二）标准代号的表示方法

不同级别、特性的标准表示方法不同，同时也不是所有的标准都要表示出所有的内容：

1. 强制型国家标准的表示

GB 表示国家强制性标准，GB/T 表示的是国家标准推荐类型。

强制性标准企业必须执行，推荐性标准企业可以参考执行，也可以不执行。但是企业采用了推荐性标准，就必须满足其标准要求。

GB 为国家强制性国家标准。编号由国家标准的代号、国家标准发布的顺序号和国家标准发布的年号构成。

强制性国标是保障人体健康、人身、财产安全的标准和法律及行政法规规定强制执行的国家标准。

GB 即"国标"的汉语拼音缩写，GB/T 指推荐性国家标准（GB/T），"T"是"推荐"的意思。

推荐性国标是指生产、交换、使用等方面，通过经济手段调节而自愿采用的一类标准，又称自愿标准。这类标准任何单位都有权决定是否采用，违反这类标准，不承担经济或法律方面的责任。但是，一经接受并采用，或各方商定同意纳入经济合同中，就成为各方必须共同遵守的技术依据,具有法律上的约束性。

2. 地方标准表示方法表示的内容

汉语拼音字母"DB"加上省、自治区、直辖市行政区划代码前两位数再加斜线,组成强制性地方标准代号。若再加"T",则组成推荐性地方标准代号。省、自治区、直辖市代码见表 2-2,例如:山西省强制性地方标准代号为 DB14/;山西省推荐性地方标准代号为 DB14/T。

3. 企业标准的表示方法

企业标准一般以"Q"作为企业标准的开头。Q/×××J2.1—2007×××为企业代号,可以是企业简称的汉语拼音大写字母,J 为技术标准代号,G 为管理标准,Z 为工作标准(或以 1,2,3 数字表示)。

我国的标准代号在《国家标准管理办法》《行业标准管理办法》《地方标准管理办法》和《企业标准管理办法》中都有相应规定。国家质量监督检验检疫总局(以下简称质检总局)于 1999 年 8 月 24 日发布了《关于规范使用国家标准和行业标准代号的通知》,将国家标准和行业标准代号予以重新公布。

五、我国食品标准体系

食品卫生标准是食品行业的技术规范,与食品安全性有着不可分割的联系。食品卫生标准的作用首先在于保证食品的安全性,它涉及食品领域的各个方面,从多方面规定了食品的技术要求和品质要求。食品卫生标准在制定过程中充分考虑了食品可能存在的有害因素和潜在的不安全因素,通过规定食品的微生物指标、理化指标、检测方法、保质期等一系列的内容,使符合标准的食品具有安全性。因此,食品卫生标准可以起到保证食品卫生、防止食品污染和有害化学物质对人体健康造成威胁的作用。食品卫生标准是国家管理食品行业的依据和食品企业科学管理的基础。为了有效提高和控制食品质量和安全,打击假冒伪劣产品,保护消费者的合法权益,我国相继制定了《中华人民共和国食品卫生法》等一系列相关法律法规,并先后在食品生产和开发中实施了标准化管理、计量监督管理和安全食品认证、GMP 体系、ISO 9000 认证和 HACCP 质量体系认证等。这些食品质量卫生标准在提高食品安全性方面发挥了重要作用。

(一)中国食品标准的现状

农产品加工是农业产业化的关键环节之一。农产品加工就是把农产品作为原料,采用物理的、化学的和生物的加工技术手段,将其加工成成品或加工成品的过程。食品加工是农产品加工的一个主要领域。食品标准在食品工业中占有重要的位置。

目前,我国食品安全标准清理基本完成。质检总局、国家标准化管理委员会(以下简称标准委员会)会同有关部门开展了历时两三年的食品安全标准清理工作,共涉及可食用农产品、加工食品国家标准 1 817 项,其中 468 项继续有效,废止 208 项,修订 1 141 项;清理行业标准 2 588项,其中继续有效 943 项,废止 323 项,修订1 322项。同时还对 6 949 项地方标准、141 227项企业标准进行了清理。

通过清理,一是调整了标准体系结构。参照国际通行做法,在食品安全领域采用通用标准取代单一标准和产品附加安全卫生指标的模式,分类制定食品安全强制性国家标准,提高了食品安全标准的通用性和可操作性,增强了标准的统一性和权威性。二是明确了今后食品安全标准的制定原则。食品安全标准原则上制定为强制性国家标准,具体产品标准不再单独制定安全指标,所涉及的安全要求引用相应的强制性国家标准。三是对食品安全标准逐项进行评价,确定并安排需修订的标准项目,对水平较低的标准安排了修订计划,初步解决了食品安全标准间存在的交叉、重复和矛盾问题,提高了标准水平。

根据国家《认证认可标准化"十一五"发展规划》要求,"十一五"期间,国家将全面开展农业、食品和农产品安全领域的认证标准化工作,加强认证认可服务农业的作用,会同有关部门积极推进农业标准化进程,促进良好农业规范(GAP)、良好兽医规范(GVP)、良好操作规范(GMP)等标准体系的建立,大力推进 HACCP(危害分析与关键控制点)标准体系、有机农业标准体系的建立与完善;加快制定森林认证标准,完善食品和化妆品卫生注册标准体系,积极开展非转基因身份保持认证和生物技术产品认证标准的研究与制定工作。未来几年,质检总局、标准委员会将会同相关部门,以农产品、加工食品卫生和质量为重点,加快相关产品生产、销售过程和餐饮服务等环节质量安全标准的制定与修订工作。重点抓好可食用农产品、加工食品1 141 项国家标准和 1 322 项行业标准的修订。到"十一五"末,基本建成以国家标准为主体,基础标准、产品标准、方法标准和管理标准相协调,与国际食品安全标准体系基本接轨,能适应我国食品产业发展,保障消费者安全健康,满足进出口贸易需要,科学、统一、权威的国家食品安全标准体系,为从食品生产、加工、消费各个环节对食品安全进行有效监控提供支撑。

(二)"十一五"期间我国食品与农副产品标准化发展目标

国家《认证认可标准化"十一五"发展规划》中关于食品与农副产品标准化的目标是,到"十一五"末,力争实现食品标准采用相关联的国际标准和国外先进标准的比例提高到 80%。具体包括:

1. 加强农业标准体系建设方面

以促进现代农业发展和社会主义新农村建设为目标,围绕促进农村经济发展、农民增收和农业增效,加强农业标准化体系建设,推行农业标准化,发展现代农业。

(1)农产品质量安全标准。这类标准主要包括:粮食;油料;水果;蔬菜;棉、毛、麻、茧;畜禽;羽绒;水产品;蛋、奶;茶叶;烟草;食用菌;糖料作物;蜂产品;草产品;现代中药产品;生物技术;林产品及其他经济作物等的质量安全标准;加快研制与主要农产品质量安全标准相配套的检测方法标准。到"十一五"末,制定或修订相关标准 500 项,健全农产品质量安全标准体系,基本达到中等发达国家水平。

(2)动植物防疫标准。这类标准主要包括:动物疫病诊断;植物疫病虫诊断;主要动物疫病防控技术规范;野生动物疫源疫病监测防控;植物疫病防控测报技术规范;植物疫病检疫技术;动植物疫病风险分析指南与评价等标准。到"十一五"末,制定或修订动物疫病诊断标准115 项,主要动物疫病防控技术规范 200 项,野生动物疫源疫病监测防控标准 15 项,植物疫病防控技术标准 400 项。动植物检防疫标准体系基本健全,达到国际先进水平。

(3)农业投入品安全控制标准。这类标准主要包括:农药合理使用准则;兽药合理使用准则;农药添加剂添加标准;有机、无机肥料合理使用准则;饲料添加剂合理使用准则;饲料原料及添加剂质量控制标准;新型农业投入品的安全评价标准等。到"十一五"末,完成 340 项各类农业投入品安全控制标准。

(4)农产品生产、加工良好操作规范。这类规范主要包括:HACCP 实施指南;有机农产品生产;GAP 操作规范;GMP 操作规范;家畜禽、药用或肉用野生动物、毛皮动物、观赏野生动物、宠物及其他经济野生动物人工养殖技术规范和人工养殖场规划设计及环境友好标准等。到"十一五"末,完成 200 项各类良好农业规范标准。

(5)深加工、高附加值农产品质量标准。这类标准主要包括:水果、蔬菜、食用菌、畜禽产品、水产品、花卉、林产品等主要农产品质量等级技术标准;野生动植物产品质量分级;生物物种资源标准;地理标志产品保护标准;食用农产品质量安全标签标准等。到"十一五"末,完成11 000项各类深加工、高附加值、出口潜力大的农产品质量标准。

(6) 农产品流通标准。这类标准主要包括:农产品分等分级;农产品包装;农产品标签标识;农产品储藏、运输、配送、销售等方面的标准。到"十一五"末,制定或修订相关标准150项。

(7) 林业、水利等其他标准。这类标准主要包括:生态林、公益林、防护林、水文、农田水利、节水灌溉等方面标准。到"十一五"末,制定或修订相关标准200项。

(8) 农业标准化。示范区推广工作的目标是,到"十一五"末,力争实现农业标准化示范区覆盖到每个县;形成以地方农业标准化示范区为基础、国家农业标准化示范区为核心的农业标准化示范体系;示范区辐射带动相关产业实施标准化生产达到80%;建立农业标准化培训体系,建立以农民为主体的8万人农业标准化推广队伍;培育400个标准化农产品批发市场,提升农产品批发市场管理水平;实施农产品质量安全标识制度,促进农产品质量等级化、包装规格化。

2. 食品安全方面

积极开展食品安全和消费品安全标准前期研究,加快制定食品、消费品安全标准,建立食品安全和消费品安全预警机制,保障人民健康安全。

标准制定或修订的重点项目如下。

(1) 食品安全标准。这类标准主要包括:农药残留、污染物、有害微生物等限量及检测方法标准;食品添加剂产品、使用卫生及检测方法标准;特殊膳食食品标准;通用食品检测方法标准;食品标签标识;食品安全基础标准;食品安全管理与控制技术标准;等等。到"十一五"末,完成制定或修订食品安全标准400项,建立以农兽药残留、污染物、有害微生物和食品添加剂使用为基础的食品安全标准体系。每年及时补充完善《食品中农药最大残留限量》等标准;完成50项食品添加剂产品标准;有针对性地制定5～10项非法添加物检测方法标准;在3～5类食品中推广使用营养标签;主导和参与制定3～5项食品国际标准;制定或修订食品安全基础标准3～5项,食品生产良好规范等控制技术规范5～10项。

(2) 转基因产品相关标准。这类标准主要包括:转基因产品标识标准;转基因产品储运要求;转基因产品种子标准;转基因产品鉴别方法;转基因产品安全评价及安全等级要求;转基因产品环境试验条件;转基因产品基础标准;等等。到"十一五"末,完成150项各类转基因产品相关标准,达到国际先进水平。

(3) 消费品安全管理通用指南标准。这类标准主要包括:消费品安全管理标准体系;相关类别的通用性安全指南,包括各类消费品生产、制造、仓储、使用说明、回收、处理等全过程生命周期的安全管理指南等。

(4) 食品用洗涤、消毒用品及器具标准。这类标准主要包括:餐具洗涤剂、消毒剂及洗涤、消毒工具、餐具清洁器具、消毒器具等标准。到"十一五"末,完成制定20项洗涤用品质量安全标准,使洗涤用品质量安全领域标准接近欧洲发达国家水平;完成制定50项餐饮具质量安全标准,使餐饮具质量安全领域标准接近世界发达国家水平。

(5) 食品加工器具、设备标准。这类标准主要包括:工业和商用电热食品加工设备,烧烤炉、电炸炉、电热铛、电平锅、蒸煮锅、电开水器、压力锅、水果蔬菜搅拌机、离心取汁器(榨汁机)、面条机、切片机、打蛋机、搅肉机、豆浆机、多功能榨汁搅拌机等安全标准。到"十一五"末,完成制定100项食品加工器具质量安全标准,完成制定50项食品加工设备质量安全标准,基本达到发达国家水平。

(6) 认证服务标准。这类标准主要包括:管理体系良好现场审核规范;合格评定对管理体系认证机构通用要求;合格评定词汇和通用原则;合格评定产品认证基础;合格评定良好操作准则;合格评定结果的承认和接受协议;食品安全管理体系对提供食品安全管理体系审核和认证机构的要求;服务管理体系标准;等等。到"十一五"末,完成制定 7 项有关标准,优先采用国际标准。

3. 在检验检测标准体系建设方面

以减少和应对贸易摩擦、促进外贸增长方式转变为重点,研制一批符合我国实际的检测标准方法,提高我国技术性贸易措施的水平。利用信息技术和高新技术,加快先进检验技术的开发并快速形成标准,提高标准水平,更好地促进产品出口。标准制定或修订的重点项目有:

(1) 动植物检验检疫技术标准。这类标准主要包括:农药残留检测方法;兽药残留检测方法;重金属残留检测方法;有害微生物检测方法等方面的标准。重点研究制定多残留检测方法、快速检测方法和精密检测方法标准;重点制定违禁和限用药物的检测方法国家标准,尽快将"十五"食品安全专项中农兽药多残留检测技术转为国家标准。到"十一五"末,完成动植物检验检疫各项标准 100 项。

(2) 农产品中有毒有害物质检测标准。这类标准主要包括:农药残留、兽药残留、重金属残留、有害微生物检测等方面的方法标准。到"十一五"末,完成 300 项各类农产品中有毒有害物质检测方法标准,采用国际标准和国外先进标准的比例达到 90%。

(3) 动植物源重要酶制剂标准。到"十一五"末,形成拥有自主知识产权的动植物源重要酶制剂标准 50 项。

(4) 在线检测技术、快速检测技术标准。这类标准主要包括:装备制造业、流通领域、包装、批发市场、食品安全、食品营养、儿童用品、消费品安全、特设安全、海洋、棉花等领域的在线检测标准和快速检测技术标准。到"十一五"末,制定 100 项食品检测方法标准。

(5) 精密检测技术标准。开展有关农副产品(重点是欧盟指令、日本肯定列表涵盖种类)的精密检测技术标准体系建设,为便利国际贸易提供技术性依据。

(三) 新版食品卫生标准修订情况简介

新版食品卫生标准是新修订的,2005 年 10 月 1 日前生产的食品,在 2006 年 9 月 30 日前仍适用原食品卫生标准;2005 年 10 月 1 日后生产的食品,适用新的食品卫生标准。此点在相关食品的抽检中应予以注意。新版食品卫生标准的特点体现在以下几个方面。

1. 与国际标准更加接轨

本次修订的新标准中,很突出的一个特点便是考虑到国家标准与 CAC 标准的一致性,新标准中大量参考了 CAC 标准的要求。例如,《稀奶油、奶油卫生标准》综合了国际食品法典委员会(CAC)标准 CodexstanA—1—1999《奶油法典标准》、CodexstanA—2—1999《无水奶油法典标准》和 CodexstanA—9—1976《直接食用稀奶油法典标准》中的各类指标要求,只有 CAC 标准没有规定的酸度指标才引用国家奶油标准 GB 5415—1999 的要求;又如,《鲜、冻动物性水产品卫生标准》和《盐渍鱼卫生标准》中甲基汞限量指标也直接采用 CAC/GL7—1991《鱼甲基汞指导值》中的限量要求;《食用植物油卫生标准》参考了国际食品法典委员会(CAC)标准 Codexstan210—1999《植物油》;《植物油料卫生标准》参考了国际食品法典委员会(CAC)标准 Codexstan171—189(Rev. 1—1995)《某些豆类》和 Codexstan 200. 1995《花生》的标准要求。

本次公布的 31 个食品卫生标准均通过中国 WTO/TBT 咨询点向 WTO 各成员国通报，经征求意见后发布实施。

2. 更具操作性、科学性

为使新标准使用更方便、更易于操作，本次新标准的修订过程中将同类旧标准进行了适当的合并。例如，《鲜、冻动物性水产品卫生标准》将《海水鱼类卫生标准》《头足类海产品卫生标准》《淡水鱼卫生标准》《湟鱼卫生标准》《河虾卫生标准》《海虾卫生标准》《牡蛎卫生标准》《海蟹卫生标准》《海水贝类卫生标准》等 9 个标准进行合并；《熟肉卫生标准》将《酱卤肉卫生标准》《肉灌肠卫生标准》《肴肉卫生标准》《西式蒸煮火腿卫生标准》和《烧烤肉卫生标准》等 5 个标准加以合并。

新标准更具科学性。例如，新的《食品中农药最大残留限量》在农药最大残留限量（MRLs）的基础上，增加了每日允许摄入量（ADI）、暂定日允许摄入量（TADI）、暂定每 Et 耐受摄入量（PTDI）、再残留限量（EMRLs）、急性参考剂量（Acute）、农药名称索引等内容，不仅更加科学，所提供的名称索引也更加方便使用者查阅。

3. 调整了标准的要素和限量值的表述

本次新标准在编制方法上严格遵循了 GB/T 1.1—2000 的要求。新的食品卫生标准对标准中有效数字做了修改和调整。由于过去对标准指标值有效数字的设定缺乏原则性的统一规定，以致现行标准中有效数字的表述十分混乱，有的甚至与检验方法不相一致。在本次修订过程中，凡与 CAC 相同的指标，全部采用 CAC 有效数字的表述方式。如原标准为"0.050"，现修改为"0.05"；原标准为"1"，现修改为"1.0"。

修订后产品标准的要素包括：前言、范围、规范性引用文件、定义（术语、分类）、技术要求（原料、指标要求、感官、理化、微生物）、食品添加剂、生产过程卫生要求、包装、标识、储存与运输、检验方法。

4. 部分标准间不一致的情况在本次修订中得到了调整

为了避免因标准不一致而可能导致的冲突，本次标准在修订过程中，充分考虑了标准之间的统一性，主要体现在以下两个方面：

（1）有关产品名称、适用范围、定义、分类、产品特征性等非安全性技术要求，尽可能参照或引用了其他部门颁布的质量标准或有关规定。例如，《腌腊肉制品卫生标准》直接引用《肉与肉制品术语》（GB/T 19480—2004），《鲜、冻动物性水产品卫生标准》直接引用中华人民共和国水产行业标准《水产及水产加工品分类与名称》（SC3001）。

（2）使各类标准的评价指标、限量要求尽可能保持一致。例如，修订后的《肉类罐头卫生标准》参照污染物限量标准增加了无机砷限量≤0.05 mg/kg，取消总砷（≤0.5 mg/kg）。并将已列入国家食品卫生基础标准（限量标准）中的重金属、亚硝酸盐、多氯联苯、苯并芘等污染物指标，直接引用到产品卫生标准中，以便于实际工作使用。

（四）中国食品标准与国外食品标准的对比分析

我国各种农产品加工标准体系建设已取得了很大成绩，但目前还没有一套较完整的既符合中国国情的，又能与国际接轨的农产品加工标准体系，主要存在的问题如下：

1. 食品标准数量很多，但结构不合理，系统性较差

目前，我国制定的农产品加工国家标准共有 2 163 项，其中强制性标准 423 项，推荐性标准 1 740 项。从标准分类看，我国食品产品标准 553 项，食品卫生标准 423 项；ISO 食品标准为 585 项，CAC 为 245 项。

存在的主要问题是：

（1）标准的结构不合理，重复制定现象比较严重，系统化程度较差。例如，国标中，有关脂肪含量的测定方法就有 6 项，蛋白质含量测定方法有 4 项。

（2）有关技术操作规程类标准，目前只有少量农产品加工通用技术条件。

（3）与农产品加工产品质量标准协调配套的包装、运输、储藏方面的标准非常少。

（4）农产品初加工和深加工相关技术规程和良好操作规范还相当缺乏。

2. 标准的更新滞后，先进性程度和实用性较差

（1）多数食品标准的标龄过长，技术内容落后。我国食品标准多数是在 1986—1995 年制定或修订的，占总数的 62%；ISO 有关这方面的国际标准多数是在 1996 年以后制定或修订的，占总数的 40%。

（2）食品标准规定的内容简单，技术指标不尽协调。

ISO 标准和 CAC 食品法典产品标准所包含的技术要素和内容具体详细、可操作性强，而我国农产品食品标准有相当一部分制定的年代较早，标准的内容简单，技术指标不能满足市场经济和社会发展的需要。

在许多检测方法中，ISO 标准的技术内容有适用范围、引用标准、定义、原理、使用仪器、取样方法、试样制备、分析步骤、结果表示、精密度和试验报告共 11 项，但许多现行的国家标准中仅有仪器和试剂、操作步骤和测定结果 3 项内容。

（3）食品产品标准中缺乏卫生指标。在 ISO 标准和 CAC 食品法典的产品标准中，重点突出了食品添加剂、污染物（尤其是最大农药残留限量）和卫生要求等关系到消费者健康的项目，体现了注重保护消费者健康的要求。在我国的食品标准中，这些内容大量缺乏。

（4）标准覆盖面小，使用范围窄。同一类产品没有统一的标准，而是逐一制定各个产品标准，导致个别产品有新的变化时就难以套用。

3. 食品标准体系不尽完善，难以适应市场经济发展的需要

（1）食品标准体系不尽完善，监管部门较多，市场秩序问题严重。例如，在面粉中添加过量的增筋剂、漂白粉；滥用苏丹红染料等行为。

（2）标准化意识不强，规模化企业集团数量有限。食品企业采用轨迹标准的比率低，不能适应国际加工产品市场竞争的需要。

六、食品标准的制定与实施

食品基础标准主要包括食品工业基础术语标准、食品综合基础标准、食品添加剂标准、食品中有毒有害物质最高残留限量标准、食品企业卫生规范、食品加工机械与设备基础标准以及食品标准的编写标准等。

（一）食品企业卫生规范（GMP）

食品 GMP 诞生于美国。1963 年，美国食品与药物管理局制定药品 GMP，目的在于确保药品的高质量。1964 年美国强调实施药品 GMP，1969 年美国公布了食品 GMP 的基本法，1969 年世界卫生组织（WHO）致函各国政府促请研究并实施药品 GMP 制度。

我国食品企业卫生规范是在药品 GMP 的基础上建立起来的，并以强制性国家标准发布实施。从 1988 年开始，我国先后颁布了 18 个食品企业卫生规范和 1 个食品企业通用卫生规范，具体是：

（1）GB8950—1988《罐头厂卫生规范》；

（2）GB8951—1988《白酒厂卫生规范》；

（3）GB8952—1988《啤酒厂卫生规范》；

（4）GB8953—1988《酱油厂卫生规范》；

（5）GB8954—1988《食醋厂卫生规范》；

（6）GB8955—1988《食用植物油厂卫生规范》；

（7）GB8956—1988《蜜饯厂卫生规范》；

（8）GB8957—1988《糕点厂卫生规范》；

（9）GB12693—1990《乳品厂卫生规范》；

（10）GB12694—1990《肉类加工厂卫生规范》；

（11）GB12695—1990《饮料厂卫生规范》；

（12）GB12696—1990《葡萄酒厂卫生规范》；

（13）GB12697—1990《果酒厂卫生规范》；

（14）GB12698—1990《黄酒厂卫生规范》；

（15）GB16330—1996《饮用天然矿泉水厂卫生规范》；

（16）GB17403—1998《巧克力厂卫生规范》；

（17）GB17404—1998《膨化食品良好生产规范》；

（18）GB17405—1998《保健食品生产良好规范》；

（19）GB14881—1984《食品企业通用卫生规范》。

（二）食品添加剂使用卫生标准

食品添加剂本身不以食用为目的，也不是作为食品的原料物质，其自身并不一定含有营养物质，但是，它在增强食品营养功能、延长食品食用期等方面具有重要作用。

目前禁止使用的有毒添加剂共 20 种，主要有甲醛、硼酸、硼砂、水杨酸(柳酸)、甲醛合次硫酸氢钠(俗称吊白块)、硫酸铜、黄樟素、香豆素，其余品种使用不普遍。

（三）食品中有毒有害物质最高残留限量标准

食品不仅是农业和贸易的商品，也是公共卫生的基本载体。食品原料的制造和加工，首先必须保证食品的安全性，这是食品质量与安全的基本要求。

常见的有毒有害物质包括：天然毒素，如霉毒毒素；环境污染物，如砷、汞、镉、铅、放射性物质和敌敌畏、乐果等农药残留。

农药残留指使用农药后残留于生物体、农副产品和环境中的微量农药及其有毒的代谢物总量。

农药残留超标已经成为社会关注的热点问题，也是我国农产品食品出口的一大障碍。我国主要农药最大残留限量标准可参看 GB 2763—2005《食品中农药最大残留限量》。

（四）微生物学检验方法标准

1. 食品卫生微生物学检验标准的内容

（1）食品微生物学检验总则。GB/T 4789.1—2003 标准规定了食品微生物学检验总则，适用于各类食品样品的采样和送检。

（2）菌落总数、霉菌和酵母菌计数等测定方法标准。GB/T 4789.2—2003 和 GB/T 4789.15—2003，前者规定了食品中菌落总数的测定方法，后者规定了各类粮食、食品和饮料中霉菌和酵母菌计数的检验方法。

（3）食品中大肠菌群、沙门氏菌等微生物的检验方法标准。GB/T 4789.3～14—2003，规定了对食品中大肠菌群、沙门氏菌等微生物检验的基本要求和检验方法。

（4）常见产毒霉菌的鉴定标准。GB/T 4789.16—2003,本标准规定了食品中常见产毒霉菌的鉴定方法,适用于曲霉属、青霉属、镰刀菌属及其他菌属的产毒霉菌的鉴定。

（5）肉、蛋、乳及其制品检验。GB/T 4789.17～19—2003,规定了对肉、蛋、乳及其制品检验的基本要求和检验方法。

（6）水产品、冷冻饮品和冷食菜等食品的检验标准。GB/T 4789.20～23—2003,规定了对水产品、冷冻饮品和冷食菜等食品检验的基本要求和检验方法。

（7）糖果、糕点、蜜饯、酒类和罐头食品检验标准。GB/T 4789.24～26—2003,规定了对糖果、糕点、蜜饯食品检验的基本要求和检验方法;对酒精度低的发酵酒(包括啤酒、果酒、黄酒、葡萄酒)的检验方法;对罐头食品商业无菌检验的基本要求、操作规程和结果判定。

（8）鲜乳中抗生素残留量的检验标准。GB/T 4789.27—2003。规定了鲜乳中抗生素残留量的检验方法,适用于杀灭嗜热乳酸链球菌的各种常用抗生素的检验。

（9）染色法、培养基和试剂标准。GB/T 4789.28—2003,规定了各种染色法、培养基和试剂,适用于食品和食物的毒样品中各类微生物的检验。

（10）椰毒假单胞菌酵米面亚种、单核细胞增生李斯特菌等检验标准。GB/T 4789.29～32—2003,规定了对椰毒假单胞菌酵米面亚种、单核细胞增生李斯特菌等检验的基本要求、操作规程和结果判定。

（11）粮谷、果蔬类食品检验标准。GB/T 4789.33—2003 标准为首次发布,标准规定了粮谷、果蔬类食品检验的基本要求和检验方法,适用于以粮食、果蔬类为原料加工的食品等。

（12）双歧杆菌检验标准。GB/T 4789.34—2003 标准为首次发布,标准规定了双歧杆菌检验方法,适用于食品中双歧杆菌的检验。

2. 食品微生物学检验国家标准一览表

现行的食品微生物学检验方法国家具体标准的编号和名称参见《食品卫生微生物及理化检验方法标准目录》(新)。

（五）食品理化检验方法标准

1. 食品理化检验方法标准的主要内容

（1）食品中相对密度的测定方法标准,采用 GB/T 5009—2003,有密度瓶法、相对密度天平法和相对密度计(比重计)法。

（2）食品中的水分、蛋白质、脂肪和灰分的测定标准(见 GB/T 5009.3～5009.6—2003)。

（3）食品中还原糖、蔗糖和淀粉的测定标准。

（4）植物类食品中粗纤维的测定标准。

（5）食品中总砷及无机砷、总汞及有机汞的测定标准。

（6）食品中铅、铜、锌和镉的测定标准。

（7）食品中六六六、DDT 和有机磷农药等残留量的测定。

（8）食品中黄曲霉素 B1、B2、G1、G2、M1 等的测定标准。

（9）食品中亚硝酸盐、N-亚硝胺类和苯并(a)芘等的测定标准。

（10）食品中糖精钠、山梨酸、苯甲酸等的测定标准。

（11）粮食、植物油、果蔬、酱油等调味品、肉蛋奶及其制品、饮料和食品包装材料等卫生标准的分析方法标准。

（12）食品中维生素 A、维生素 E 等维生素的测定标准。

(13) 食品中铁、镁、锰等金属元素和稀土的测定标准。

(14) 蜂蜜中四环素族抗生素、苹果和山楂制品中展青霉素的测定标准。

(15) 食品中环己氨基酸钠的测定标准。

(16) 植物性食品中辛硫磷农药等残留量的测定标准。

(17) 大米和柑橘中喹硫磷等残留量的测定标准。

(18) 食品中氨基酸的测定标准。根据 GB/T 5009.124—2003,食品(不包括蛋白质含量低的果蔬、饮料和淀粉类的食品)中的天冬氨酸、苏氨酸、丝氨酸、谷氨酸、脯氨酸、甘氨酸、丙氨酸、缬氨酸、蛋氨酸、亮氨酸、异亮氨酸、酪氨酸、苯丙氨酸、组氨酸、赖氨酸和精氨酸等 16 种氨基酸的测定可用氨基酸自动分析仪进行。

(19) 饮料中咖啡因、乙酰磺胺酸钾的测定标准。

(20) 植物性食品中吡氟禾草灵、精吡氟禾草灵等残留量的测定标准。

(21) 食品包装用苯乙烯-丙烯腈共聚物和橡胶改性的丙烯腈-丁二烯-苯乙烯树脂及其成型品中残留丙烯腈单体的测定标准。

(22) 食品中有机酸、总酸的测定标准。

(23) 动物性食品中有机磷农药、有机氯农药和拟除虫菊酯农药多组分残留量的测定标准。

(24) 粮食和蔬菜中 2,4-滴等残留量的测定标准。

(25) 保健食品中褪黑素含量、超氧化物歧化酶(SOD)活性等的测定标准。

(26) 食品包装材料中甲醛、猪油中丙二醛、食用植物油煎炸过程中的极性组分的测定标准。

(27) 饮料中脲酶的定性测定标准。

(28) 食品中多氯联苯、3-氯-1,2-丙二醇等的含量的测定标准。

2. 食品理化检验国家标准一览表

现行的食品理化检验方法国家标准总共 203 个,具体标准的编号和名称见《食品卫生微生物及现代检验方法标准目录》(新)。

(六) 食品流通标准

1. 食品包装材料与容器标准

食品包装材料是指用于包装食品的一切材料,包括纸、塑料、金属、玻璃、陶瓷、木材及各种复合材料以及由它们所制成的各种包装容器及辅助器。

2.《预包装食品标签通则》(GB 7718—2004)

《预包装食品标签通则》GB 7718—2004 是食品标签系列国家标准之一,适用于提供给消费者的所有预包装食品标签。预包装食品是指"经预先定量包装,或装入、灌入容器中,向消费者直接提供的食品"。新的《预包装食品标签通则》要求食品加工企业必须按照标准要求正确标注标签。预包装食品必须标示的内容有食品名称、配料清单、净含量和沥干物、固形物、含量、制造者的名称和地址、生产日期或包装日期和保质期、产品标准号。如果消费者发现并证实其标签的标识与实际品质不符,可以依法投诉并可获得赔偿。

《预包装食品标签通则》是一项关系到每个消费者健康安全的强制性国家标准,它是以强制性国家标准的形式要求生产企业标注食品的质量(包括安全)信息,改变了以前食品标签混乱的状况,使广大消费者的知情权得到有效保障,促进了食品工业的健康、有序发展。

3. 运输与储存标准

在运输和储存方面的标准属于贸易的标准,我国在这方面的体系还不完善。

（七）国际食品标准

1. 国际标准化组织(ISO)

国际标准化组织(International Organization for Standardization, ISO)是当今世界上最大、最权威的标准化机构,它是非政府性的,是由各国标准化团体(ISO成员团体)组成的世界性联合会。其宗旨是在全球范围内促进标准化工作的发展,以利于国际资源的交流和合理配置,扩大各国在知识、科学、技术和经济领域的合作,其主要活动是制定国际标准。ISO成立于1947年,总部设在瑞士日内瓦。

制定国际标准工作通常由ISO的技术委员会完成,各成员团体若对某技术委员会确立的项目感兴趣,均有权参加该委员会的工作。与ISO保持联系的各国国际组织(官方的或非官方的)也可参加有关工作。此外,ISO还负责协调世界范围内的标准化工作,组织各成员国和技术委员会进行情报交流,并和其他国际性组织如WTO、UN等保持联系和合作,共同研究感兴趣的有关标准化问题。在电工技术标准化方面,ISO与IEC保持密切的合作关系。

ISO技术工作是高度分散的,分别由2 700多个技术委员会(TC)、分技术委员会(SC)和工作组(WG)承担。

2. 国际标准化组织(ISO)法规、标准

1) 标准文件

ISO的技术活动是制定并出版国际标准。

ISO标准文件包括技术报告(ISO/TR)、导则等。为了适应技术、经济高速发展的需要,ISO标准文件形成了一个家族,包括:

（1）ISO标准。按照协商一致的原则,国际标准草案(DIS)或最终国际标准草案(FDIS),经75%的ISO成员团体和技术委员会成员依照ISO/IEC导则第一部分"技术工作程序"予以通过,批准为国际标准,由ISO中央秘书处出版。

（2）ISO/PAS。这是ISO公用规范,是在工作组织内达成一致的标准文件,具有和ISO国际标准同样的权威性。

ISO技术委员会(TC)和分技术委员会(SC)决定将一个特定的工作项目制定为ISO/PAS,并且往往是同时批准其新的工作项目(NP)。ISO/PAS必须得到TC和SC中大多数成员的赞成,并不得与现行国际标准有抵触。

（3）ISO/TS。即ISO技术规范,是在ISO技术委员会内达成一致的标准文件。TC和SC决定将一个特定工作项目制定为技术规范,并且往往同时批准其为新工作项目。但TC和SC须得到2/3的成员的支持。当委员会决定制定一项国际标准的支持票不够多时,可启动上述程序批准其作为技术规范出版。委员会的任何成员或A级和D级联络机构可以建议将现有的文件采纳为ISO/TS。

（4）ISO/TR。这是ISO技术报告,它只是提供信息的文件,包含了通常与标准文件不同类型的信息。当委员会收集以支持某项工作项目时,可能通过大多数成员投票决定是否以技术报告的形式出版信息。如有必要,ISO秘书在与技术管理机构商议后,决定是否将该文件作为技术报告出版。

技术报告主要有三类:第1类,原定为标准未获通过的文件;第2类,用来表述特定领域的标准化方向,或者在某些情况下作为试行标准;第3类,用于提供信息。

将来的 ISO/TR 仅指提供信息的文件(即第 3 类)。第 1 类和第 2 类技术报告则作为 ISO/TS 出版。

(5) ITA。即行业技术协议,是 ISO 机构以外的一个组织在指定成员的行政支持下制定出来的标准文件。ISO 理事会决定增加这种不依靠技术委员会的新的标准制定机制,是由于它的开放性,有关各方能够就特定的标准化问题标准实行商议,并达成 ITA。ITA 还列出了参加制定单位的名单。这种机制能够使 ISO 在目前尚无技术机构或专家的领域,对标准化需要做出快速的反应。

新类型标准文件的推出,不但保证了 ISO 标准能够满足现有市场需求,而且使新技术领域的信息和知识得以广泛传播。

2) 国际标准的形成过程

国际标准由技术委员会(TC)和分技术委员会(SC)经过六个阶段形成:第一阶段,申请阶段;第二阶段,预备阶段;第三阶段,委员会阶段;第四阶段,审查阶段;第五阶段,批准阶段;第六阶段,发布阶段。若在开始阶段得到的文件比较成熟,则可省略其中的一些阶段。

3. ISO 系统食品标准

ISO 系统的食品标准主要是 ISO TC34。

TC34 是专门负责农产食品工作的技术委员会,它下设 14 个分支技术委员会。与食品技术相关的标准,主要是由 ISO TC34 加上若干 ISO 指南组成的及其他与食品实验室工作有关的标准分委员会制定的。

【单元小结】

食品的法规和标准是食品行业的技术规范,涉及食品领域的各个方面,它包括产品标准、卫生标准、包装材料及容器标准、食品添加剂标准、食品检验方法标准、食品工业基础(设施和设备)标准、各类食品卫生管理办法等。这些法规和标准从多方面规定了食品的技术要求、品质要求和检测指标,保证了食品的质量和安全性。生产企业执行了这些法规和标准,就可生产出营养价值和质量有所保障的产品,消费者可购买到安全、健康的食品。因此,食品法规和标准既是国家管理食品行业的依据,又是食品生产、加工企业等科学管理的基础。

【复习思考题】

1. 简述发达国家食品安全质量法制体系的现状。
2. 中国的食品质量标准的组成部分有哪些?
3. 我国食品标准的分类有哪些?
4. 简述我国食品安全标准体系的框架结构。
5. 我国食品标准是如何制定的?
6. 常用的理化检验方法有哪些?
7. 各类食品的卫生指标及需注意的问题有哪些?

单元三　食品质量安全市场准入制度

1. 熟悉食品质量安全市场准入制度（QS 认证）的具体要求、QS 认证程序。
2. 了解现阶段需要取得食品生产许可证的产品种类和认证单元。
3. 根据《审查通则》和相应的《审查细则》对食品企业生产必备条件进行内部现场审查。
4. 学会如何收集编写食品生产许可证申报所需要的资料。

第一节　食品质量安全市场准入制度概述

一、食品质量安全市场准入制度的起源与发展

市场准入是指货物、劳务与资本进入市场程度的许可。市场准入制度是现代市场经济中出现的一个新概念，是指各国政府或授权机构，对生产者、销售者及其商品（或资本）进入市场所规定的基本条件，以及相应的管理制度。市场准入制度是一种行政许可，它通过政府行政手段对生产者、销售者进行生产与销售的基本条件限制，从而达到保护消费者利益的目的。市场准入制度一般应用于与人民生命财产安全、生活质量保障等息息相关的行业，食品行业就是其中之一。

改革开放以来，中国食品工业获得了飞速发展。但在发展过程中也存在不少问题，突出表现在：企业生产规模参差不齐，多数企业相对较小，工艺水平相对落后，致使产品合格率不高；一些不法企业掺杂使假严重，食品安全事件时有发生，严重阻碍了中国食品工业的健康发展。为改变这一状况，国家质量监督检验检疫总局从 2002 年 7 月开始，首先将大米、小麦粉、食用植物油、酱油、醋 5 类食品及其生产企业纳入食品质量安全市场准入制度管理范畴。

食品质量安全市场准入制度是指为保证食品的质量安全，具备规定条件的生产者才允许进行生产经营活动，具备规定条件的食品才允许生产销售的监督制度。其内容包括食品生产许可、强制检验及市场准入标识标示。经过几年的努力，食品质量安全市场准入制度的实施已初见成效。2001 年，大米、小麦粉、食用植物油、酱油、醋 5 类食品的平均合格率为 59.9%。到了 2009 年，这 5 类食品的平均合格率已达到 97.42%。目前，国家质量监督检验检疫总局已将食品质量安全市场准入制度管理范围扩大到 28 大类 550 个品种，基本涵盖了食品工业的所有生产品种。

二、食品质量安全市场准入制度的主要内容

食品质量安全市场准入制度的实施建立在坚持事先保证和事后监督相结合；实行分类管理、分步实施；实行国家质检总局统一领导，省局负责组织实施，市局、县局承担具体工作的组织管理基本原则。

2003 年 7 月 18 日公布施行的《食品生产加工企业质量安全监督管理办法》中明确规定了实施食品质量安全市场准入制度的基本原则：对食品生产企业实施生产许可证制度；对企业生产的食品实施强制检验制度；对实施食品生产许可制度的产品实行市场准入标志制度。检验

合格食品加贴 QS 标识。食品市场准入标志由"质量安全"（Quality Safety）英文首字母"QS"和"质量安全"中文字样组成，也称"QS"标志。标志主色调为蓝色，字母"Q"与"质量安全"为蓝色，字母"S"为白色。标志尺寸可以根据需要按规定比例自行缩放，但不能变形、变色。

三、食品质量安全市场准入制度的特点

（一）法律、行政法规和部门规章

《中华人民共和国产品质量法》《中华人民共和国标准化法》《中华人民共和国计量法》《工业产品生产许可证试行条例》《工业产品质量责任条例》《工业产品生产许可证管理办法》《查处食品标签违法行为规定》和《产品标识标注规定》等法律法规，是我们实施食品质量安全市场准入制度、制定相应的工作文件的法律依据。

（二）规范性文件

为了解决国内食品生产加工领域存在的严重的质量问题，国家质检总局以上述法律法规为依据，根据国务院赋予的管理职能，制定了《进一步加强食品质量安全监督管理工作的通知》和《加强食品质量安全监督管理工作实施意见》，确立了食品质量安全市场准入制度的基本框架，明确了实施食品质量安全市场准入制度的目的、职责分工、工作要求和主要工作程序。

（三）技术法规

为了在全国范围内统一食品生产加工企业的准入标准，规范质量技术监督部门的管理行为，国家质检总局还针对具体食品生产证许可实施细则。这次印发的《大米生产许可证实施细则》《小麦粉生产许可证实施细则》《食用植物油生产许可证实施细则》《酱油生产许可证实施细则》和《食醋生产许可证实施细则》，属于技术性很强的技术规范，也就是大家通常所说的技术法规，用以指导企业完善保证产品质量必备条件，指导各地实施食品生产许可证的审查工作和食品强制检验工作。

四、食品质量安全市场准入制度的意义

食品质量安全市场准入制度是食品安全机制的重要措施之一，它的出现为中国食品行业未来的健康发展打下坚实的基础，加速了中国食品工业与世界食品工业接轨的脚步。食品质量安全市场准入制度提供衡量产品的标准，促使那些因生产能力和产品质量水平较低而不能达到标准的企业，努力提升自身能力，以保证其产品达到进入市场的水平。食品质量安全市场准入制度的实施，对于企业和消费者都将产生重大的意义。

（一）确保广大消费者的人身健康和生命安全

"民以食为天"，食物是维系人类基础代谢的源泉，也是整个人类社会高度关注的核心问题。近年来，食品安全事件时有发生。据不完全统计，1998 年以来，国内相继发生 18 起"瘦肉精"中毒事件，中毒人数达 1 700 多人，死亡 1 人。2001 年 7 月，对华东、华南、西南地区 16 个省、自治区、直辖市进行的区域联动联合食品安全治理活动中，没收违法使用"吊白块"生产的食品 9 万余千克，查处违禁企业 372 家，违禁销售企业 160 家，移送公安机关处理案件 18 件。造成这些事件相继发生的根本原因是随着可支配收入的增长，人们对食品的需求不断增加，但基础条件相对薄弱的国内部分食品企业，尚不足以完全满足消费者的需要。同时，中国地域辽阔，各地区经济发展水平不均衡，城市与乡村实际生活水平差距较大，这就留下了较大的市场空间，也给不法商贩提供了可乘之机。一些商贩为满足一己之私制假造假，以滥充好地从中牟取暴利。假冒伪劣食品严重威胁着人民的生命健康安全。

国家质量监督检验检疫总局颁布实施食品质量安全市场准入制度,就是希望通过提高市场准入条件,清除那些无法达到条件的小企业、小作坊,从生产源头上杜绝不法分子的制假造假活动,为食品的质量安全提供保障,确保广大消费者的人身健康和生命安全。

(二) 提高食品企业的生产能力和质量水平

中国食品的制作拥有悠久的历史,但工业化进程开始得较晚,绝大部分企业的工业化进程开始于新中国成立之后。改革开放政策的实施使这一进程的速度明显加快。目前,支撑国内食品工业体系的主导力量大体分为四大类:一是国有制食品工业企业,主要来源是新中国成立后由国家投资兴建的国有企业及经过资本主义工商业社会主义改造的企业;二是通过吸纳国外企业投资而建立的三资企业;三是采用股份制或个人投资兴建的中小企业;四是个体工商户。其中一、二类企业的生产量占据主导性地位。各类企业无论是投资规模、生产设计水平还是产品质量都存在着较大差异,有不少企业还停留在"小作坊"阶段,严重影响了食品工业的总体发展。只有提高食品加工业的从业门槛才能真正促使技术落后的企业加大投入,以改变其落后的面貌。

国家质量监督检验检疫总局公布实施的《食品质量安全市场准入审查通则》中对食品企业的环境条件、生产设备、产品标准以及包装和检验等都作了具体的规定,达不到标准的企业将不再被允许进入市场。这就意味着生产设备条件及工艺水平落后的企业不得不进行大规模的有效调整,这将大大提高食品企业的生产能力和质量水平,同时促进中国食品工业整体水平的提升。

(三) 规范食品市场秩序

原料以次充好、违规使用非食品添加剂、模仿伪造其他企业的产品、擅自夸大保健品疗效等,是不法企业经常使用的方法。而这些不法手段之所以能够奏效,原因是多方面的。消费者是市场消费的主体,而企业作为市场消费的客体,应该有责任、有义务地为消费者提供符合食品质量安全标准的产品。通过食品质量安全市场准入制度的实施,政府将形成有效的市场监管体系,促使不合格企业改进生产状况,为消费者提供合格放心的产品,从而达到规范食品市场秩序、便利人们生活的根本目标。

第二节 食品生产许可证(QS)的申办条件与程序

一、食品生产企业取得生产许可证的必备条件

(1) 食品生产加工企业应当符合国家有关政策规定的法律、法规条件,已取得营业执照和企业代码证书(不需办理代码证书的除外)。

(2) 食品生产加工企业必须具备保证产品质量安全的环境条件。

(3) 食品生产加工企业必须具备保证产品质量安全的生产设备、工艺装备和相关辅助设备,具备与保证产品质量相适应的原料处理、加工、储存等厂房或者场所。以辐射加工技术等特殊工艺设备生产食品的,还应当符合计量等有关法规、规章规定的条件。

(4) 食品加工工艺流程应当科学、合理,生产加工过程应当严格、规范,防止生物性、化学性、物理性污染以及防止生食品与熟食品,原料与半成品、成品,陈旧食品与新鲜食品等的交叉感染。

(5) 食品生产加工企业生产食品所用的原材料、添加剂等应当符合国家有关规定。不得

使用非食用性原辅材料加工食品。

（6）食品生产加工企业必须按照有效的食品产品标准组织生产。食品质量安全必须符合法律法规和相应的强制性食品安全标准要求，无强制性标准规定的，应当符合企业明示采用的标准要求。

（7）食品生产加工企业负责人和主要管理人员应当了解与食品质量安全相关的法律法规知识；食品企业必须具有与食品生产相适应的专业技术人员、熟练技术工人和食品质量安全管理工作人员。从事食品生产加工的人员必须身体健康、无传染性疾病和影响食品质量安全的其他疾病。

（8）食品生产加工企业应当具有与所生产产品相适应的质量检验和计量检测手段。企业应当具备产品出厂检验能力，检验、检测仪器必须经计量检定合格后方可使用。不具备出厂检验能力的企业，必须委托国家质量监督检验检疫总局统一公布的、具有法定资格的检验机构进行委托检验。

（9）食品生产加工企业应当在生产的全过程建立标准体系，实行标准化管理，建立健全企业质量管理体系，实施从原材料采购、产品出厂检验到售后服务全过程的质量管理，建立岗位质量责任制，加强质量考核，严格实施质量否决权。

（10）用于食品包装的材料必须清洁，对食品无污染。食品的包装和标签必须符合相应的规定和要求。裸装食品在其出厂的大包装上能够标注使用标签的，应当予以标注。

（11）储存、运输和装卸食品的容器、包装、工具和设备必须安全，保持清洁，对食品无污染。

（12）符合各类食品《审查细则》的具体要求。食品经营者申请《食品生产许可证》时所提交的材料，应当真实、合法、有效，符合相关法律、法规的规定。申请人应当在《食品生产许可证申请书》等材料上签字盖章，并对其内容的合法性、真实性和有效性负责。

二、食品生产许可证的申办程序及各阶段的主要工作

（一）申请材料的要求

申请人向所在地区（县）质量技术监督部门申请核发食品生产许可证，按照下列目录提交申请材料：①食品生产许可证申请书（一式三份）；②营业执照（复印件，一式三份）；③企业代码证（不需办理代码证书的企业除外，复印件，一式三份）；④企业负责人（法定代表人）身份证（复印件，一式三份）；⑤企业生产场所布局图（一份）；⑥企业生产工艺流程图（一份）；⑦企业质量管理文件（一份）；⑧企业标准文本（执行企业标准的企业提供，一份）；⑨HACCP 体系认证证书、出口食品卫生注册（登记）证（已获得的企业提供，复印件，一式三份）。

（二）申办程序

1. 申报初审

企业将提交的申请材料送至市局初审。

2. 受理申请

如所提交材料齐全，且符合法定要求，立即受理并签发《行政许可申请受理决定书》。如所交材料存在可以当场更正的错误，申请人可当场更正，更正后，立即受理，并签发《行政许可申请受理决定书》；如所交材料不齐全或不符合法定要求，将在 5 个工作日内一次性告知申请人须补齐的全部内容，并发《行政许可申请材料补正告知书》，企业需在 20 个工作日内完成补正，逾期未补正的，视为撤回申请；如申请事项依法不需要取得食品生产许可的，或者不属于本部

门受理的,应当即时告知申请人不受理,发给《行政许可不予受理决定书》,或者告知申请人向有关行政机关申请。

3. 现场核查

《行政许可申请受理决定书》发出后,由市局组成核查组,依照食品生产许可证审查通则和审查细则,在 20 个工作日内完成企业必备条件和出厂检验能力现场核查。对现场核查合格的企业,由核查组按照食品生产许可证审查通则和审查细则的要求在现场抽取和封存样品,并告知企业有资格承担该产品发证检验任务的检验机构的名单和联系方式,由企业自主选择。企业对不合格项的整改应当在核查之日起 10 日内完成。

4. 发证检验

企业应当在封样后 7 个工作日内将样品送达检验机构。检验机构收到样品后,应当按照规定的标准和要求进行检验,在 15 个工作日内完成检验工作(检验项目有特殊要求的除外)。企业对检验的结果有异议的,可以自接到检验结果之日起 15 日内,向组织检验的质量技术监督部门或者其上一级质量技术监督部门提出复检申请。受理申请的质量技术监督部门应当在 5 日内作出是否受理复检的书面答复。除国家标准规定不允许复检等客观情况外,对符合复检条件的,应当及时组织复检。复检应当采用核查组封存的样品,按照原检验方案进行检验、判定。承担复检的检验机构由受理复检申请的质量技术监督部门在有资质的检验机构中确定。

5. 材料上报

自受理之日起 30 个工作日内,市局将企业申请材料、现场核查和产品检验材料报省级质量技术监督部门。

6. 决定

上一级质检部门对市质量技术监督局上报的企业申请材料和审查结果进行审定,在 20 日内作出准予或者不予核发食品生产许可证的书面决定。

7. 证书颁发

自准予许可决定之日起 10 日内,向申请人颁发、送达食品生产许可证证书。

(三)办理许可证的期限要求

(1) 专家审查和产品检验期限。60 日内组织完成专家审查,30 日内(特殊产品除外)组织完成发证前的产品检验。

(2) 决定期限。自受理申请之日起 20 日内(专家审查和产品检验期限不计算在内)。

(3) 颁发证书期限。在上一级质检部门作出准予许可决定之日起 10 日内,将食品生产许可证证书颁发、送达申请人。

(四)食品生产许可证申请书文本基本内容

《食品生产许可证申请书》(以下简称《申请书》)适用于企业发证、换证、迁址和增项等食品生产许可证申请。具有集团公司性质与其所属单位一起取证的,集团公司与所属单位分别填写《申请书》。增项包括增加产品单元、增加规格型号、产品升级、增加集团公司所属单位等。

1. 封面内容

(1) 产品类别:填写列入食品生产许可证产品目录的产品名称;

(2) 产品名称:填写实施细则的食品生产许可证产品名称;

(3) 企业名称:填写企业营业执照上的注册名称,并加盖公章;

(4) 联系电话:填写有效的企业联系电话;

　　(5) 联系人：填写企业负责办理食品生产许可证工作的人员姓名；

　　(6) 申请类别：根据企业申请的情况分别在发证、迁址、增项和其他后面的"□"中打"√"，集团公司增加所属单位在"增项"后的"□"中打"√"；

　　(7) 申请日期：填写企业的实际申请时间，用中文数字填写，如二○○五年七月十五日。

　　2. 申请企业的基本情况

　　(1) 企业名称、住所、经济类型等：填写企业营业执照上的注册名称、住所、经济类型等；

　　(2) 生产地址：填写申请企业的实际生产场地的详细地址，要注明省(自治区、直辖市)、市(地)、区(县)、路(街道、社区、乡、镇)、号(村)等；

　　(3) 年总产值、年销售额、年缴税金额、年利润：填写企业上一年度实际完成的情况，新投产或实际生产期未满一年的企业，这四项指标可不填写。

　　3. 申报产品的基本情况

　　(1) 涉及国家产业政策的情况：对照国家产业政策的要求，按企业实际情况填写；

　　(2) 产品单元、产品品种、规格型号：按照产品《实施细则》填写；

　　(3) 一次申报产品数量多的申请企业可附页，附页注明"申报产品基本情况附页"。

　　4. 企业所属单位明细

　　申请表适用于企业、公司取证的情况。集团公司及其所属单位一起申请食品生产许可证的，由集团公司填写与其一起申请的所属单位的情况。与集团公司的关系：填写子公司、分公司、生产基地及其他情况。一页不够，可以增加页数，附页中注明"集团公司所属单位明细附页"。

三、食品生产许可证的年审、换证与变更

　　发证由省质量技术监督局根据国家质检总局的批准，应当在 15 个工作日内对符合发证条件的生产企业发放《食品生产许可证》及其副本。

　　《食品生产许可证》的有效期一般不超过 5 年。不同食品的生产许可证的有效期限在相应的规范文件中规定。在《食品生产许可证》有效期满前 6 个月内，企业应向原受理《食品生产许可证》申请的质量技术监督部门提出换证申请。质量技术监督部门应当按规定的申请程序进行审查换证。

　　对《食品生产许可证》实行年审制度。取得《食品生产许可证》的企业，应当在证书有效期内，每满 1 年前的 1 个月内向所在地的市(地)级以上质量技术监督部门提出年审申请。年审工作由受理年审申请的质量技术监督部门组织实施。年审合格的，质量技术监督部门应在企业生产许可证的副本上签署年审意见。

　　食品生产加工企业在食品原材料、生产工艺、生产设备等生产条件发生重大变化，或者开发生产新种类食品的，应当在变化发生后的 3 个月内，向原受理食品生产许可证申请的质量技术监督部门提出《食品生产许可证》变更申请。受理变更申请时，质量技术监督部门应当审查企业是否仍然符合食品生产企业必备条件的要求。

　　企业名称发生变化时，应当在变更名称后 3 个月内向原受理《食品生产许可证》申请的质量技术监督部门提出《食品生产许可证》的更名申请。

　　食品生产加工企业在申办《食品生产许可证》时，应注意以下方面：

　　(1) 申请材料的齐全性、准确性和有效性。申请材料的齐全性，指企业是否按规定提供了全部材料，如有关附件；企业提供的材料是否能够表明企业具备产品生产许可实施细则规定的

基本条件。申请材料的准确性,指企业申请材料的填写内容是否准确,如产品类别及申请取证单元是否按细则要求,企业名称和地址是否与营业执照一致,生产工艺流程图中标注的关键设备和参数与"企业主要生产设备、设施一览表"中所列的设备情况是否一致等。申请材料的有效性,指企业申报材料提供的相关材料是否合法有效,如企业提供的《食品卫生许可证》(2009年6月1日废止)、《营业执照》、组织机构代码证是否在有效期内,是否通过年审年检,企业标准是否经过备案等。

(2) 对照《食品生产加工企业必备条件现场审查表》进行自查。

第三节　QS文件的编写

一、QS认证申请中质量体系文件的编写

（一）QS文件的作用

(1) QS文件确定了职责的分配和活动的程序。

(2) QS文件是企业内部的"法规"。

(3) QS文件是企业开展内部培训的依据。

(4) QS文件是QS审查的依据。

(5) QS文件使质量改进有章可循。

（二）QS文件的层次

第一层:QS质量手册。

第二层:程序文件。

第三层:三级文件。

三级文件通常又可分为:管理性第三层文件(如车间管理办法、仓库管理办法、文件和资料编写导则、产品标识细则等)和技术性第三层文件(如产品标准、原材料标准、技术图纸、工序作业指导书、工艺卡、设备操作规程、抽样标准、检验规程等),表格一般归为第三层文件。

（三）编写QS文件的基本要求

符合性——应符合并覆盖所选标准或所选标准条款的要求。

可操作性——应符合本企业的实际情况。具体的控制要求应以满足企业需要为度,而不是越多越严就越好。

协调性——文件和文件之间应相互协调,避免产生不一致的地方。针对编写具体某一文件来说,应紧扣该文件的目的和范围,尽量不要叙述不在该文件范围内的活动,以免产生不一致。

（四）编写QS文件的文字要求

(1) 职责分明,语气肯定(避免用"大致上""基本上""可能""也许"之类词语)。

(2) 结构清晰,文字简明。

(3) 格式统一,文风一致。

（五）文件的通用内容

(1) 编号、名称;

(2) 编制、审核、批准;

(3) 生效日期;

（4）受控状态、受控号；

（5）版本号；

（6）页码、页数；

（7）修订号。

（六）QS 质量手册的编制

（1）质量手册的结构包括：封面、前言、目录、质量手册管理细则和附录。

（2）质量手册内容概述

①封面：质量手册封面。

②企业简介：简要描述企业名称、企业规模、企业历史沿革；隶属关系；所有制性质；主要产品情况（产品名称、系列型号）；采用的标准；主要销售地区；企业地址、通信方式等内容。

③手册介绍：介绍本质量手册所依据的标准及所引用的标准；手册的适用范围；必要时可说明有关术语、符号、缩略语。

④颁布令：以简练的文字说明本公司质量手册已按选定的标准编制完毕，并予以批准发布和实施。颁布令必须以公司最高管理者的身份叙述，并予亲笔签姓名、日期。

⑤质量方针和目标。

⑥组织机构：行政组织机构图、质量保证组织机构图指以图示方式描绘出本组织内人员之间的相互关系。质量职能分配表指以表格方式明确体现各质量体系要素的主要负责部门和若干相关部门。

⑦质量体系要求：根据质量体系标准的要求，结合本公司的实际情况，简要阐述对每个质量体系要素实施控制的内容、要求和措施。力求语言简明扼要、精练准确，必要时可引用相应的程序文件。质量手册管理细则：简要阐明质量手册的编制、审核、批准情况；质量手册修改、换版规则；质量手册管理、控制规则等。

⑧附录：质量手册涉及的附录均放于此（必要时，可附体系文件目录、质量手册修改控制页等），其编号方式为附录 A、附录 B，以此顺延。

二、程序文件的编制

程序文件描述的内容往往包括 5W1H：开展活动的目的（Why）、范围；做什么（What）；何时（When）；何地（Where）；谁（Who）来做；应采用什么材料、设备和文件，如何对活动进行控制和记录（How）等。程序文件内容包括如下部分。

（1）封面：程序文件封面格式可根据企业自己的特点设计。

（2）正文：程序文件正文参考格式见第四章第四节应急准备和相应控制程序。

（3）目的：说明为什么开展该项活动。

（4）范围：说明活动涉及的（产品、项目、过程、活动等）范围。

（5）职责：说明活动的管理和执行、验证人员的职责。

（6）程序内容：详细阐述活动开展的内容及要求。

（7）质量记录：列出活动用到或产生的记录。

（8）支持性文件：列出支持本程序的第三层文件。附录：本程序文件涉及的附录均放于此，其编号方式为附录 A、附录 B。

第四节　申请资料审核与现场核查

一、审核申请资料

食品生产加工企业按照地域管辖和分级管理的原则,到所在地的市(地)级以上质量技术监督部门提出办理食品生产许可证的申请。企业填写申请书,准备相关材料,然后报所在地的质量技术监督部门。申请食品生产许可证需提供如下书面材料:

(1) 食品生产许可证申请书(加盖企业公章,一式3份)。

(2) 有效期内工商企业营业执照、食品卫生许可证、企业代码证(不需办理代码证的除外)的复印件各3份。企业法定代表人或负责人身份证复印件3份。企业生产场所布局图复印件3份。标有关键设备和参数的企业生产工艺流程图复印件3份。

(3) 企业质量管理文件复印件1份。企业质量管理文件主要包括:①企业内部机构、岗位、人员的具体职责、权限等,并有细化的考核办法。②生产设备、设施管理制度(含计量器具管理)。③生产车间、厂区环境卫生管理制度。④仓库、储运管理制度(包括原辅材料、成品管理)。⑤生产过程管理制度,包括关键工序作业指导书。⑥人员培训管理制度。⑦文件管理制度。⑧原辅材料采购、验证制度。⑨不合格品的管理制度及控制程序。⑩检验管理制度。⑪检验设备管理制度。

(4) 执行企业标准的企业要提供经质量监督部门备案的企业标准文本复印件1份。

(5) 已获得HACCP认证证书、出口食品卫生注册(登记)证的企业,提供证书复印件3份。获得出口食品卫生注册(登记)和HACCP体系认证的企业,要提供证书复印件和不合格项记录等审核材料(一式2份)。

(6) 矿泉水生产企业要提供采矿许可证,采水许可证(复印件,一式2份)和水质检测报告(1份)。

(7) 原料中有列入食品质量安全市场准入制度管理的食品,要提供原料生产企业食品生产许可证复印件(一式2份)。

(8) 列入国家工商领域控制重复投资产品目录的食品,要提供国家发改委的批准文件复印件(一式2份)。

(9) 审查细则要求提供的其他材料。

如果企业生产的产品涵盖两个以上产品类别或两个以上的申请单元,应按产品类别或申证单元分别填写申请书,提交申请材料。

受理省级、市(地)级质量技术监督部门在接到企业申请后,应当在5个工作日内完成对申请材料的审查。企业的申请材料符合要求的,发给《行政许可申请受理决定书》。企业的申请材料不符合要求的,受理部门应当发给行政许可申请材料补正告知书,一次性告知申请人需要补正的全部内容,通知企业在20个工作日内补正;逾期未补正的,视为撤回申请。

如申请事项依法不需要取得食品生产许可的,或者不属于本部门受理的,应当即时告知申请人不受理,发给行政许可不予受理决定书,或者告知申请人向有关行政机关申请。

二、实施现场核查

根据食品质量安全市场准入制度的规定,对企业申证材料书面审查合格的食品企业,审查组应按照食品生产许可证审查规则,在 40 个工作日内完成对企业必备条件的 QS 现场审查,对 QS 现场审查合格的企业,由审查组现场抽样和封样。

企业 QS 现场审查工作,是审查组对材料审查合格后的食品企业开展的下一项工作。审查组应当自食品生产许可证受理通知书发出之日起 40 个工作日内,依据食品生产许可证审查规则按时完成企业必备条件的现场审查。

食品质量安全市场准入审查通则是审查组对食品生产加工企业保证产品质量必备生产条件 QS 现场审查活动的工作依据。在企业 QS 现场审查中,审查员应同时使用《审查通则》和某一个《审查细则》,以完成对某一类食品生产企业的质量安全市场准入审查。

现场审查工作程序企业 QS 现场审查工作过程主要有:召开预备会议,召开首次会议,进行现场审查,审查组内部会议,召开末次会议等五个步骤。

1. 预备会议

到食品企业进行现场审查之前,审查组长需召开一次审查预备会议,也叫"碰头会"。审查预备会议可以在前往企业现场审查之前召开,也可以在现场审查的路上(汽车上、火车上等)召开,也可以到企业后先抽 10 分钟召开个预备会。预备会议的主要内容就是介绍企业情况,进行现场审查分工,明确审查重点,重申审查工作纪律,以及相互进行一些沟通和交流等。

2. 首次会议

召开首次会议,是审查组进入企业进行现场审查的第一项正式活动,也是现场审查活动的正式开始。

首次会议由审查组长主持召开,会议一般不超过 30 分钟。首次会议应当在融洽、坦诚、务实的气氛中召开,不要以审问与被审问、找问题与规避问题的形式召开。

首次会议的参加人员为审查组的全体成员,包括各级质量技术监督部门派来的观察员、受审查企业的领导、有关职能部门的负责人等。

3. 现场审查

首次会议结束后,审查组成员按审查分工和审查进度安排,开始现场审查工作。例如对于第二批新 10 类食品即肉制品、乳制品、饮料、调味品(糖、味精)、方便面、饼干、罐头、冷冻饮品、速冻面米食品、膨化食品和第三批新 13 类食品(即糖果制品、茶叶、葡萄酒及果酒、啤酒、黄酒、酱腌菜、蜜饯、炒货食品、蛋制品、可可制品、焙炒咖啡、水产加工品、淀粉及淀粉制品)等食品生产企业的现场审查,主要依据《关于印发〈食品质量安全市场准入审查通则〉的通知》(国质检监函〔2003〕515 号)和《关于印发〈肉制品等 10 类食品生产许可证审查细则〉的通知》(国质检监函〔2003〕516 号)及《关于印发〈糖果制品等 13 类食品生产许可证审查细则〉的通知》(国质检监函〔2004〕557 号)文件进行。

现场审查的审查进度依照《关于印发〈食品质量安全市场准入审查通则〉的通知》(国质检监函〔2003〕515 号)中的《食品生产加工企业必备条件现场审查表》进行,如果受审查企业基本符合了《食品生产加工企业必备条件现场审查表》规定的要求,便可以通过现场审查,审查组就要在《食品生产加工企业必备条件现场审查表》后面的食品生产加工企业必备条件现场审查报告上,给受审查企业开出审查合格的现场审查结论。反之,则开出企业现场审查不合格的审查结论。

审查组对食品企业进行现场审查,企业应该配备相应的陪同人员。企业陪同人员的职责和作用是向导、联络、见证。审查组审查出企业有不合格项时,有企业陪同人员在场,便于企业对不合格事实的确认。现场审查主要是寻找企业符合要求的证据。

现场审查的方法主要为"问、看、查"。

"问",就是面谈、交谈。审查员与企业人员面谈时,应和蔼、耐心,切忌态度死板生硬,不要增加被谈话人员的心理压力。在提问时,应掌握主导性,但绝不能诱导对方。

"看",就是查看文件、查看记录等。审查员不仅要会查看文件、记录的真实性,是否与企业实际情况相符合,还应会查看文件、记录的合理性和科学性。

"查",就是观察。审查员应对现场的生产设备、出厂检验设备以及现场生产控制等情况进行仔细查看,以便获得真实可靠的现场审查信息。

一般来说,在现场审查中"问、看、查"三大方法的使用比例为:"问"占 50% 左右,"看"占 30% 左右,"查"占 20% 左右。

企业现场审查的方式,主要有要素审查和部门审查两种:

1) 要素审查

要素审查就是按审查规则、审查规范上的条款要求,逐条逐款地进行审查。一个条款往往会涉及两个以上的部门,审查员按要素审查,往往要反复前往各个部门审查。

这种审查方式的优点:简便易行,清晰完整,容易体现企业实际状况与审查规则、审查规范的符合性。其缺点:反复跑路,审查效率比较低。如果企业规模比较大,各部门、车间相距比较远,就更难在较短的时间里完成现场审查任务。如果要采用此审查方法,就要注意合理安排现场审查路线。

2) 部门审查

部门审查就是以部门为中心,根据一个部门所涉及的各个有关条款要求,对部门进行综合审查。

这种审查方式的优点:审查效率高,审查对象明确。其缺点:审查内容不连贯、比较分散。

QS 认证现场核查人员对食品生产加工企业必备条件进行审查评价的工具是《食品生产企业保证产品质量安全必备条件现场审查表》。

《食品生产企业保证产品质量安全必备条件现场审查表》按质量管理职责、生产资源提供、技术文件管理、采购质量控制、过程质量管理、产品质量检验六个部分(共 46 个审查内容)进行审查评价。六个部分中的每一个审查内容都有"合格""一般不合格""严重不合格"三种审查评定结论。其中,"一般不合格"是指企业出现的不合格是偶然的、孤立的、性质轻微的不合格;"严重不合格"是指企业出现了区域性的或系统性的不合格,或是性质严重的不合格。

审查结束后需填写《食品生产企业保证产品质量安全必备条件现场审查报告》,其中审查结论为"合格"或"不合格",同时说明企业是否具备自我出厂检验能力。

审查结论的确定原则:

(1) 企业存在 1 项以上(含 1 项)"严重不合格"项或存在 8 项以上(含 8 项)"一般不合格"项,审查结论确定为"不合格"。

(2) 企业不存在"严重不合格"项,其所存在的"一般不合格"项少于 8 项,审查结论确定为"合格"。

现场审查合格时,审查组按照食品产品相应的《审查细则》规定进行抽样。

4. 内部会议

内部会议指审查组自己召开的内部会议。内部会议通常在现场审查工作完成后召开,如在现场审查过程中遇到一些特殊问题,也可以随时召开。

召开审查组内部会议,主要是审查组成员相互介绍本人现场审查的情况,共同讨论审查出的"不合格"项的性质及确定审查报告的结论。对内部会议中有争议、不能取得一致意见的问题,由审查组长向委派审查组的质量技术监督部门进行汇报。

5. 末次会议

审查组内部会议开过之后,审查组长负责召开末次会议。末次会议是宣布现场审查结论的会议。末次会议的参加人员基本上与首次会议的人员一致,企业可以增加一些人员来参加末次会议。

第五节　企业食品生产许可的证书与标识

一、《食品生产许可证》

1. 《食品生产许可证》

《食品生产许可证》由国家质检总局统一印制,并加印食品生产许可证审批部门印章,证书分为正本和副本。证书应当载明企业名称和住所、生产地址、产品名称、证书编号、发证日期、有效期等相关内容。食品生产许可证副本用于质量技术监督部门记载接受监督检查的基本情况。

2. 年审

取得《食品生产许可证》的企业应当在证书有效期内,每满 1 年前的 1 个月内向所在地县级质量技术监督部门提交持续保证食品质量安全必备条件情况的年度报告。

3. 许可延续

《食品生产许可证》的有效期是 3 年。有效期届满,企业继续生产的,应当在《食品生产许可证》有效期满 6 个月前,向原受理《食品生产许可证》申请的质量技术监督部门提出换证申请。质量技术监督部门应当按规定的程序对企业进行审查并换发证书。

4. 扩项、重新核查和检验、变更与补证

1) 扩项申请

扩项获证企业需要增加申请项目的,应当向原申请受理部门提出扩项申请,提交申请书和相关材料。省级或者市(地)级质量技术监督部门按规定组织核查和检验。

2) 重新核查和检验

在《食品生产许可证》有效期内,产品的有关标准、要求发生改变的,省级或者市(地)级质量技术监督部门应当按国家质检总局的统一要求组织必要的现场核查和产品检验。

企业的生产条件、检验手段、技术或者工艺发生变化的,企业应当在变化后 20 个工作日内提出申请。省级或者市(地)级质量技术监督部门应当按照《食品生产许可证》审查通则和审查细则的规定重新组织现场核查和产品检验。

3)《食品生产许可证》的变更

企业名称发生变化时,应在名称变更后 20 个工作日内向原受理《食品生产许可证》申请的质量技术监督部门提出《食品生产许可证》更名申请。受理的质量技术监督部门应当自受理之日起 10 个工作日内完成变更审查和材料上报,由原发证部门在 10 个工作日内核批。

4)《食品生产许可证》的补证

企业应当妥善保管《食品生产许可证》证书,因毁坏或者不可抗力等原因造成生产许可证证书遗失或者无法辨认的,应当及时在省级以上报纸上刊登声明,同时报省级质量技术监督部门。企业提出补证申请的,质量技术监督部门应当及时受理,由省级质量技术监督部门按规定办理补领证书手续。

取得《食品生产许可证》的企业连续停止生产加工获证产品 1 年以上的,重新生产加工时,应当向原受理《食品生产许可证》申请的质量技术监督部门提出重新现场核查的申请。

二、食品生产许可标识

食品质量安全市场准入标志即食品生产许可证标志,由"质量安全"英文(Quality Safety)缩写"QS"表示,其式样由国家质检总局统一制定。由字头 QS 和"质量安全"中文字样组成。标志主色为蓝色,字母"Q"与"质量安全"四个中文字样为蓝色,字母"S"为白色,如图 3-1 所示。

2005 年 9 月 1 日中华人民共和国国家质量监督检验检疫总局令(第 79 号)颁布《食品生产加工企业质量安全监督管理实施细则(试行)》。原国家质检总局 2003 年 7 月 18 日颁布的《食品生产加工企业质量安全监督管理办法》同时废止。

《食品生产加工企业质量安全监督管理实施细则(试行)》第五章第四十六条"食品质量安全市场准入标志即食品生产许可证标志,属于质量标志,以'质量安全'的英文'Quality Safety'缩写'QS'表示,其式样由国家质检总局统一制定(以下简称 QS 标志)。"第四十七条"实施食品质量安全市场准入制度的食品,出厂前必须在其包装或者标志上加印(贴)'QS'标志。没有'QS'标志的,不得出厂销售。"

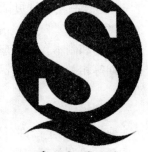

图 3-1　QS 标志

自 2001 年开始,食品质量安全市场准入制度首先在米、面、油、酱油、醋五类食品中推行。2003 年 5 月 1 日起,五类食品中凡未取得《食品生产许可证》并且未加印(贴)"QS"标志的,不得出厂销售。2003 年下半年,又扩大到肉制品、乳制品、饮料、调味品(糖、味精)、方便面、饼干、罐头、冷冻饮品、速冻米面食品、膨化食品等 10 类食品。近期,将对包括余下 13 类食品在内的所有食品实行食品质量安全市场准入制度。

消费者在选购已经实施食品质量安全市场准入制度的食品时,应当选购已经加印(贴)"QS"标志的食品。

【单元小结】

食品市场准入标志属于质量标志,其作用主要有 3 个方面:一是表明本产品取得食品生产许可证;二是表明本产品经过出厂检验;三是企业明示本产品符合食品质量安全基本要求。政府通过对食品市场准入标志监督管理,有利于为企业创造良好的公平竞争市场环境,有利于消费者识别,有利于保护消费者的合法权益。

【复习思考题】

1. 什么是食品卫生行政许可? 我国食品卫生行政许可包括哪些内容?
2. 申办食品卫生行政许可应具备哪些条件?
3. 卫生行政部门对卫生许可证申请的审查内容主要包括哪些方面?
4. 查阅资料,结合所学专业的实际情况,拟定一个申办卫生许可证的方案。

5. 卫生许可证有效期为几年？如何办理卫生许可证的延续、补办、变更手续？

6. 食品质量安全市场准入制度的概念和内容是什么？

7. 查阅《食品质量安全市场准入审查通则》和《食品生产许可证审查细则》的最新版本，结合专业知识，拟定一个申办食品质量安全市场准入的计划。

8. 食品质量安全市场准入须必备哪些条件？

9. 如何组织食品质量安全市场准入现场核查？

10. 食品质量安全市场准入制度中，强制检验的内容包括哪几个方面？

11. 简述食品质量安全市场准入标志的内涵和食品生产许可证编号的意义。

12. 如何正确使用食品市场准入标志？

单元四　食品污染及其控制

1. 掌握生物性、化学性和物理性食品污染物的种类。
2. 学习并掌握各种化学污染物污染食品的途径、对健康的影响及其预防措施。
3. 了解农药及兽药的污染及控制方法。

食品在生产、加工、运输、储存和销售及食用过程中混入某些对人体健康有害的物质称之为食品污染。污染食品的物质称为食品污染物。食品中的有害物质除少量来源于天然动植物原料本身外,主要来源于外界环境污染,食品原料及各种添加剂,食品加工过程中产生或加入的有害物质,如酒中甲醇、烧烤制品中杂环胺;各种情况下食品成分发生异常变化,如脂肪酸败。

食品污染物质按生物的种类分,主要有三大类:生物性污染,包括微生物、寄生虫及虫卵等;化学性污染,包括农药、重金属、食品添加剂、其他有害化学物质等;物理性污染,包括固体杂质、放射性污染等。

第一节　生物因素对食品安全性的影响

生物性污染是影响食品安全、卫生的重要因素,是指微生物、昆虫和寄生虫及虫卵等生物对食品造成的污染。

食品的生物污染是造成食品腐败变质及引起人们食物中毒、肠道传染病等疾病的一个重要原因。根据对人体的致病能力可将污染食品的微生物分为细菌污染、霉菌及其毒素污染、病毒污染、寄生虫污染等。

一、细菌对食品安全性的影响

食品的周围环境中,到处都有微生物的活动,食品在生产、加工、储藏、运输、销售及消费过程中,随时都有被微生物污染的可能。其中,细菌对食品的污染是最常见的生物性污染,是食品最主要的卫生问题。引起食品污染的细菌有很多种,主要分为两类:一类为致病菌和条件致病菌,它们在一定的条件下可以食品为媒介引起人类感染性疾病或食物中毒;另一类虽非致病菌,但它们可以在食品中生长繁殖,致使食品的色、香、味、形发生改变,甚至导致食品腐败变质。

(一)食品腐败变质的概念

食品的腐败变质,一般是指食品在一定的环境因素影响下,由微生物为主的多种因素作用所发生的食品失去或降低食用价值的一切变化,包括食品成分和感官性质的各种变化。如鱼肉的腐臭、油脂的酸败、水果蔬菜的腐烂和粮食的霉变等。

食品的腐败变质是食品安全中经常遇到的实际问题,因此必须掌握食品腐败变质的规律,以便采取有效的控制措施。

（二）影响食品腐败变质的因素

食品的腐败变质与食品本身的性质、微生物的种类和数量以及当时所处的环境因素都有着密切的关系，它们综合作用的结果决定着食品是否发生变质以及变质的程度。

1. 微生物

在食品的腐败变质过程中，微生物起着决定性的作用。能引起食品发生变质的微生物主要有细菌、酵母和霉菌。细菌一般生长于潮湿的环境中，并都具有分解蛋白质的能力，从而使食品腐败变质。酵母一般喜欢生活在含糖量较高或含一定盐分的食品上，但不能利用淀粉。大多数酵母具有利用有机酸的能力，但是分解利用蛋白质、脂肪的能力很弱，只有少数较强。因此，酵母可使糖浆、蜂蜜和蜜饯等食品腐败变质。霉菌生长所需的水分活性比细菌低，所以水分活性较低的食品中霉菌比细菌更易引起食品的腐酸变质。

2. 环境因素

微生物在适宜的环境（如温度、湿度、阳光和水分等）条件下，会迅速生长繁殖，使食品发生腐败变质。温度 $25\sim40\,^{\circ}\!\mathrm{C}$、相对湿度超过 70%，是大多数嗜温微生物生长繁殖最适宜的条件。紫外线、氧的作用可促进油脂氧化和酸败。空气中的氧气可促进好氧性腐败菌的生长繁殖，从而加速食品的腐败变质。

3. 食品自身因素

动植物食品都含有蛋白质、脂肪、碳水化合物、维生素和矿物质等营养成分，还含有一定的水分，具有一定的酸性并含有分解各种成分的菌等，这些都是微生物在食品中生长繁殖并引起食品成分分解的先决条件。

（三）食品腐败变质的常见类型

1. 变黏

腐败变质食品变黏主要是由于细菌生长代谢形成的多糖所致，常发生在以碳水化合物为主的食品中。

2. 变酸

食品变酸常发生在碳水化合物为主的食品和乳制品中，食品变酸主要是由于腐败微生物生长代谢产酸所致。

3. 变臭

变臭主要是由于细菌分解蛋白质为主的食品产生有机胺、氨气、三甲胺、甲硫醇和食品粪臭类臭素等所致。

4. 变色和发霉

食品发霉主要发生在碳水化合物为主的食品中，细菌可使蛋白质为主的食品和碳水化合物为主的食品产生色变。

5. 变浊

变浊发生在液体食品。食品变浊是一种复杂的变质现象，发生于各类食品中。

6. 变软

变软主要发生于水果蔬菜及其制品。变软的原因是水果蔬菜内的果胶质等物质被微生物分解。

（四）食品腐败变质的危害

腐败变质食品对人体健康的影响主要表现在以下几个方面：

1. 食品变质产生的厌恶感

由于微生物在生长繁殖过程中促进食品中各种成分（分解）变化，改变了食品原有的感官性状，使人对其产生厌恶感。

2. 食品的营养价值的降低

由于食品中蛋白质、脂肪、碳水化合物腐败变质后结构发生变化，因而丧失了原有的营养价值。

3. 食品变质引起的人体中毒或潜在危害

在食品从生产加工到销售的整个过程中，食品被污染的方式和程度很复杂。食品腐败变质产生的有毒物质多种多样，对人体健康可造成危害，如慢性食物中毒，甚至可以表现为致癌、致畸、致突变等。

（五）防止食品腐败变质的措施

1. 低温保藏

低温条件可以有效地抑制微生物的生长繁殖和作用，降低酶的活性和食品内化学反应的速率，有利于保证食品质量。使用-32℃或更低温度的快速冷冻方法在食品保藏上被认为是最为理想的，在这种情况下，由于形成较小的冰晶体，不会破坏食品的细胞结构。

2. 加热杀菌

加热的目的在于杀灭微生物，破坏食品中的酶类，可以有效地防止食品的腐败变质，延长保质期。大部分微生物营养细胞在 60℃停留 30 分钟便死亡。

3. 物理保藏

（1）通过用物理方法去除食品中水分含量，使其降至一定限度以下，使微生物不能生长酶的活性受到限制，从而防止食品的腐败变质。

（2）微生物在高渗透压环境下细胞发生质壁分离，代谢停止。用增加渗透压的方法（盐腌或糖蜜）能防止食品腐败。高渗透压可以抑制微生物生长，但不可能完全杀死微生物。

4. 化学保藏

（1）在食品中加入某些抑制微生物生长的化学物质可防止食品腐败。如山梨酸和丙酸加入面包中用来抑制霉菌生长；腌肉时加入硝酸盐和亚硝酸盐，除发色作用外，对某些厌氧细菌也有抑制作用。化学防腐剂的使用必须符合食品添加剂的有关标准。

（2）另外，还可用化学方法使食品的 Q（温度因数，下同）值降至 4.5 以下，这时除少数酵母菌、霉菌和乳酸菌属细菌等耐酸菌外，大部分致病菌可被抑制或杀死。这种方法多用来保存蔬菜。

5. 辐照保藏

辐照食品保藏是继冷冻、腌渍、脱水等传统保藏方法之后发展起来的新方法，主要是将放射线用于食品灭菌、杀虫、抑制发芽等，以延长食品的保藏期限。另外也用于促进成熟和改进食品品质等方面。受照射处理的食品称为辐照食品。辐射源多用钴（60Co）、铯（137Cs）等。

放射性同位素放出的 γ 射线直接辐射食品。紫外线可用来减少一些食品的表面污染。肉类加工厂冷藏室常安装能减少表面污染的紫外灯，因此使得储藏物较长时间不腐败。

二、霉菌对食品安全性的影响

自然界中的霉菌分布非常广泛，对各类食品污染的机会很多。如在粮食加工及制作成品的过程中，油料作物的种子、水果、干果、肉类制品、乳制品、发酵食品等均发现过霉菌毒案。

（一）霉菌与霉菌毒素的污染

霉菌及霉菌毒素污染食品后，引起的危害主要有两个方面：一是霉菌引起的食品变质，降低食品的食用价值，甚至不能食用，每年全世界平均至少有 2% 的粮食因为霉变而不能食用；二是霉菌如在食品或饲料中产毒可引起人畜霉菌毒素中毒，其中由霉菌毒素引起的中毒是影响食品安全的重要毒素。

霉菌毒素的中毒是指霉菌毒素引起的对人体健康的各种损害。目前已知的霉菌毒素有 200 多种。与食品卫生关系密切的有黄曲霉毒素、赭曲霉毒素、镰刀菌毒素、杂色曲霉素、烟曲霉震颤素、单端孢霉烯化合物、玉米赤霉烯酮、伏马菌素以及展青霉素、橘青毒素、黄绿青霉素等。其中最为重要的是黄曲霉毒素和镰刀菌毒素。

（二）霉菌性食物中毒的预防与控制

在自然界中食物要完全避免霉菌污染是比较困难的，但要保证食品安全，就必须将食物中霉菌毒素的含量控制在允许的范围内，主要做法从以下两方面入手：一方面，需要减少谷物、饲料在田野、收获前后、储藏运输和加工过程中霉菌的污染和毒素的产生；另一方面，需要在食用前和食用时去除毒素或不吃霉烂变质的谷物和毒素含量超过标准的食物，目前国内外采取的预防和去除霉菌毒素污染的主要措施如下：

（1）利用合理耕作、灌溉和施肥、适时收获来降低霉菌的浸染和毒素的产生。

（2）采取减少粮食及饲料的水分含量，降低储藏温度和改进储藏、加工方式等措施来减少霉菌毒素的污染。

（3）通过抗性育种，培养抗霉菌的作物品种。

（4）加强污染的检测和检验，严格执行食品卫生标准，禁止出售和进口霉菌素超过含量标准的粮食和饲料。

（5）利用碱炼法、活性白陶土和凹凸棒黏土或高岭土吸附法、紫外线照射法、山苍子油熏蒸法和五香酚混合蒸煮法等化学、物理学方法去毒。

以上方法用于去除花生等食品中的黄曲霉毒素，是十分有效的。为了最大限度地抑制霉菌毒素对人类健康和安全的威胁，中国对食品及食品加工制品中黄曲霉毒素的允许残留量制定了相关的标准。我国规定大米、食用油中黄曲霉毒素允许量标准为 $10\ \mu g/kg$，其他粮食、豆类及发酵食品为 $5\ \mu g/kg$，婴儿代乳食品不得检出。

三、病毒对食品安全性的影响

病毒是一类无细胞结构的微生物，个体极小，只有在电子显微镜下才能看到。它主要由蛋白质和核酸组成，自身没有完整的酶系，不能进行独立的代谢活动和自我繁殖；只能在活细胞内专性寄生，靠宿主细胞的代谢系统协同复制核酸，合成蛋白质，然后组合成新的病毒。病毒在人工培养基上或在食品中都不能生长繁殖，因而不会造成食品腐败变质。但食品为病毒的存活提供了好的条件，是病毒生存与传播的载体。一旦食用了被特定病毒污染的食品，病毒即可在人体细胞中繁殖，形成大量的新病毒，并对细胞产生破坏作用，导致食源性病毒疾病。

易被病毒污染的食品主要有肉制品、水产品、蔬菜和水果。目前，已经发现 150 多种病毒。常见的食源性病毒主要有甲肝病毒、诺沃克病毒、疯牛病病毒、口蹄疫病毒等。

四、寄生虫对食品安全性的影响

寄生虫是一类寄生在人或动物（即寄主或宿主）体内的有害的多细胞无脊椎动物和单细胞

的原生动物。寄生虫的运动器官、消化器官易退化或消失,但生殖器官发达,产卵能力加强,而且出现一些新的器官,如吸盘和吸槽,增加了固着在宿主体内的能力;能抵抗宿主消化液的消化作用,能进行无限代谢,从宿主中获取营养并给宿主造成危害。目前已知能通过食品感染人类的寄生虫有几十种,主要是寄生于肠道、组织或细胞内的原虫和蠕虫。属于原生动物门的寄生虫称原虫,它们是单细胞生物,只能用显微镜观察。蠕虫包括扁形动物门(如吸虫、绦虫)、线形动物门(如线虫)和棘头动物门。其中,线虫、吸虫、绦虫是重要的食品生物危害性病原体。因此寄生虫也是食品卫生和品质控制检验的重要项目。

(一)畜肉中的常见寄生虫(畜类常见寄生虫)

1. 猪肉绦虫

猪肉绦虫又称猪带绦虫、链状带绦虫或有钩绦虫,是我国主要的人体寄生虫。成虫寄生在人的小肠内,可引起猪肉绦虫病。幼虫寄生在猪或人的肌肉等部位,可引起囊虫病。

成虫呈扁长带状,乳白色,体长 2～4 m,前端较细,后端渐渐变宽,头节近似球形。头节有 4 个杯状吸盘和一个能伸缩的顶突。

幼虫称囊尾蚴,呈卵圆形、白色半透明的囊状物,约 5～8 mm,故称"囊虫"。囊壁内有一凹入囊内的头节,其结构与成虫头节相似。在畜体内寄生的囊尾蚴有多种,其中最常见的通过肉食对人产生直接危害的是猪囊尾蚴。

猪食入含有虫卵的人粪或被其污染的饲料而受感染。虫卵随血液循环达到寄主身体各处,如肌肉,心、脑等,经 60～70 天发育成囊尾蚴。被囊尾蚴寄生的猪肉俗称"囊猪肉""豆猪肉",囊尾蚴可在猪体内存活数年。

人若吃了未煮熟的含囊尾蚴的猪肉,囊尾蚴可吸附在肠壁,发育为成虫并排出虫卵,成虫寿命可达 25 年。人感染绦虫病时会出现腹部不适、腹痛、食欲亢进、消化不良、腹泻、贫血、消瘦、乏力、头痛、头晕等症状,少数甚至会出现肠穿孔成肠梗阻。人也可以感染猪囊尾蚴,猪囊尾蚴可寄生在人的肌肉中,造成肌肉酸痛、乏力、发胀、僵硬;也可以寄生在脑部,引起癫痫发作、颅内压增高、神志不清、肢麻、偏瘫等严重后果;此外,它还可以寄生在眼部,导致视网膜炎、玻璃体混浊,甚至并发白内障、青光眼或失明。

在我国,猪肉绦虫的感染主要在东北、华北及西南,在河南、福建等省也有流行,感染原因是由于猪的饲养方式和居民生活习惯造成的。有些地方由于人粪便污染环境,因猪散养而增加猪受感染机会。在猪感染率高的地区,人的感染机会也增多。人受感染与居民饮食习惯及食品加工有直接关系。如在云南、贵州等地有吃生肉的习惯,但更多的被感染的是由于在煮大块肉、烧烤、炒肉时温度不均或带肉馅食品由于蒸煮时间不够,肉里的囊尾蚴没有全部被杀死所致。此外,刀、菜板等加工器具沾有囊尾蚴,污染其他食品,也造成感染。控制猪肉绦虫应采取的综合措施如下:

控制和消灭绦虫病、囊虫病,必须治疗病人,加强粪便管理,对粪便作无害化处理。杜绝用粪便喂猪,改进养猪方法,提倡圈养,猪圈与厕所分开。要严格肉类检查,禁止销售含囊尾蚴的猪肉。加强卫生宣传,注意个人卫生和饮食卫生。肉食加工一定要煮熟煮透,生熟分开。加工器具要严格做到卫生清洗。

2. 牛肉绦虫

牛肉绦虫又称牛带绦虫、无钩绦虫。牛肉绦虫与猪肉绦虫形态相似。虫体长 4～8 m,1 000～2 000 节片,头略呈方形,无顶突及小钩,成虫寄生在人的小肠内,寿命可达 20～30 年。牛囊尾蚴头节无小钩,很少寄生于人体。

人食入未煮熟的含牛囊尾蚴的牛肉后,囊尾蚴可翻出头节吸附在肠壁上,经8～10周发育为成虫,引起牛肉绦虫病。患者可出现腹部不适、腹痛、消化不良、消瘦,导致嗜酸粒细胞增多、贫血等症状。

在我国新疆、内蒙古、西藏、云南、宁夏、四川、广西苗族地区、贵州苗族地区、侗族地区及台湾的雅美族和泰雅地区有地方性流行。感染率高的可达70％以上,患者多为青壮年。造成牛肉绦虫病流行的主要原因是病人和带虫者粪便污染环境以及不良的饮食习惯。广西、贵州苗、侗、傣族爱吃的"红肉""腌肉"都是半生或生的牛肉。藏族将牛肉稍风干后生吃或烤食大块未全熟的牛肉而受到感染。非流行区居民多因生、熟菜板、菜刀不分,污染熟食或吃未煮熟的牛肉而感染。控制牛肉绦虫应采取的综合措施如下:

(1) 治疗病人和带虫者,在流行区普查普治以消灭传染源。

(2) 加强卫生宣传,注意饮食卫生,牛肉产品加工要煮熟煮透。

(3) 加强粪便管理,避免牧草、水源污染,防止牛感染。

(4) 加强肉品检疫,严禁出售含囊尾蚴虫的牛肉。

3. 旋毛形线虫

旋毛形线虫,简称旋毛虫。它引起的旋毛虫病对人类危害很大,重度感染可致人死亡。自然界约百余种哺乳动物如猪、犬、猫、羊、马、熊、野猪等均可感染旋毛虫。这是一种危害严重的人兽共患寄生虫。旋毛虫细小、线状,虫体前细后粗,无色透明,雌雄异体,一般肉眼不易看出。成虫寄生在宿主的十二指肠及空肠内,幼虫寄生在宿主横纹肌肉中,蜷曲成蚴旋形。外面有一层包囊呈柠檬状。当人或动物食入含有活的囊包幼虫的肉类后,幼虫由囊包送出,进入十二指肠及空肠,生长发育为成虫,然后交配繁殖。每条雌虫可产1 500～2 000条幼虫。这些幼虫穿过肠壁,随淋巴和血液循环被带到寄主全身各处的横纹肌肉,生长到一定阶段开始蜷曲形成囊包。

人或动物食用了含有旋毛虫囊包的肉品后,会感染旋毛虫病。人感染了旋毛虫病后出现腹痛、腹泻、头痛、头晕发烧等症状。严重者出现呼吸及语言障碍、心肌炎、心衰及其他严重并发症而死亡,国内本病病死率在3％左右。旋毛虫感染广泛存在于世界各地,以欧美发病率为高。在我国西藏、云南、内蒙、辽宁、吉林、黑龙江、天津、北京等地区都有人感染的报告,其中东北是旋毛虫感染流行较重的地区。猪的感染主要是吞食了旋毛虫囊包幼虫的肉屑和鼠类造成的。囊包幼虫的抵抗力较强,能耐低温。熏、烤、腌制及暴晒常不能杀死囊包幼虫。因而,食入未熟的半生的猪、狗肉,猎获野生动物及其制品是人感染的主要方式。此外,吃腌肉、酸肉、腊肉、香肠等如加温不够,亦可引起感染。东北地区发病率较高,常因用猪肉涮火锅、生拌牛肉、凉拌狗肉等饮食习惯而感染旋毛虫。预防和控制旋毛虫感染的措施如下:

(1) 加强肉类检验,在流行地区要对易感染动物的肉制品进行旋毛虫检验。我国有关肉品卫生检验法规中规定,对屠宰猪肉要经过旋毛虫检验,这是预防此危害的重要措施。

(2) 肉制品加工时的加热要达到规定温度和时间。

(3) 严禁食生的或未熟透的猪肉、狗肉及猎物。涮食肉类时,要使肉类彻底烫熟后食用。

(4) 实行圈养法养猪,保持猪舍卫生,使用熟饲料喂养。

(5) 加强捕杀鼠类野犬等虫宿主以减少传染源。

4. 肝片吸虫

肝片吸虫是家禽如牛、羊、猪、兔等常见的寄生虫类。人也可能感染肝片吸虫病。肝片吸虫呈叶状,深红褐色,虫体较大,长20～50 mm,宽8～13 mm。前端有一明显的头锥,头锥前有一口吸盘,头锥基部有一个腹吸盘。两吸盘之间有生殖孔,虫体后端有排泄孔。

成虫易寄生在羊、牛、猪、兔、人等的肝脏、胆管中,引起肝片吸虫病,它的中间宿主为锥突螺类,主要的有截口土蜗、小土蜗、耳萝卜螺等。虫卵随宿主胆汁入肠道,并随粪便排出,在适宜温度的水中,卵内发育为毛蚴,毛蚴进入中间宿主,发育成尾蚴,尾蚴再在水草等水生植物上形成囊蚴,囊蚴被终寄主食入后,穿过肠壁进入肝脏引起肝组织损伤和坏死,再进入肠道寄生。成虫进入肠道寄生能使胆管堵塞、胆管扩张,引起胆汁停滞、胆管扩张、管壁增厚,可导致肝肿大、肝硬变、黄疸。急性期可有高热、呕吐、腹痛、腹泻、腹胀等。晚期有贫血、胆管阻塞引起黄疸。

肝片吸虫的预防和控制,主要是加强检验。对检出受该病侵袭的家禽内脏器官可根据感染程度进行适当处理,割除全部被感染的部分并销毁,可有效预防该寄生虫引起的食品危害。

(二)水产品中常见的寄生虫

1. 阔节裂头绦虫

阔节裂头绦虫又称宽鱼绦虫。成虫体长可达 10 m,具有 3 000～4 000 个节片,每一节片的宽度要大于长度。阔节裂头绦虫的终端寄主是人和其他的食鱼哺乳动物,中间寄主是各种淡水鱼类,裂头蚴是在这些中间寄主中发育的。

人食用了含有裂头蚴的鱼肉后,裂头蚴利用头部的吸钩,吸附到回肠黏膜上生长发育,成虫的虫卵可随人的粪便排放到水中,虫卵孵化后可侵入到小型甲壳类动物(例如剑水蚤),然后可转化为中间蚴。后者被鱼吞食后,中间蚴迁移到肌肉中发育成裂头蚴。人在食用这些带虫的鱼之后易感染裂头绦虫病。患者可能会表现出上腹痛、腹绞痛、呕吐、头昏和体重下降等症状。该虫的预防与控制方法是:

(1)在鱼类高温加工时,使其内部温度达到 60℃维持 1 min(或达到 65℃维持 30 s)可以杀死这种寄生虫。将鱼冷冻至−20℃维持 60 h 以上,也可以杀死这种寄生虫。

(2)避免食用生的或未煮透的鱼。

2. 华支睾吸虫

华支睾吸虫又称肝吸虫。成虫狭长,背腹扁平,似葵花子状,大小一般为(10～25)mm×(3～5)mm,雌雄同体,颜色呈乳白色。这种吸虫具有三个寄主,其中包括两个中间寄主。幼虫在中间寄主中发育,成虫寄生在人、猪、猫、犬的胆管中。

虫卵随寄主粪便排出,在水中孵化成毛蚴,它们可以侵入第一寄主(一般是沼螺、豆螺),经过胞蚴、雷蚴和尾蚴阶段,然后尾蚴从螺体逸出寻找第二寄主(一般是鱼虾等水生动物),附着在鱼虾上并侵入肌肉、鳞下或鱼鳃部发育为囊蚴。如果人或动物(终寄主)食用含有囊蚴的鱼、虾肉,囊蚴则进入消化道,幼虫被释放,通过血液侵入肝脏中的胆管发育为成虫,引发华支睾吸虫病。临床上轻者无明显症状,一般表现为食欲不振、消化不良、腹胀、腹痛、腹泻、乏力、肝区不适和肝脏肿大。严重者可出现重度营养不良、血浆蛋白降低、贫血甚至肝硬化而死亡。肝部吸虫病在中国、韩国、日本和东南亚地区是比较普遍的。据估计在亚洲感染这种寄生虫的人在 2 千万以上。已知约有 80 多种鱼体内含有华支睾吸虫。预防华支睾吸虫病的主要措施有:

(1)避免吃生鱼或未煮熟的鱼以及生鱼粥。

(2)不给家禽饲喂生鱼和鱼的内脏的废弃物。

(3)淡水鱼养殖禁用人粪作饲料。

(4)患病鱼要切块、烧熟、煮透。

(5)猪等动物的肝脏、胆管等有病变应割除后出售,肝脏病变严重者应废弃。

（三）农产品中常见的寄生虫

1. 布氏姜片吸虫

布氏姜片吸虫简称姜片吸虫，是寄生在人体和猪小肠内的大型吸虫。早在 1 600 多年前东晋时代就有了姜片吸虫寄生于人体的文字记载，中医称之为"肉虫"。

虫体呈椭圆形，姜片状，背腹扁平，肥厚而不透明。活的虫体是肉红色，虫体大小为$(20\sim70)$mm$\times(8\sim20)$mm$\times(0.5\sim3)$mm。姜片虫的终寄主是人，保虫寄主是猪，扁卷螺类是中间寄主。水生植物作为其传播媒介。虫卵随终寄主的粪便排出，适温的水中孵化为毛蚴，毛蚴侵入中间寄主扁卷螺，经胞蚴、雷蚴的阶段后发育成大量尾蚴。尾蚴从螺体中逸出，吸附在水生植物（如红菱、茭白、荸荠、藕、水浮莲、浮萍等）表面形成囊蚴。人和猪食入带囊蚴的水生植物后，囊蚴在寄主肠壁上生长发育为成虫，导致姜片吸虫病。人感染被成虫吸附部位及其周围可出现炎症、水肿、点状出血，甚至形成溃疡和脓肿。

一般感染者可出现消化道炎症、水肿、点状出血或形成溃疡、腹痛、腹胀和消化不良。重度感染者出现消瘦、贫血，甚至出现腹水，儿童患者常出现不同程度的智力减退、生长发育迟缓。此病主要出现在东南亚地区，国内除东北、西北等地区外的 18 个省区均有报道。该病的预防措施有：

（1）加强人、畜粪便管理，防止污染水源。

（2）不生食未经刷洗或沸水烫过的水生植物，不饮生水。

（3）不用被囊蚴污染的青储饲料喂猪。

2. 蓝氏贾第鞭毛虫

蓝氏贾第鞭毛虫简称贾第虫。该虫寄生于人体小肠上部和胆囊，能引起腹泻和吸收不良等症状，导致贾第虫病，是我国常见的肠道寄生虫之一。其滋养体为半梨形，前端钝圆，后端尖细；背面隆起，腹面扁平，有腹部吸盘；大小为$(9\sim21)\mu$m$\times(5\sim15)\mu$m；有四对鞭毛，靠鞭毛的摆动，可灵活运动。它主要寄生在人的十二指肠黏膜或胆囊内。其包囊随粪便排出，滋养体也可随腹泻患者的粪便排出。它还可污染新鲜蔬菜水果。人食入被贾第鞭毛虫污染的食品和水会造成感染。人体感染后，多数不表现任何症状，有些人会有轻微的症状；但也有些患者出现严重的症状，如腹痛、腹胀、厌食、腹泻。若长期腹泻会引起营养不良和维生素缺乏、贫血；儿童感染会导致体重下降，生长发育迟缓。

贾第虫存在于世界各地，苏联地区和美国较严重，发展中国家感染人数约 2.5 亿。我国各地感染率在 0.48%～10%之间。儿童高于成人，夏秋季节发病率高于冬春季。其传染源为含虫包囊和滋养体的粪便或患者污染的食物或水泥，因此防治措施主要是加强粪便管理，防止新鲜蔬菜和水果被污染，保护好水源，不食生的或半生的蔬菜。

第二节 化学因素对食品安全性的影响

随着化学合成食品添加剂、化学药品、化学试剂及其他一些化学物质的广泛使用。食品的化学性污染问题也越来越受到人们的普遍重视。由于一些化学物质在食品加工、储藏、运输等过程中可能进入人体而造成损害，因此，掌握化学物质性质、污染食品途径，进行有效的预防和控制，是提高食品安全与卫生和保证人体健康的重要手段。

一、农药残留对食品安全性的影响

农药残留是指农药使用后在农作物、土壤、水体、食品中残存的农药母体、衍生物、代谢物、溶解物等的总称。农药残留的数量称为残留量。农药残留状况除了与农药的品种及化学性质有关外，还与施药的浓度、剂量、次数、时间以及气象条件等因素有关。

目前，世界各国的化学农药品种约 1 400 多种，进入工业化生产和实际运用的约 500 多种。按其用途主要分为杀虫剂、杀菌剂、除草剂、植物生理调节剂、粮仓熏蒸剂和杀鼠剂等。按其化学成分则分为有机磷类、有机氯类、氨基甲酸酯类以及除虫菊酯类和汞制剂等。

为了减少农药对食品的污染、保护人体健康，必须对其污染食品的途径和预防措施有所了解。

（一）农药污染食品的途径

农药对食品的污染途径有直接喷洒污染、从污染的环境中吸收、在生物体内富集与食物链污染和其他污染途径等。

1. 直接喷洒污染食用作物

2. 农作物从污染的环境中吸收农药

由于施用农药和工业"三废"的污染，通过水系污染水产品，由土壤沉积污染农作物，大气漂浮对农作物污染。农作物便可长期从污染的环境中吸收农药。

3. 通过农药在生物体内的富集与食物链污染食品

生物富集与食物链是造成某些食品中有较多农药残留的重要原因。农药等化学物质沿着食物链在生物间转移，而在转移过程中，则发生不同程度的生物富集，因此造成农药在食品中富集。某些比较稳定的农药、与特殊组织器官有高度亲和力或可长期储存于脂肪组织的农药（如有机氯、有机汞、有机锡等）可通过食物链的作用逐级浓缩，称之为生物富集作用。

4. 其他污染途径

由于盛装农药的容器和包装材料不够严密，运输的车、船等交通工具不清洁而污染或者由于某种事故而造成污染。

农药也可经呼吸道及皮肤侵入机体，但主要是通过对食品的污染而进入人体。据统计，通过污染食品进入人体的农药约占进入人体农药总量的 80%～90%。不论农药通过哪种途径对食品进行污染，但最终皆进入人体。

（二）常用农药对食品的污染和毒性

由于农药的性质、使用方法及使用时间的影响，农药在各种作物上的残留和分布也将会有差别。下面对几种常用农药进行讨论。

1. 有机氯农药类

有机氯农药是一类高效广谱杀虫剂，广泛用于杀灭农业害虫和工业害虫。我国过去曾大量使用的农药中，有机氯农药占首位，在农业上起到很大的作用。我国常用的有机氯农药主要是六六六、DDT。工业品六六六有甲、乙、丙、丁四种异构体，其中以丙体六六六有较强的杀虫作用，丙体六六六含量达 99% 以上的称为林丹。此外，还有毒杀芬、艾氏剂、狄氏剂等，亦属有机氯农药。

有机氯农药易溶于脂肪和多种有机溶剂（如乙醇、汽油等），挥发性小，不易分解，在高温及酸性环境中都较稳定。这些特点决定了它的残留期长，容易在作物、土壤及生物体内蓄积，特别是在含脂肪的组织和含脂质的谷物外壳蓄积最多。有机氯在土壤中降解时间长，一般降解一半所需时间:六六六为2年,DDT为3~10年,氯丹为2~4年,艾氏剂和狄氏剂为1~7年。因此,造成对环境、农作物及生物体的长期污染。食品中普遍有有机氯农药残留,特别是动物性食品中最多。我国各地近年来对近万份食品进行六六六残留测定,有的超过国家标准1~24倍。一般来说,动物性食品的残留量高于植物性食品,脂肪多的高于脂肪少的食品,猪肉多于牛、羊、兔肉;植物性食品中污染趋势是按照植物油、粮食、蔬菜、水果的次序递减。

在食品加工过程中,有机氯农药经单纯洗涤不能除去,水果去皮后其残留量可显著降低,在高温下经挥发作用能使残留量降低。过去一直认为有机氯杀虫剂是低毒安全的。近20多年来发现它的理化性质稳定,在食品和自然界可以长期残留;进入机体以后,又因其具有脂溶性,可长期在脂肪和器官内蓄积;并对小白鼠有致癌作用。有机氯农药还可通过胎盘进入胎儿体内,同时也能通过母乳排出。有人报告六六六和DDT能引起人和动物染色体畸变,也有人报告它们对人体的主要影响是对肝脏组织和肝功能的损害。此外,还有神经系统的紊乱,骨骼功能紊乱,导致再生障碍性贫血。因此,现行许多国家停止使用有机氯农药。我国于1983年停止生产,1984年停止使用。

2. 有机磷类

有机磷农药在我国农业上用量大、品种多,在农作物增产方面占有重要地位。有机磷农药的毒性随品种不同,差别很大。早期开发的多属高效、高毒品种,如对硫磷(1605)、内吸磷(1059)、甲拌磷(3911)等。近期开发的属高效、低毒和低残留品种。例如,乐果、敌百虫、敌敌畏以及毒性极低的马拉硫磷(4049)等。

有机磷杀虫剂多为油状,少数为结晶固体。大多数品种具有大蒜样特殊臭味,难溶于水,易溶于多种有机溶剂,在碱性条件下易分解失效。

由于有机磷的化学性质不稳定,极易分解,在生物体内迅速分解解毒;在农业作物上残留时间短,因此在慢性中毒方面较为安全,但对哺乳动物的急性中毒较强。在农村常因保管不当、污染容器或误食后引起严重急性中毒甚至死亡。

有机磷农药在食品中残留,与有机氯相比,数量甚微,残留时间也短。从在作物各部位的残留情况进行比较,根类或块根类作物比叶菜类或豆类部分残留时间长。触杀性有机磷在植物性食品中经数天至2~3周即可分解,而内吸磷在植物性食品中需经3~4个月才被分解。谷类食品中的残留消失与温度、含水量有关,含水量高的有机磷残毒消失快,蔬菜、水果一般7~10天大致可消失一半;低温时分解则较慢。有机磷农药与有机氯农药一样,其残留主要在外皮及外壳部分,故经洗涤和去皮都能减少其残留量。如马铃薯削皮可去掉90%的马拉硫磷;菠菜单纯水洗几乎没有减少,而煮沸能消除61%的对硫磷;内吸磷的残留则较难除去。

有机磷农药有神经毒性。对血液和组织中胆碱酯酶的抑制较为明显。有机磷农药中毒有出汗、肌肉颤动、嗜睡、瞳孔缩小、精神错乱、抑郁等一系列症状。近年来认为,有些有机磷农药在急性中毒后8~14天会出现迟发性神经中毒症状,主要表现为下肢共济失调、肌肉无力和食欲减退,严重的可出现下肢麻痹。有些有机磷农药具有胚胎毒性、致畸性、致突变性和致癌性。目前对此类问题尚需进一步做动物试验和人群调查,以阐明长时间、低剂量的有机磷随同食物进入人体后的有关反应。

3. 氨基甲酸酯类

氨基甲酸酯类农药杀虫力强,作用迅速,有较强的选择性,较易分解,且对人的毒性低。其毒性与有机磷类相似,主要抑制血液和组织中的胆碱酯酶,但能很快恢复正常,因此一般比有机磷安全,它们在食品中残留情况也大致与有机磷相似。我国应用较多的氨基甲酸酯类的农药是西维因。其杀虫的范围广,可抑制 150 多种害虫。该类农药的药效持久,对人畜急性毒性低。其半减期在谷物中为 3～4 天,在土壤中为 1～4 周,在禽畜肌肉和脂肪中明显蓄积时间为 7 天。其残留量均极低。对人、畜毒性属中等毒至低毒。但也有报道西维因和多菌灵可被亚硝化,形成亚硝基化合物。为此,对这一类农药的安全评价还有待进一步研究。

4. 拟除虫菊酯类

拟除虫菊酯类是一种模拟天然除虫菊酯化学结构的合成杀虫剂。它的分子由菊酸和醇两部分组成。至今合成的拟除虫菊酯类已近万种,目前广泛使用的有数十种。这类农药对哺乳动物毒性较低,在环境中滞留时间短。它们除作杀虫剂外尚可用以杀螨、防毒。其代表品种有氯菊酯、溴菊酯、氯氰菊酯、甲醚菊酯、氰戊菊酯等。

拟除虫菊酯有中枢神经毒性,能够改变神经细胞膜钠离子通道的功能,使神经传导受阻。动物中毒后出现流涎、共济失调、痉挛等症状,但不抑制胆碱酯酶。这类农药异构体杀虫活性与毒性相差较大,可达数百倍。其中以氰基取代的品种毒性较大,经口毒性属中等,其他一般为低毒性。

由于拟除虫菊酯类农药施药量很少,残留量低,一般不至于构成危害。其缺点是高抗性,即昆虫在短时间内可对其产生抗药性而使其杀虫活性降低甚至完全失效。多种农药复配使用可以延缓其抗性的发生。

5. 熏蒸剂类

熏蒸剂用于防治粮食与蔬菜、水果的仓库虫害。目前,我国使用较多的熏蒸剂有磷化氢(磷化铝制剂)、溴甲烷、氯化苦、二氯乙烷、二硫化碳、环氧乙烷等。对熏蒸剂的要求应该是药效高与挥发性强。一般熏蒸剂易从食品中散失,故残留量较低,但对人一般均有较大毒性。因此,今后要寻求高效、低毒和挥发性强的熏蒸剂或粮仓防虫剂来提高粮食、蔬菜、水果的卫生质量,现已发现效果较好的熏蒸剂有含氟化合物类、含氮化合物类、有机磷类、烃类和氯溴化合物类等。

我国目前规定熏蒸剂在粮食中的允许残留量为:

(1) 磷化合物(以 PH_3 计)不超过 0.05 mg/kg(以原粮计)

(2) 氰化物(以 HCN 计)不超过 5 mg/kg(以原粮计);

(3) 氯化苦不超过 2 mg/kg(以原粮计);

(4) 二硫化碳不超过 10 mg/kg(以原粮计)。

我国尚未规定粮食中溴甲烷的允许量,世界卫生组织和联合国粮农组织建议不超过 10 mg/kg。

(三) 储藏和加工食品对农药残留量的影响

食品作物一般需经过加工、储存后才能到市场上出售,在这一过程中农药残留量会减少甚至大部分消失,甚至可能发生残留农药的重新分布或浓缩。例如百菌清在甘蓝、芹菜、黄瓜、番茄上的残留量到餐桌上时只有最大残留限量(Maximum Residue Limit,MRL)的 2%。

1. 储藏对农药残留量的影响

谷物类食品储藏时间一般较长,在储藏过程农药残留量缓慢下降,但有部分农药可逐步渗透到内部而使谷粒内部残留量增加。蔬菜和水果储存期较短,温度在低冷(0～5℃)或深冷(－10～20℃)时残留量稳定或农药降解缓慢。目前市场上销售的新鲜蔬菜的农药残留量超标问题较为严重,亟待解决。

2. 加工工序对农药残留量的影响

食品加工过程中多种单元操作工序对农药残留量减少的差别很大,但特殊情况下亦可使农药浓缩、重新分布或生成毒性较大的物质。食品加工的单元操作工序有:洗涤、去壳剥皮、粉碎、挤汁液、烹调、浓缩、巴氏消毒、制油、照射、干燥、谷物磨粉、发酵、蒸馏、均质等,不同的工序去除残留农药的程度相差较大。

（四）控制农药对食品污染的措施

控制农药对食品的污染必须采用综合措施,加强从田间、畜栏到餐桌一系列环节的监督和管理。

1. 加强对农药生产、经营的管理

我国国务院 1997 年发布的《农药管理条例》中,规定由国务院农业行政主管部门负责全国的农药登记和农药监督管理工作。申请农药登记需要提供农药样品以及农药的产品化学、毒理学、药效、残留、环境影响、标签等方面的资料。该条例还严格加强了农药生产经营的管理工作。

我国已颁布《农药登记毒理学试验方法》（GB 15670—1995）和《食品安全性毒理学评价程序》（GB 15193—1994）,对农药及食品中农药残留的毒性试验方法和结果评价做了具体的规定和说明。

2. 安全合理使用农药

我国已经颁布了《农药安全使用标准》（GB 4285—1989）和《农药合理使用准则》（GB/T 8321.1~9—2000~2009）,严格规定施用对象的范围、方式与方法、最多使用次数以及距收获期的安全间隔期等量。

3. 制定和严格执行食品中农药残留限量标准

农药施用于作物直至人类食用,一部分农药已逐渐消失,但仍有部分残留在食物中。农药残留的形式、数量和部位与作物的品种及农药的品种有关。为了保障人体健康,应该制定食品各种农药的允许残留量标准,我国已经颁布了 33 种食品中农药残留限量的国家标准。在经常性食品卫生监督工作中应加强对农药残留量的监察和监督工作。

4. 以低毒、低残留农药取代高毒、高残留农药

研究、生产和使用高效、低毒、低残留农药来代替剧毒、高残留农药是防止农药对食品污染、保障人们健康的根本措施。目前一些国家已限制使用六六六、DDT、内吸磷、对硫磷等高残留、剧毒农药,汞、砷等重金属制剂及 2,4,5—涕丙酸等除草剂。将农药中常用的粉剂、水剂改制成颗粒剂、高浓度乳油剂、微粒剂或混合剂,既可提高药效,也可克服抗药性。另外,还可改进喷洒、稀释技术,可减少用药量,提高药效,减少对食品和环境的污染,有益于人体的健康。

5. 采用生物防治综合措施

目前,世界上农业防治方针是逐步克服片面依赖于化学农药的做法,从 20 世纪 70 年代以来,不少国家已过渡到化学农药配合综合防治的措施。此外,还采用生物防治、物理防治和培植抗病虫作物的新品种和新技术,为防治病虫害开辟了广阔的前景,并减少农药对食品的污染。

二、兽药残留对食品安全性的影响

随着人们对动物源食品由需求型向质量型的转变,动物源食品全部可食用的动物组织以及蛋和奶中的兽药残留已逐渐成为全世界关注的一个焦点。近年来,兽药残留引起食物中毒和影响畜禽产品出口的报道越来越多。残留的兽药不仅可以直接对人体产生急、慢性毒性作

用,引起细菌耐药性的增加,还可以通过环境和食物链的作用间接对人体健康造成潜在危害。另外,兽药残留还影响我国养殖业的发展和走向国际市场。因此,必须采取有效措施,减少和控制兽药残留的发生。

（一）兽药残留的定义及其种类

兽药是指用于预防、治疗、诊断畜禽等动物疾病,有目的地调节其生理机能作用、用途、用法、用量的物质(含饲料药物添加剂)(参见《兽药管理条例》)。兽药具体包括:血清、菌(疫)苗、诊断液等生物制品;兽用的中药材、小成药、化学原料药及其制剂;抗菌药物、生化药品、放射性药品。

兽药残留是指动物产品的任何可食部分所含兽药的母体化合物或其代谢物,以及与兽药相关的杂质。目前兽药可分为 6 类:①抗菌药物类;②驱肠虫药类;③生长促进剂类;④抗原虫药类;⑤灭锥虫药类;⑥镇静剂类。

（二）易残留的主要兽药

在动物源食品中较容易引起兽药残留量超标的兽药主要有抗生素类、β-兴奋剂类等药物。

1. 抗生素类

大量、频繁地使用抗生素,动物机体中的耐药致病菌很容易感染人类;而且抗生素药物残留可使人体中细菌产生耐药性,扰乱人体微生态而产生各种毒副作用。目前,在畜产品中容易造成残留量超标的抗生素主要有氯霉素、四环素、土霉素、金霉素等。

2. 磺胺类

磺胺类兽药主要通过输液、口服、创伤外用等用药方式或作为饲料添加剂而残留在动物源食品中。近 15～20 年,动物源食品中磺胺类药物残留量超标现象十分严重,多在猪、禽、牛等动物中发生。

3. 激素和 β-兴奋剂类

在养殖业中常见使用的激素和 β-兴奋剂类兽药主要是性激素类、皮质激素类和盐酸克伦特罗("瘦肉精")等。许多研究已经表明,盐酸克伦特罗和己烯雌酚在动物源食品中的残留超标可极大地危害人类健康。其中,盐酸克伦特罗很容易在动物源食品中造成残留,健康人摄入盐酸克伦特罗超过 20 μg 就有药效,5～10 倍的摄入量则会导致中毒。2006 年,广东省兽药监察所对广州市待宰生猪进行抽检,盐酸克伦特罗残留阳性率高达 59.4%;广州近郊及顺德、增城、博罗和四会等地查出非法大量生产出售含盐酸克伦特罗的饲料添加剂。

4. 其他兽药

呋喃唑酮和硝呋烯腙常被添加于猪或鸡的饲料中用来预防疾病,它们在动物源食品中应为零残留(即不得检出),是我国食用动物禁用的兽药。苯并咪唑类能在机体各组织器官中蓄积,在投药期间,肉、蛋、奶有较高残留。

（三）兽药残留的原因

1. 兽药质量问题

我国畜牧业的快速发展,也带动了兽药业的发展。但小规模兽药企业过多,其产品质量难以达到标准。近几年虽然兽药质量有所提高,但仍不能使人满意。根据近几年全国 27 个省级兽药监察所的抽检结果,兽药合格率一般为 65%～70%。农业部 2002 年发文公布的不合格产品中,大多数为地方标准产品,而原来兽药的地方标准产品在市场中占有一定的份额。因此,新颁布的《兽药管理条例》取消了兽药行业标准和地方标准,只保留国家标准,其目的就是为了确保兽药质量。

2. 非法使用违禁或淘汰药物

农业部在 2003 年 265 号公告中明确规定，不得使用不符合《兽药标准和说明书管理办法》规定的兽药产品，不得使用《食品动物禁用的兽药及其化合物清单》上所列产品及未经农业部批准的兽药，不得使用进口国明令禁用的兽药，肉禽产品中不得检出禁用药物。但在畜牧业生产中，违规使用兽药现象仍然继续存在。最受关注的违禁药物是 β - 兴奋剂（如盐酸克伦特罗），近几年来此类中毒事件时有发生。在饲料中添加性激素和氯丙嗪等镇静药等现象仍然屡禁不止。

3. 不遵守休药期规定

休药期的长短与药物在动物体内的清除率和残留量有关，而且与动物种类、用药剂量和给药途径有关。国家对有些兽药特别是药物饲料添加剂都规定了休药期，但是大部分养殖场（户）使用含药物添加剂的饲料时很少按规定施行休药期。如抗菌促生长的喹乙醇预混剂，休药期是 35 天，而在生产中不少蛋鸡场不遵守休药期规定，致使鸡蛋中药物残留超标。美国、欧盟已禁止使用该药。

4. 超剂量、超范围用药

在预防和治疗动物患病时加大用药剂量和增加用药次数，尤其是饲料中添加药物时，超量添加或超长时间添加，其结果势必造成药物残留超标，甚至引起动物中毒死亡。

5. 屠宰前用药

屠宰前使用兽药用来掩饰有病畜禽临床症状，以逃避宰前检验，这也会造成肉畜产品中的兽药残留。此外，在休药期结束前屠宰动物同样会造成兽药残留量超标。

（四）兽药残留对人体的危害

1. 急、慢性中毒

若一次摄入残留兽药的量过大，会出现急性中毒反应。国内外已有多起有关人食用盐酸克伦特罗超标的猪肺脏而发生急性中毒事件的报道。此外，人体对氯霉素反应比动物更敏感，特别是婴幼儿的药物代谢功能尚不完善，氯霉素的超标引起致命的"灰婴综合征"，严重时还会造成人的再生障碍性贫血。四环素类药物能够与骨骼和牙齿中的钙结合，抑制骨骼和牙齿的发育。红霉素等大环内酯类可致急性肝毒性。氨基糖苷类的庆大霉素和卡那霉素能损害前庭和耳蜗神经，导致眩晕和听力减退。磺胺类药物能够破坏人体的造血功能等。

2. "三致"作用

研究发现许多药物具有致癌、致畸、致突变作用。如丁苯咪唑、丙硫咪唑具有致畸作用；雌激素、克球酚、砷制剂、喹恶啉类、硝基呋喃类等已被证明具有致癌作用；喹诺酮类药物的个别品种已在真核细胞内发现有致突变作用；磺胺二甲嘧啶等磺胺类药物在连续给药中能够诱发啮齿动物甲状腺增生，并具有致肿瘤倾向；链霉素具有潜在的致畸作用。这些药物的残留量超标无疑会对人类产生潜在的危害。

3. 耐药菌株的产生

近些年来，由于抗菌药物的广泛使用，细菌耐药性不断加强，而且很多细菌已由单药耐药发展到多重耐药。饲料中添加抗菌药物，实际上等于持续低剂量用药。动物机体长期与药物接触，造成耐药菌不断增多，耐药性也不断增强。抗菌药物残留于动物性食品中，同样使人也长期与药物接触，导致人体内耐药菌的增加。如今，不管是在动物体内，还是在人体内，细菌的耐药性已经达到了较严重的程度。

4. 变态反应

一些抗菌药物如青霉素、磺胺类药物、四环素及某些氨基糖苷类抗生素能使部分人群发生变态反应(过敏反应)。严重时可出现过敏性休克,甚至危及生命。在这些抗菌药物残留于肉食品中进入人体后,就使部分敏感人群致敏,产生抗体。当这些被致敏的个体再接触这些抗生素或用这些抗生素治疗时,这些抗生素就会与抗体结合生成抗原抗体复合物,发生变态反应。英国一名对青霉素高度敏感的患者,食用约含 10 IU/mL[①]青霉素的商品牛奶后,发生了变态反应。1984 年,美国一名 45 岁的妇女产生变态反应,是由于食用了含青霉素的冷冻正餐。

5. 肠道菌群失调

近年来国外许多研究表明,有抗菌药物残留的动物源食品可对人类胃肠的正常菌群产生不良的影响。如果长期与动物性食品中残留的低剂量抗菌药物接触,就会抑制或杀灭敏感菌。而耐药菌或条件性致病菌大量繁殖,造成人体内菌群的平衡失调,使机体易发感染性疾病,并且由于耐药而难以治疗。

(五) 控制兽药残留的措施

1. 加大宣传力度,提高人民群众的动物产品质量安全意识

各种新闻媒体及多种措施的广泛宣传,使养殖场(户)、兽药生产和经营单位(个人)、饲料与饲料添加剂的生产和经营单位(个人)以及广大消费者了解、掌握科学使用兽药和饲料安全的重要性,提高全民对畜产品安全问题的认识,降低兽药残留危害。

2. 完善法律法规体系

加快立法进度,加大执法力度,建立和完善各项法律法规、饲料安全标准、动物产品有毒有害物质及兽药残留标准,使对兽药残留的监控、对违规用药造成残留超标事件的查处等活动能够依法进行。

畜牧兽医行政部门要严格执行《兽药管理条例》《饲料和饲料添加剂管理条例》及其配套规章、规定,规范企业生产、经营行为,加大执法检查力度,严厉查处在饲料中使用违禁兽药的行为。

3. 提高执法能力和检测水平

健全机构,加快兽药残留管理和监测机构的建立和完善,使之形成从中央到地方完整的兽药残留管理和检测网络。兽药饲料监察机构应加强畜产品的安全控制意识,主动承担检测、监测和科研任务,对养殖场(户)、屠宰场和食品加工厂开展兽药残留的实际检测工作,为兽药残留的控制提供科学依据。

三、食物加工产生的有害物质对食品安全性的影响

(一) 加热过度引起的油脂裂变

食物在进行煎、炸、炒等烹饪时,均需将油熬热以驱除油脂中一些有异味的物质。在日常生活中,加热油脂的温度,一般不超过 200℃。在此温度下,油脂不至于出现过热劣变产物;但在特殊情形下,局部油温可超过 200℃,此时油脂会出现有害的热聚合物。

所谓油脂热聚合,指的是脂肪酸聚合成环状物,这种聚合可以是同一分子三酰甘油(甘油三酯)中的脂肪酸聚合,也可以是一个分子三酰甘油中的脂肪酸与另一个分子三酰甘油中的脂肪酸相互聚合。热聚合需要的温度为 200～300℃。热聚合物十分黏稠,湿度越高,其稠度及

---

① 1 IU/mL≈0.5 ng/mL。

黏度也就越高,说明聚合物越多。

油脂热聚合有几种形式,即环状单聚体、二聚体、三聚体和多聚体。环状单聚体即同一分子三酰甘油的脂肪酸聚合成环状。有些学者将属于环状单聚体的己二烯环状化合物分离出来以后,按 20%的比例掺入基础饲料,喂大鼠,3～4 天内即出现死亡;按 10%的比例掺入,则出现脂肪肝;按 5%的比例掺入,则出现体重下降、生长迟缓。其他环状单聚体对机体的有害作用可归结为:① 肝脏毒性;② 生殖毒性;③ 降低营养素的吸收,降低营养价值;④ 降低体重,影响食欲。关于二聚体和三聚体,其毒性与单聚体有所不同。二聚体是两个不同分子甘油三酸酯的脂肪酸聚合成环状,由于其分子较大,故吸收程度低于环状单聚体,相对而言,其毒性不及单聚体。至于三聚体或多聚体,由于分子更大,故不易吸收,不出现毒性。

防止高温加热引起油脂劣变,可以从以下两个方面着手:

(1) 控制煎炸用油的温度,使之保持在 170～200℃。煎炸用油达 250～280℃时,油脂颜色很快变为深褐色且黏稠。

(2) 煎炸用油加热时间不宜过长,应尽量减少反复使用煎炸油的次数,凡炸过三次的油,最好不再用于炸食物。炸食物时,尽量避免使用剩油,因此一次加油不宜过多,最好少量多次加入新油。炸食物时间较长时,应随时添加新的生油以稀释锅中陈旧的熟油,防止形成聚合物。

(二) 加热过度引起的蛋白质劣变

蛋白质过度加热与一般加热不同。一般加热时,蛋白质分子的内部因获得热量而发生变性,造成空间构象破坏,分子肽链松散。变性的蛋白质黏度增加,溶解度下降,由于起稳定作用的次级键被破坏,蛋白质自身结构不够紧密,因此容易接受蛋白质分解酶的作用,消化率有所提高。加热还可使蛋白质凝固,也能促使蛋白质与糖起反应产生碳氨反应(美拉德反应),出现褐变。面包、糕点、咖啡等在焙烤过程中出现的褐变可产生悦目的焦黄颜色及愉快的香气,但是蔬菜、水果遇热出现的褐变却影响外观并降低营养价值。上述食品中所含的蛋白质在一般加热时的化学变化对机体并无害处。

蛋白质在过度加热时,会出现劣变产物,对机体产生毒害作用。重要的劣变产物有杂环胺。杂环胺是 20 世纪 70 年代末,由日本学者首先从蛋白质、氨基酸的热解产物中分离出的一类具有致突变和致癌性的化学物质。

四、有害金属对食品安全性的影响

自然界中的金属元素有些是生物体必需的(如硒、锌、铜、铁、锰、铬等),但当必需的金属元素超过机体所需的量时,会产生毒害作用。也有不少金属对于生物体具有显著的毒性,如铅、汞、铬、铜、镍、锌、钡、锑、铊、铝、砷(以有毒著名的类金属)等,其中引人关注的是铅、汞、砷,这些元素对人体有明显的毒害作用,被称为有害金属。它们在环境中不被微生物分解,相反可通过动植物的摄取而富集或转变成具有高毒性的有机金属化合物,受到有害金属污染的食物资源可引起食物的金属化学危害。

重金属污染主要来源于工业的"三废"。对人体有害的重金属主要有汞、镉、砷、铅、铬以及有机毒物,这些有害的重金属大多是由矿山开采、工厂加工生产过程,通过废气、残渣等污染土壤、空气和水。土壤、空气中的重金属由作物吸收直接蓄积在作物体内;水体中的重金属则可通过食物链在生物中富集,如鱼吃草或大鱼吃小鱼。用被污染的水灌溉农田,也使土壤中的金属含量增加,环境中的重金属通过各种渠道都可对食品造成严重污染,进入人体后可在人体中蓄积,引起对人体的急性或慢性毒害作用。

(一)重金属对食品的污染及毒害作用

不同的重金属污染,所造成的危害也不同,下面简要介绍几种重金属污染的危害。

1. 汞的污染

(1)污染途径。未经净化处理的工业"三废"排放后造成河川海域等水体和土壤的汞污染。水中的汞多吸附在悬浮的固体微粒上而沉降于水底,使底泥中含汞量比水中高 7～25 倍,且可转化为甲基汞。环境中的汞通过食物链的富集作用导致在食品中大量残留。

(2)对人体的危害。甲基汞进入人体后分布较广,对人体的影响取决于摄入量的多少。长期食用被汞污染的食品,可引起慢性汞中毒等一系列不可逆的神经系统中毒症状,也能在肝、肾等脏器蓄积并透过人脑屏障在脑组织内蓄积;还可通过胎盘侵入胎儿,使胎儿发生中毒;严重的会造成妇女流产、死产或使初生婴儿患先天性水俣病,表现为发育不良、智力减退,甚至发生脑麻痹而死亡。

中国国家标准规定各类食品中汞含量(以汞计)不得超过以下标准:粮食 0.02 mg/kg,薯类、果蔬、牛奶 0.01 mg/kg,鱼和其他水产品 0.3 mg/kg(甲基汞为 0.2 mg/kg),肉、蛋(去壳)、油 0.05 mg/kg,肉罐头 0.1 mg/kg。

2. 镉的污染

(1)污染途径。镉通过工业"三废"进入环境,例如目前丢弃在环境中的废电池已成为重要的污染源。土壤中的溶解态镉能直接被植物吸收,不同作物对镉的吸收能力不同,一般蔬菜含镉量比谷物籽粒高,且叶菜根菜类高于瓜果蔬菜类。水生生物能从水中富集镉,其体内浓度可比水体含量高 4 500 倍左右。据调查非污染区贝介类含镉量为 0.05 μg/kg,而在污染区贝介类镉含量可达 420 μg/kg。动物体内的镉主要经食物、水摄入,且有明显的生物蓄积倾向。

(2)对人体的危害。镉也可以在人体内蓄积,长期摄入含镉量较高的食品,可患严重的"痛痛病"(亦称骨病痛),症状以疼痛为主,初期腰背疼痛,以后逐渐扩至全身,疼痛性质为刺痛,安静时缓解,活动时加剧。镉对体内 Zn、Fe、Mn、Se、Ca 的代谢有影响,这些无机元素的缺乏及不足可增加镉的吸收及加强镉的毒性。

中国国家标准规定各类食品中镉含量(以镉计)不得超过以下标准:大米 0.2 mg/kg,面粉和薯类 0.1 mg/kg,杂粮 0.05 mg/kg,水果 0.03 mg/kg,蔬菜 0.05 mg/kg,肉和鱼 0.1 mg/kg,蛋 0.05 mg/kg。

3. 铅的污染

(1)污染途径。铅在自然环境中分布很广,通过排放的工业"三废"使环境中铅含量进一步增加。植物通过根部吸收土壤中溶解状态的铅,农作物含铅量与生长期和部位有关,一般生长期长的高于生长期短的,根部含量高于茎叶和籽实。

在食品加工过程中,铅可以通过生产用水、容器、设备、包装等途径进入食品。

(2)对人体的危害。食用被铅化物污染的食品,可引起神经系统、造血器官和肾脏等发生明显的病变。患者可查出点彩红细胞和牙龈的铅线。常见的症状有食欲不振,胃肠炎,口腔金属味,失眠,头痛,头晕,肌肉关节酸痛,腹痛,腹泻或便秘贫血等。

中国国家标准规定各类食品中铅最大允许含量(以铅计)为:冷饮食品、罐头、食糖、豆制品等 1.0 mg/kg,发酵酒、汽酒、麦乳精、焙烤食品 0.5 mg/kg,松花蛋 3.0 mg/kg,色拉油 0.1 mg/kg。

4. 砷的污染

（1）污染途径。砷在自然界广泛存在，砷的化合物种类很多。在天然食品中含有微量的砷。化工冶炼、焦化、染料和砷矿开采后的废水、废气、废渣中的含砷物质污染水源、土壤等环境后再间接污染食品。水生生物特别是海洋甲壳纲动物对砷有很强的富集能力，浓缩可高达3 300倍。用含砷废水灌溉农田，砷可在植株各部分残留，其残留量与废水中砷浓度成正比。农业上由于广泛使用含砷农药，导致农作物直接吸收和通过土壤吸收的砷大大增加。

（2）对人体的危害。由于砷污染食品或者受砷废水污染的饮水而引起的急性中毒，主要表现为胃肠炎症状，中枢神经系统麻痹，四肢疼痛，意识丧失甚至死亡。慢性中毒则表现为植物性神经衰弱症、皮肤色素沉着、过度角化、多发性神经炎、肢体血管痉挛、坏疽等症状。中国国家标准规定各类食品中砷最大允许含量（以砷计）标准为：粮食 0.7 mg/kg，果蔬、肉、蛋、淡水鱼、发酵酒、调味品、冷饮食品、豆制品、酱腌菜、焙烤制品、茶叶、糖果、罐头、皮蛋等均为 0.5 mg/kg，植物油 0.1 mg/kg，色拉油 0.2 mg/kg。

5. 铬的污染

（1）污染途径。铬是构成地壳的元素之一，广泛地存在于自然界中。含有铬的废水和废渣是铬污染的主要污染源，尤其是皮革厂、电镀厂的废水、下脚料等含铬量较高。环境中的铬可以通过水、空气、食物的污染而进入生物体。目前食品中铬污染严重主要是由于用含铬污水灌溉农田。据测定，用污水灌溉的农田土壤及农作物的含铬量随污灌年限及污灌水的浓度而逐渐增加。作物中的铬大部分在茎叶中。水体中的铬能被生物吸收并在体内蓄积。

（2）对人体的危害。铬是人和动物所必需的一种微量元素，人体中缺铬会影响糖类和脂类的代谢，引起动脉粥样硬化。但过量摄入会导致人体中毒。铬中毒主要是由六价铬引起的，六价铬比三价铬的毒性大100倍，可以干扰体内多种重要酶的活性，影响物质的氧化还原和水解过程。小剂量的铬可加速淀粉酶的分解，高浓度则会减慢淀粉酶的分解过程。铬能与核蛋白、核酸结合，六价铬可促进维生素C的氧化，破坏维生素C的生理功能。近年来的研究表明，铬先以六价的形式渗入细胞，然后在细胞内还原为三价铬而形成终致癌物，与细胞内大分子相结合，引起遗传密码的改变，进而引起细胞的突变和癌变。

（二）重金属污染的控制措施

（1）健全法律法规，消除污染源，防止环境污染。建立健全工业"三废"的管理制度；废水、废气、废渣必须按规定处理后达标排放；采用新技术，控制"三废"污染物的产生；对于生活垃圾，要进行分类回收，集中进行无害化处理。只有消除污染源，才能有效控制有害重金属的来源，使其对食品安全的影响降低到最低限度。

（2）加强化肥、农药的管理。化肥特别是磷、钾、硼肥以矿物为原料，其中含有某些有害元素，如磷矿石中，除含五氧化二磷外，还含有砷、铬、镉、钯、氟等。垃圾、污泥、污水被当作肥料施入土壤中，也含某些重金属。要合理安全使用化肥和含重金属的农药，减少残留和污染，并制定和完善农药残留限量的标准。

（3）对农业生态环境进行检测和治理，禁止使用重金属污染的水灌溉农田。

（4）制定各类食品中有毒有害金属的最高允许限量标准，并加强经常性的监督检测工作。

（5）妥善保管有毒有害金属及其化合物，防止误食、误用以及人为污染食品。

五、食品容器和包装材料对食品安全性的影响

食品的包装材料和盛放食品的容器以及接触食品的管道、工具等都易成为食品的化学性

污染来源。这些容器或包装材料中的某些成分,有可能混进食品或者溶解到食品中,造成对人体健康的威胁。

（一）影响食品容器污染的因素

（1）食品本身的性质。酸性食品如醋、果汁等易溶解容器中的不稳定物质,另外醇、脂肪亦可将容器中的某些有害物质溶解。

（2）食品接触容器的时间。如果长期接触,就应特别注意包装材料的安全性。

（3）食品接触容器的温度。温度高则易将有害物质溶解析出。

（4）容器、包装材料的理化性质。如是否易于溶解,是否稳定等。

（5）容器本身结构的完整性。不完整的容器易溶解,例如罐头盒内皮如果不光整或不均匀,会造成电位差,加快溶解。脱落的搪瓷容器也有类似问题。

（二）塑料及其卫生问题

1. 常见塑料的食品卫生问题

1）聚乙烯

聚乙烯（polyethylene,PE）是以乙烯为原材料聚合而成的,属于聚烯烃树脂,其相对分子质量一般均在 1 万以上,属高分子化合物。聚乙烯主要用于制作半透明薄膜食品袋和塑料桶,是我国食品工业目前使用最多的一种塑料。

由于加工工艺及制成方法的不同,所生产出的聚乙烯亦有不同。有的质地较软,适合制成薄膜或食具,如高压法低密度聚乙烯;有的质地较硬,耐高温、耐溶剂性能较好,如低压法高密度聚乙烯。

（1）毒性问题:聚乙烯本身无毒,在食品卫生学上属于最安全的塑料,经毒理学鉴定进行亚慢性毒性及慢性毒性试验,未发现明显毒性作用。有人将聚乙烯以最大可能的量掺入饲料中喂大鼠 3 个月,未发现病理变化。致畸、致癌试验呈阴性。

（2）卫生问题:①聚乙烯聚合成塑料时,一般是聚合成不同分子质量的聚乙烯树脂混合物。其中,有一些分子质量较低的聚乙烯易溶于油脂。尤其是用高压法生产的低密度聚乙烯容器、食品袋,如果长期接触含油脂多的食品,易溶解,因此油类食品不宜存放于塑料袋中。②低压法生产的聚乙烯在生产过程中存在使用催化剂的残留问题以及聚乙烯生产中添加剂的残留问题。③回收的聚乙烯塑料再加工成塑料容器时,常加入深色色素制成灰绿色塑料桶,若是用来盛酒则色、味均会改变。因此再生塑料制品不宜用作食具或食品容器。

2）聚丙烯

聚丙烯（polypropylene,PP）是丙烯聚合成的高分子碳氢化合物,无毒。使用的添加剂和聚乙烯类似,其性质与聚乙烯相似,但防潮、耐热和耐溶剂的性能优于聚乙烯,对于被油脂溶解的抵抗力亦较聚乙烯稍强,故将其加工成食品容器比较安全。其主要用途是用来包装面包、糖果、海产品、乳制品、饼干等,可用作各种食品瓶的螺纹盖和啤酒桶等。聚丙烯本身无毒,有人用有机酸、糖水、乙醇浸泡聚丙烯后喂大鼠,未见到毒性反应。聚丙烯的缺点是易老化,加工性与热封性较差,因此生产工艺中要加防老化剂,而有些防老化剂对人体是有害的。

3）聚苯乙烯

聚苯乙烯（polystyrene,PS）由苯乙烯聚合而成,无色透明,可制成薄膜、薄板,还可制成聚苯乙烯纸。其特点是不耐高温、易裂,故不可用其制作耐热食品之食具,可用其制作一次性使用的快餐盘、勺等,亦可制成透明、美观的糖盒和水果盘。另外,苯乙烯加入丙烯氰、丁二烯聚合而成的共聚体耐热、质地硬且耐溶剂浸泡,因此可制成食品工业中用的工具。聚苯乙烯本身毒性较小,掺入饲料中喂养动物未见有毒性反应。

聚苯乙烯的主要卫生问题是:生产过程中加入的丙烯氰是公认的致癌物,因此有无丙烯氰残留值得注意。若塑料成品残留有丙烯氰则不宜用于食品工业。聚苯乙烯本身的毒性显然较小,但未被聚合的苯乙烯单体有毒,其毒性比聚合体大得多,因此其残留量应有限制。美国规定聚苯乙烯中残留的苯乙烯单体应低于 1%,英国、荷兰规定低于 0.5%。

4）聚氯乙烯

聚氯乙烯(polyvinyl chloride,PVC)由氯乙烯聚合而成。此种塑料性质较稳定,耐酸、耐碱,根据加增塑剂的多少可有不同的硬度。硬质的聚乙烯可在食品工业中制作管道、容器。聚氯乙烯易分解和老化。聚氯乙烯经脱氯化氢、热氧化、聚合物分子链断裂,随着聚合物分子链的断裂而发生交联。由于这些分解产物有毒性又加上聚氯乙烯在加工过程中必须添加增塑剂及稳定剂等,因此向食品中迁移的成分较多,尤其是未聚合的氯乙烯单体毒性较强。

聚氯乙烯的卫生问题如下:

(1)加工过程中使用添加剂多,如增塑剂、稳定剂等。这些添加剂的毒性值得注意。

(2)氯乙烯单体及其降解产物。未被聚合的氯乙烯单体可以溶入食品。例如装酒,氯乙烯单体可溶于酒中,装酒时间愈长,温度愈高,则溶出愈多,有的可高达 $10\sim20$ mg/kg。氯乙烯进入肠胃,一部分可原样不变地排出,一部分转化为氯化醇及一氯醋酸。氯乙烯在体内可与DNA结合,产生毒性,主要影响神经系统、骨骼和肝脏。氯乙烯单体可诱发肿瘤,还可引起肢端动脉痉挛症、硬皮病、肢端溶骨症和肝血管肉瘤等。动物试验也证实氯乙烯单体有致癌作用和致畸作用。因此,许多国家都制定了聚氯乙烯的使用范围及其中氯乙烯单体含量的限度。我国和日本都规定聚氯乙烯塑料中氯乙烯单体的含量不得超过 1 mg/kg。

5）聚对苯二甲酸乙二醇酯树脂

聚对苯二甲酸乙二醇酯(polyethylene terephthalate,PET)树脂无毒,可用于制作直接或间接接触食品的容器,一般用于盛装饮料、食品调味料、食用油脂以及作为复合食品包装的复合材料。然而,由于PET在生产过程中使用锑作为催化剂,因此树脂中可能会有锑残留。锑是一种中等毒性的金属,应引起重视。

6）不饱和聚酯树脂及玻璃钢制品

不饱和聚酯树脂是以多元醇、不饱和二元羧酸酐等为主要原材料生产的聚酯,再加入苯乙烯所制得的液体不饱和聚酯树脂。在不饱和聚酯树脂中加入过氧化甲乙酮(作为引发剂)、环烷酸钴(作为催化剂)、玻璃纤维(作为增强材料)即可制成玻璃钢。有些引发剂和催化剂毒性较大,故其残留问题值得关注。

不饱和聚酯树脂及玻璃钢制品主要用于制作盛装肉类、蔬菜、水产、饮料、酒类等食品的储槽,日前大量用于饮用水的水箱。

7）聚碳酸酯树脂

聚碳酸酯(polycarbonate,PC)是一种耐热、耐寒,具有优良机械性能的热塑性工程塑料。由于PC具有无味、无毒、耐油、不易污染的特性,因此,国内外食品包装及食品工业中广泛应用。PC主要用来制成巧克力、糕饼等食品的加工模具、婴儿奶瓶等。美国FDA允许PC接触多种食品。PC树脂在高浓度的乙醇溶液中浸泡后,其重量和抗张强度均有明显下降,故PC容器和包装材料不宜接触高浓度的乙醇溶液。

8）三聚氰胺甲醛塑料

三聚氰胺甲醛塑料又名密胺塑料(melamine),属于热固性塑料。由于聚合时有可能有未充分参与聚合反应的游离甲醛,因此卫生学上的问题仍是游离甲醛含量的问题。

2. 塑料添加剂

添加剂种类繁多,对于保证塑料制品的质量非常重要。但有些添加剂对人体可能有毒有害作用,选用时必须加以注意。

1) 增塑剂

增塑剂可增加塑料制品的可塑性,使其能在较低温度下加工,一般多采用化学性质稳定、在常温下为液态并易与树脂混合的有机化合物。如邻苯二甲酸酯类是应用最为广泛的一种,其毒性较低。其中,二丁酯、二辛酯在许多国家都允许使用。磷酸酯类增塑剂中的磷酸二苯一辛酯耐浸泡和耐低温性能较好,毒性也较低。另外,脂肪族二元酸酯类中的己二酸二辛酯也是一种常用的增塑剂,耐低温性能也较好。

2) 稳定剂

稳定剂具有防止塑料制品在空气中长期受光的作用或长期在较高温度下降解的作用。大多数为金属盐类,如三盐基硫酸铅、二盐基硫酸铅或硬脂酸铅盐、钡盐、锌盐及镉盐,其中铅盐的耐热性能强。但铅盐、钡盐和镉盐对人体的危害比较大,一般不用于食品工具、用具和容器。锌盐稳定剂在许多国家均允许使用,其用量规定为 $1\% \sim 3\%$。有机锡稳定剂的工艺性能较好,毒性较低(除二丁基锡外)。一般二烷基锡碳链越长,毒性越小,二辛基锡可以认为经口无毒。

3) 其他

抗氧化剂常用的有丁基羟基茴香醚和二丁基羟基甲苯。抗静电剂一般为表面活性剂,有阴离子型如烷基苯磺酸盐、α-烯烃磺酸盐,毒性均较低;阳离子型如月桂醇;非离子型有醚类和酯类,醚类毒性大于酯类。润滑剂主要是一些高级脂肪酸、高级醇类或脂肪酸酯类。着色剂主要为染料及颜料。

3. 塑料容器、包装材料的食品卫生标准

由于原材料、加工成型变化以及添加剂种类和用量不同,对不同塑料制品应有不同要求,但总的要求是对人体无害。我国一般做溶出试验。方法是选择几种与食品类似的模拟溶剂对塑料和食品容具等成型品进行浸泡,然后测定浸泡液。常用 $3\% \sim 4\%$ 醋酸模拟食醋,正己烷或庚烷模拟食用醋,65% 乙醇模拟酒。浸泡液还有蒸馏水以及乳酸、蔗糖、碳酸氢钠等水溶液。浸泡液用量按接触面积计算,一般以 $2 \ \text{mL/cm}^2$ 计。由于食品实际储存时间较长故无法模拟。

4. 常见塑料的鉴别方法

(1) 聚氯乙烯。薄膜透明,表面有油感,有弹性;硬片透明,不易折断;难燃,离火不能自燃;火焰上端为黄色,底部为蓝包,燃烧后软化、卷曲,有刺激性氯臭味。

(2) 聚乙烯。乳白包,薄膜无弹性,离火不能自燃;燃烧后呈蜡样熔融滴落,有蜡燃烧之臭味。

(3) 聚丙烯。薄膜透明,有脆性,揉搓有响声,离火能自燃;燃烧时膨胀滴落,有石油臭味。

(4) 聚苯乙烯。透明,有脆性,敲击有金属声,点火易燃烧,离火能自燃;燃烧时产生黑色浓烟并软化,有苯乙烯单体臭味。

(5) 密胺。质地坚固,点火难燃,离火不能自燃;燃烧后膨胀龟裂,燃烧端呈白色,燃烧时有甲醛特有的臭味。

(三) 橡胶制品的卫生问题

橡胶主要通过瓶盖、垫片、垫圈、婴儿奶嘴、高压锅圈等以及食品工业中应用橡胶管道接触食品。这些制品可接触各类食品,包括含油食品、乙醇饮料,因此对其有毒有害溶出物应予以重视。

1. 橡胶及其单体

橡胶为高分子化合物。天然橡胶一般无毒,因为天然橡胶胶体本身不被人体消化酶分解,也不被人体吸收。合成橡胶一般毒性也很小,但由于加工工艺的需要,常加入多种添加剂,有时用量很大,合成橡胶还存在未被聚合的胶体,因此橡胶的卫生问题主要是单体和添加剂。

合成橡胶根据单体不同有很多种类,但多为二烯结构的单体聚合而成,品种包括丁橡胶(HR)、丁二烯橡胶(BR)、苯乙烯丁二烯橡胶(SBR)、氯丁二烯橡胶(CBR)、丁腈橡胶等。其中,丁腈橡胶由丙烯脂及丁二烯合成,其单体丙烯病毒性较强,大鼠经口 LD30 为 78～93 mg/kg,可引起溶血,并有致畸作用。美国规定丁酯橡胶成型品中丙烯腈溶出量不得超过0.05 mg/kg。

2. 橡胶添加剂

添加剂主要有硫化促进剂、防老化剂和填充剂等。

1) 硫化促进剂

硫化促进剂可促进橡胶硫化,加强橡胶的硬度、耐热性和耐浸泡性,使之更稳定。硫化促进剂的种类很多,大体分为无机促进剂和有机促进剂。

(1) 无机促进剂:如氧化钙、氧化锌、氧化镁等,在用量少时较为安全。接触食品的橡胶不可使用氧化铅。

(2) 有机促进剂:占大多数,其中有几种不宜使用于接触食品的橡胶制品。如乌浴托品(硫化促进剂 H),加温时可分解出甲醛;乙撑硫脲(促进剂 NA－22)对动物可致癌;二苯肥(硫化促进剂 D)可损害肝、肾。α-硫基苯并噻唑(硫化促进剂 M)混有较多杂质,以及一些秋兰姆类促进剂。

2) 防老化剂

使用防老化剂的目的是为了提高橡胶的耐曲折性和耐热性。常用的防老化剂品种有酚类和芳族胺类。食品工业用的橡胶主要是酚类防老化剂。使用时应限制游离酚的含量。芳族胺类中某些化合物有明显的毒性,例如防老化剂 D(苯基 β-萘胺)含有可引起膀胱癌的 β-萘胺,应禁止在食品用橡胶中使用。对苯二胺类由于在体内能转化为 β-萘胺亦应禁用。其他如联苯胺、间甲苯二胺、乙烯双磷氯苯胺等对动物均有致癌作用。

3) 填充剂

橡胶填充剂中白色的为氧化锌,黑色的为炭黑。炭黑为石油产品,在燃烧过程中由于原材料脱氢和聚合反应可产生苯并(a)芘。因此,使用炭黑前应用苯类溶剂将苯并(a)芘去除掉。

不少国家规定了炭黑中苯提取物的限量,例如法国、意大利规定低于 0.01%。此外,橡胶工业中使用的架桥剂,其目的是为改善橡胶的机械性能。有些架桥剂的分解产物毒性较强,不宜用于食品工业橡胶。应选择使用分解后形成醇的化合物,这样比较安全。

(四)涂料的卫生问题

一般涂料是由高分子成膜物质和助剂组成的,涂覆后形成一层高分子膜,用来防止罐头内壁与食品接触而被腐蚀。食品容器、工具以及存放白酒、啤酒的大型储存池内壁也涂涂料。由于涂料直接接触食品,而食品又是一种较好的溶剂,尤其是饮料、调味品、酒类等对其包装材料和容器的腐蚀性较大,对食品容器、包装材料耐腐蚀性的要求较高,故涂料必须对人体无害,且应防止涂料中某些有害成分被溶出而进入食品。

根据涂料使用的对象以及成膜条件,涂料可分为非高温成膜涂料和高温成膜涂料两大类。

（五）陶瓷、搪瓷与其他包装材料的卫生问题

1. 陶瓷和搪瓷

陶瓷和搪瓷容器是由黏土、长石、石英等混合烧成胎体后,再涂上陶釉或瓷釉的釉药烧结而成的。釉中的主要成分为各种金属盐类。加热至釉药的熔点后,降温即成为光亮的瓷面。为了加快燃烧过程,常在种釉料中加入铅盐以降低共熔点。质量好的釉料含铅量不高,在煅烧过程中可与矽酸结合成矽酸铅,不至于溶出。劣质釉则由于铅含量高,不能完全与矽酸结合,多余的铅易被弱酸性食物溶解出来,甚至可引起中毒。国外曾报道过用陶器盛酸乳、盛放果汁引起铅中毒的事件。

陶瓷和搪瓷器具在烧制过程中的最后一步为彩筛,即加彩料烧结。这些彩料多为无机颜料,许多为有害重金属,如铅、银、锑、锌等,遇酸性食物易被溶出。劣质搪瓷容器涂釉不牢易脱落,则锑亦易溶出。我国卫生标准规定陶瓷容器在 4‰醋酸浸泡液中铅含量不得超过 7 mg/L,镉含量不得超过 0.05 mg/L。

2. 铝制品

铝制品主要的卫生问题在于回收铝的制品,由于其中含有的杂质种类较多,常见的有锌、镉和砷,必须限制其溶出物的杂质金属量。因此,我国于 1990 年规定,凡回收铝不得用来制作食具,如必须使用时,应仅供制作铲、瓢、勺,同时必须符合铝制食具容器卫生标准 GB 11333。

3. 不锈钢

不锈钢以控制铅、铬、镍、锡为主,以在 4‰醋酸浸泡液中为例其含量分别高于 1.0 mg/L、0.5 mg/L、3.0 mg/L(1.0 为马氏体型不锈钢)、0.02 mg/L 和 0.04 mg/L。

4. 玻璃制品

玻璃制品的原材料为二氧化硅,毒性小,但应注意原材料的纯度。在 4‰醋酸中溶出的金属主要为铅。高档玻璃器皿(如高脚酒杯)制作时,常加入铅化合物,其数量有的可达玻璃质量的 30‰,是较突出的卫生问题。

5. 包装纸

包装纸的卫生问题如下:① 荧光增白剂;② 废品纸的化学性污染和微生物污染;③ 浸蜡包装纸中多环芳烃化合物;④ 彩色或印刷图案油墨的污染;等等。这些都必须加以控制管理。

我国《食品包装用原纸卫生管理办法》(1990 年)规定:

(1) 食品包装用原纸不得采用社会回收废纸作为原材料。禁止添加荧光增白剂等有害助剂。

(2) 食品包装用原纸的印刷油墨、颜料应符合食品卫生要求。油墨、颜料不得印刷在接触食品面。

(3) 食品包装用石蜡应采用食品级石蜡。不得使用工业级石蜡。

6. 复合包装材料的卫生问题

为使包装食品可以经高温杀菌,延长保存期,并有良好的密封性能,以防氧、光、水的透过,保持食品的色、香、味而采用复合包装。

复合包装材料品种很多,主要有三种:

(1) 可供真空或低温消毒杀菌者,如聚乙烯层压赛铬玢,压聚酯、聚酰胺等。

(2) 供高温(105～120℃)杀菌的包装材料,如高密度聚乙烯层压聚酯,压聚酰酯、聚酯-铝箔-高密度聚乙烯等。

（3）可充气者，如聚乙烯层压聚酯，压拉伸聚酰胺等。

复合包装材料主要的卫生问题是黏合剂，黏合剂除可采用改性聚丙烯直接黏外，有的多采用聚氨酯型助剂，它常含有甲苯、二异氰酸酯（TDI）。蒸煮食物时，可以使 TDI 移入食品。TDI 水解可产生具有致癌作用的 2,4-甲苯二胺（TDA），因此应控制 TDI 在黏合剂中的含量。美国 FDA 认为 TDI 在食物中的含量应小于 0.024 mg/kg。我国规定由纸、塑料薄膜或铝箔经黏合（黏合剂多用聚氨酯和改性聚丙烯）复合而成的食品包装袋（蒸煮袋或普通复合袋），其 4% 乙醇浸泡液中甲苯二胺应不超过 0.004 mg/L。

（六）食品容器、包装材料及设备的卫生管理

食品容器、包装材料及设备的种类繁多，原材料复杂，与食品直接接触，其材料成分又有可能转移到食品中，对人体健康构成威胁。根据《食品卫生法》有关规定，"食品容器、包装材料和食品用工具、设备必须符合卫生标准和卫生管理办法的规定。食品容器、包装材料和食品用工具、设备的生产必须采用符合卫生要求的原材料，产品应当便于清洗和消毒。"因此，我国卫生部曾于 1990 年前后制定了有关的管理办法，以加强对其管理监督。其管理涉及原材料、配方、生产工艺、运输、销售、储存等各方面，其主要内容如下：

（1）包装容器、材料必须符合国标的有关卫生标准，并经检验合格方可出厂。

（2）利用新原材料生产接触食品容器、包装材料新品种，在投产前必须提供产品卫生评价所需的资料（包括配方、检验方法、毒理学安全评价、卫生标准等）和样品，按照规定的食品卫生标准审批程序报请审批，经审查同意后方可投产。

（3）生产过程中必须严格执行生产工艺，建立、健全产品卫生质量检验制度。产品必须有清晰完整的生产厂名、厂址、批号、生产日期的标识和产品卫生质量合格证。

（4）销售单位在采购时，要索取检验合格证或检验证书，凡不符合卫生标准的产品不得销售。食品生产经营者不得使用不符合标准的食品容器、包装材料及设备。

（5）食品容器、包装材料及设备在生产、运输、储存的过程中，应防止有毒有害化学品的污染。

（6）食品卫生监督机构对生产经营与使用单位应加强经常性卫生监督，根据需要无偿采取样品进行检验。对于违反管理办法者，应根据《食品卫生法》的有关规定追究其法律责任。

六、动植物中天然有害物质对食品安全性的影响

随着科技的发展和人们生活水平的提高，人们对食品生产中发生食品污染问题的认识日益加深，因此，近几年来，非人工培植的、未经加工的天然食品越来越受到消费者的青睐。天然的就是安全的吗？实际情况往往并非如此，在可作为食物的很多有机体中存在着一些对人体健康有害的物质，如果不进行正确加工处理或食用不当，也易造成食物中毒。由天然食物引起的食物中毒主要有以下几类。

（一）天然食品的中毒因素

1. 人体遗传因素

人体遗传因素指的是食品成分和食用量都正常，却由于个别人体遗传因素的特殊性而引起的症状。如有些特殊人群因先天缺乏乳糖酶，不能将牛乳中的乳糖分解为葡萄糖和半乳糖，因而不能吸收利用乳糖，饮用牛乳后出现腹胀、腹泻等乳糖不耐受症状。

2. 过敏反应

过敏反应指的是食品成分和食用量都正常，却因过敏反应而发生的症状。某些人日常食

用无害食品后,因体质敏感而引起局部或全身不适症状,称为食物过敏。各种肉类、鱼类、蛋类、蔬菜和水果都可以成为某些人的过敏原食物。

3. 食用量过大

食品成分正常,但因食用量过大引起各种症状。如荔枝含维生素 C 较多,如果数日大量食用,就会引起"荔枝病",出现饥饿感、头晕、心悸、无力、出冷汗,重者甚至死亡。

4. 食品加工处理不当

对含有天然毒素的食品处理不当,不能彻底清除毒素,食用后引起相应的中毒症状。例如,河豚、鲜黄花菜、发芽的马铃薯等若处理不当,少量食用亦会引起中毒。

5. 误食含有毒成分的生物

某些外形与正常食物相似,而实际含有毒成分的生物有机体,被作为食物误食而引起中毒(如毒蕈等)。

(二) 食品中的天然毒素

天然毒素是指生物体本身含有的或生物体在代谢过程中产生的某些有毒成分。在可作为原材料的生物中,包括植物、动物和微生物,存在着许多天然毒素,根据这些毒素的化学组成和结构可分为以下几类:

1. 苷类

苷类又称配糖体或糖苷,它们广泛分布于植物的根、茎、叶、花和果实中。其中皂苷和氰苷等常引起人的食物中毒。

2. 生物碱

生物碱是一类具有复杂环状结构的含氮有机化合物。有毒的生物碱主要有茄碱、秋水仙碱、烟碱、吗啡碱、罂粟碱、麻黄碱、黄连碱和颠茄碱(阿托品与可卡因)等分布于罂粟科、毛茛科、豆科、夹竹桃科等 100 多种植物中。此外动物中有海狸、蟾蜍等亦可分泌生物碱。

3. 有毒蛋白或复合蛋白

异体蛋白质注入人体组织可引起过敏反应,某些蛋白质经食品摄入亦可产生各种毒性反应。植物中的胰蛋白酶抑制剂、红血球凝集素、蓖麻毒素、巴豆毒素、刺槐毒素、硒蛋白等均属于有毒蛋白或复合蛋白,处理不当会对人体造成危害。例如,胰蛋白酶抑制剂存在于未煮熟的大豆及其豆乳中,具有抑制胰脏分泌的胰蛋白酶的活性,摄入后影响人体对大豆蛋白质的消化吸收,导致胰脏肿大,抑制生长发育;血球凝集素存在于大豆和菜豆中,具有凝集红细胞的作用。此外,动物中青海湖裸鲤、鲶鱼、蝗鱼和石斑鱼等鱼类的卵中含有的鱼卵毒素也属于有毒蛋白。

4. 非蛋白类神经毒素

非蛋白类神经毒素主要指河豚毒素、石房蛤毒素、肉毒鱼毒素、螺类毒素、海兔毒素等,大多分布于河豚、蛤类、螺类、蚌类、贻贝类、海兔等水生动物中。这些水生动物本身无毒可食用,但因直接摄取了海洋浮游生物中的有毒藻类(如甲藻、蓝藻),或通过食物链(有毒藻类——小鱼——大鱼)间接摄取毒素并将其积累和浓缩于体内。

5. 动物中的其他有毒物质

猪、牛、羊、禽等畜禽肉是人类普遍食用的动物性食品,在正常情况下它们的肌肉无毒且可安全食用。但其体内的某些腺体、脏器或分泌物,如果食用过量或误食,可扰乱人体正常代谢,甚至引起食物中毒。

6. 毒蕈(毒蘑菇)

毒蕈是指食用后能引起中毒的蕈类。毒蕈约有 80 多种,其中含剧毒能将人致死的毒蕈在

10 种以下。

（三）天然毒素食物的毒性作用及其控制

1. 植物性食物

（1）菜豆和大豆。菜豆（又称四季豆）和大豆中含有皂苷，食用不当易引起食物中毒。烹调时应使菜豆充分炒熟或煮透，至青绿色消失、无豆腥味、无生硬感，以破坏其中所含有的全部毒素。

（2）含氰苷食物。能引起食物中毒的氰苷类化合物主要有苦杏仁苷和亚麻苦苷。苦杏仁苷主要存在于果仁中，而亚麻苦苷主要存在于木薯、亚麻籽及其幼苗以及玉米、高粱、燕麦、水稻等农作物的幼苗中。其中以苦杏仁、苦桃仁、木薯以及玉米和高粱的幼苗中含氰苷毒性较大。

要教育儿童不要生食各种核仁，尤其是苦杏仁与苦桃仁。由于苦杏仁苷经加热水解形成的氢氰酸遇热挥发除去，故用杏仁加工食品时，应反复用水浸泡、炒熟或煮透，充分加热，并敞开锅盖使其充分挥发而除去毒性。

（3）发芽马铃薯。马铃薯（又称土豆）发芽后可大量产生一种对人有剧毒的生物碱——龙葵素，当人体摄入 0.2～0.4 g 时，就能发生严重中毒。马铃薯中龙葵素一般含量为 2～10 mg/100 g，如发芽、皮变绿后可达 35～40 mg/100 g，尤其在幼芽及芽基部的含量最多。马铃薯如储藏不当，容易发芽或部分变黑绿色，烹调时又未能除去或破坏龙葵素，食后便易发生中毒，马铃薯应存放于干燥阴凉处或经辐照处理，以防止发芽。发芽多的或皮肉变黑绿的不能食用，发芽不多的可剔除芽及芽基部，去皮后用水浸 30～60 min，烹调时加些醋，以破坏残余的毒素。

2. 动物性食物

1）河豚

河豚含有剧毒物质河豚毒素和河豚酸，0.5 mg 河豚毒素就可以使体重 70 kg 的人死亡。其毒素主要存在于卵巢和肝脏内，其次为肾脏、血液、眼睛、鳃和皮肤。河豚毒素的含量随河豚的品种、雌雄、季节而不同，一般雌鱼中毒素较高，特别是在春夏季的怀孕阶段毒性最强。

河豚毒素为小分子化合物，对热稳定，一般的烹饪加工方法很难使之破坏。河豚味道鲜美，每年都有一些食客冒着生命危险吃河豚而发生中毒致死事件。因此，河豚中毒是世界上最严重的动物性食物中毒之一，各国都很重视。中国的《水产品卫生管理办法》中严禁餐饮店将河豚作为菜品经营，也禁止在市场销售。水产收购、加工、市场管理等部门应严格把关，防止鲜河豚进入市场或混进其他水产品中导致误食而中毒。

2）青皮红鱼类

青皮红肉的鱼类（如鲣鱼、鲐鱼、秋刀鱼、沙丁鱼、竹荚鱼、金枪鱼等）可引起类过敏性食物中毒。这类鱼肌肉中含较高的组氨酸，当受到富含组氨酸脱羧酶的细菌污染和作用后，形成大量组胺，一般当人体组胺摄入量达 1.5 mg/kg 以上时，即易发生中毒，但也与个体对组胺的过敏性有关。

由于大量组胺的形成是微生物的作用，因此最有效的预防措施是防止微生物的污染繁殖。在鱼类生产、加工、储运、销售各环节采取有效措施防止微生物的污染。对受过严重污染或脱水受热的鲐、鲣等需做组胺含量检测，不合格的禁止上市销售。消费者选购青皮红肉鱼类时，应特别注意鱼的新鲜度，烹调加工时，要将鱼肉漂洗干净，充分加热，采用油炸和加醋烧煮等方法可使组胺减少。

3）贝类

某些无毒可供食用的贝类，在摄取了有毒藻类后，就被毒化。因毒素在贝类体内呈结合状态,故贝体本身并不中毒,也无外形上的变化。人们在食用这种贝类后,毒素被迅速释放而发生麻痹性神经症状,称为麻痹性贝类中毒。中国浙江、福建、广东等地曾多次发生贝类中毒,导致中毒的贝类有蚶子、花蛤、香螺、织纹螺等经常食用的贝类。

有毒藻类主要为甲藻类。毒藻类中的贝类麻痹性毒素主要是石房蛤毒素,这是一种神经毒,毒性较强,且耐热,一般烹饪方法不易完全破坏,对人经口致死量约为 0.54～0.9 mg。此类中毒一般在特定区域和季节发生,因此要建立毒藻疫情报告和定期监测制度对贝类生长水域的藻类进行检测,如毒藻大量生长,应对产地的贝类做毒素含量测定,不合标准的禁止上市销售食用。另外,要做好卫生宣传,介绍安全食用贝类的方法。

3. 蕈类

蕈菌一般称作蘑菇,不是分类学上的术语,是指所有具子实体(担子果或子囊果)的大型高等霉菌的伞形子实体。蕈类通常分为食蕈、条件食蕈和毒蕈三类。食蕈味道鲜美,有一定的营养价值;条件食蕈主要指通过加热、水洗或晒干等处理后方可安全食用的蕈类(如乳菇类);毒蕈是指食用后能引起中毒的蕈类。中国可食用蕈近 300 种,毒蕈约 80 多种,其中含剧毒能将人致死的毒蕈在 10 种左右。

毒蕈中含有多种毒素,往往采集野生鲜蕈时因缺乏经验而误食中毒。毒蕈含有毒素的种类与含量因品种、地区、季节、生长条件的不同而异。中毒的发生与食用者个体体质、烹调方法、饮食习惯有关。

为做好预防措施,必须制订食蕈和毒蕈图谱,并广为宣传,以提高群众鉴别毒蕈的能力,防止误食中毒。在采集蘑菇时,应由有经验的人进行指导。凡是识别不清或未曾食用过的新蕈种,必须经有关部门鉴定,确认无毒后方可采集食用。对条件食蕈,应正确处理后食用:如马鞍蕈应干燥 2～3 周以上方可出售;鲜蕈则需在沸水中煮 5～7 min,并弃汤汁后方可食用。

第三节　物理因素对食品安全性的影响

物理性污染物来源复杂,种类繁多,并且存在偶然性,以至于食品卫生标准无法规定全部物理性污染物。物理性污染物包括任何在食品中发现的不正常的有潜在危害的外来物。物理性污染可影响食品的感官性状或营养价值,使食品质量得不到保证。当一位消费者食用了外来的材料或物体,可能引起窒息、伤害或产生其他有害健康的问题。物理性危害是消费者最常投诉的问题,因此,食品物理性污染的监测是食品企业自身卫生管理的主要内容。根据污染物的性质可将物理性污染物分为食品的外来物和食品的放射性污染物。

一、食品的外来物污染及其预防

食品在生产、储存、运输、销售过程中,由于存在管理上的漏洞,可使食品受到外来物体的污染。

1. 常见的外来物的类型和来源

(1) 由于疏忽,来自于田地的物质,如石头、金属、原材料、果蔬中不受欢迎的物质(如刺和木屑)、泥土或螨虫。

(2) 来自于加工或储存不当的物质,如骨头、玻璃、金属、木屑、螺钉帽、螺钉、煤渣、布料、油漆碎片、铁锈等。

(3) 运输中进入的物质,如昆虫、金属、泥土、石头或其他物质。

（4）有意放入食品中的东西。食品掺杂掺假，掺杂物众多，如粮食中掺入的砂石、肉中注的水，牛奶中加入的米汤、牛尿，奶粉中掺入大量的糖。另外，还有员工的有意破坏。

（5）各种来源的磷酸铵镁和其他这类物质。磷酸铵镁是氨基化合物，质地坚硬，在罐装的含蛋白质的水产品中形成晶体物质。

2. 食品外来物污染的预防

（1）加强食品生产、储存、运输、销售过程的监督管理。食品的生产、加工和销售企业应执行食品良好农业操作规范（GAP）、食品良好生产规范（GMP），并建立和实施危害分析关键控制点（HACCP）体系。

（2）提高食品的生产和加工技术，尽量采用先进的生产和加工工艺设备和技术。

（3）制定食品卫生标准时，尽可能规定食品外来物的限量指标。

二、食品的放射性污染及其预防

放射性物质的使用和医疗、科学实验的放射性废物排放，以及意外事故中放射性核素的渗漏，均可通过食物链环节污染食物。特别是鱼类等产品对某些放射性核素有很强的富集作用，以致超过安全限量造成对人体健康的危害。

核素是具有确定质子数和中子数的一类原子或原子核。质子数相同而中子数不同者称为同位素。能放出射线的核素称为放射性核素或放射性同位素。放射性核素释放出能使物质发生电离的射线叫做电离辐射。电离辐射包括放射线、β 射线、γ 射线、X 射线等。

由于放射性核素与其稳定性核素都具有相同的化学性质，都可参与周围环境与生物体间的转移、吸收过程，因此均可通过土壤转移到植物而进入生物体，成为动、植物组织成分之一。在任何动、植物组织中，都有放射性核素。由于它的化学性质对某些组织有亲和力而蓄积在动、植物机体组织内，使得该组织中放射性核素的含量可能显著地超过周围环境中存在的同种核素的含量。

食品中的天然放射性核素主要是 ^{40}K 和少量的 ^{226}Ra、^{228}Ra、^{210}Po（钋）以及天然钍和天然铀等。

三、环境中人为的放射性核素污染及其向食品中的转移

（一）环境中人为的放射性核素污染

环境中人为的放射性核素污染主要来源于核爆炸、核废物的排放和意外事故。

1. 核爆炸

原子弹和氢弹爆炸时可产生大量的放射性物质，尤其是空中核爆炸对环境可造成严重的放射性核素污染。一次空中核爆炸可产生数百种放射性物质，包括核爆炸时的核裂变产物、未起反应的核原材料，以及弹体材料和环境元素受中子流的作用形成的感生放射性核素等，统称为放射性尘埃。

2. 核废物的排放

核工业生产中的采矿、冶炼、燃料精制、浓缩、反应堆组件生产和核燃料再处理等过程均可通过"三废"排放等途径污染环境，进而污染食品。此外，使用人工放射性核素的科研、生产和医疗单位排放的废水亦可造成水和食品的污染。

3. 意外事故

意外事故造成的放射性核素泄露主要引起局部性污染，可导致食品中含有很高的放射性。

（二）人为污杂食品的放射性核素

人为污杂食品的放射性核素主要有 ^{131}I、^{90}Sr、^{89}Sr、^{137}Cs。

（三）放射性核素向食品中的转移

环境中放射性核素可以通过消化道、呼吸道、皮肤三种途径进入人体。在核试验或核工业发生事故时，在污染严重的地区，上述三种途径均可进入人体造成危害。但在平时环境中的放射性均通过生物循环，主要通过食物链经消化道进入人体（食物链 94％～95％、饮水占 4％～5％），呼吸道次之，经皮肤的可能性极小。

四、食品放射性污染对人体的危害

环境中的放射性核素通过各环节的转移进入人体，并在人体内储留，可造成多方面的危害。食品放射性污染对人体的危害主要是由于摄入污染食品后放射性物质对体内各种组织、器官和细胞产生的低剂量长期内照射效应。所谓的内照射是指由于摄入被放射性物质污染的食品和水，电离辐射作用于人体内部，对人体产生的影响，主要表现为对免疫系统、生殖系统的损伤和致癌、致畸、致突变作用。

五、控制食品放射性污染的措施

（1）加强对污染源的管理。对放射源要进行科学化管理，防止意外事故的发生和放射性核素在采矿、冶炼、燃料精制、浓缩、生产和使用过程中对环境的污染。

（2）定期进行食品卫生监测，严格执行国家卫生标准，使食品中放射性物质的含量控制在允许的浓度范围以内。

【单元小结】

食品污染物质主要有三大类：生物性污染，包括微生物、寄生虫及虫卵、昆虫等；化学性污染，包括农药、重金属、食品添加剂、其他有害化学物质等；物理性污染，包括固体杂质、放射性污染等。

含天然毒素的物质主要有动物天然有毒物质、植物天然有毒物质和含有覃类毒素的毒蘑菇。引起食物中毒的原因主要有误食、食用量不当或烹调不当等。

工业"三废"对环境造成的主要是重金属污染，如汞、砷、铅等污染比较常见。

农药、兽药的残留和化肥的不合理使用是造成环境污染的另一主要因素，其中农药对人体危害较大，可通过皮肤、呼吸道和消化道三种途径进入人体。

生物性污染物主要是微生物性污染，包括细菌导致的食品腐败变质，细菌性食物中毒，霉菌及霉菌毒素，食源性传染病等。

【复习思考题】

1. 何为食品中的有害物质？引起食品污染的主要原因有哪些？

2. 什么是化学性污染？如何防止化学性污染？

3. 含天然有毒物质的食物有哪几种？中毒条件如何？如何防止蘑菇中毒？

4. 如何理解食品安全性这一问题？

5. 为什么食品容器和包装材料的安全卫生与食品本身的安全卫生同样重要？

单元五　食品良好操作规范(GMP)

1. 了解食品企业实施和认证的良好操作规范的意义。
2. 了解 GMP 概念、概念特点和基本原理。
3. 掌握食品企业良好操作规范的主要内容。
4. 掌握 GMP 在其食品企业中的应用。

第一节　概　　述

GMP 是英文"Good Manufacturing Practice"的缩写,中文的意思是"良好作业规范"或"优良制造标准",是一种特别注重在生产过程中实施对产品质量与卫生安全的自主性管理制度。它是一套适用于制药、食品等行业的强制性标准,要求企业从原料、人员、设施设备、生产过程、包装运输、质量控制等方面按国家有关法规达到卫生质量要求,形成一套可操作的作业规范,帮助企业改善企业卫生环境,及时发现生产过程中存在的问题,并加以改善。简要地说,GMP 要求食品生产企业应具有良好的生产设备、合理的生产过程、完善的质量管理和严格的检测系统,确保最终产品的质量符合法规要求。

一、GMP 的由来和发展

GMP 起源于药品生产质量管理的需要。在经历了第二次世界大战期间数次较大的药物灾难之后,人们逐步认识到以成品抽样分析检验结果为依据的质量控制方法有一定缺陷,不能保证药品安全以及符合质量要求。美国于 1962 年修改了《联邦食品、药品和化妆品法》,将药品质量管理和质量保证的概念以法律形式固定下来。美国食品和药物管理局(FDA)根据上述法案的规定,由美国坦普尔大学 6 名教授编写制定了世界上第一部 GMP,并于 1963 年在美国国会得到通过,第一次以法令的形式予以颁布,并于第二年开始实施。1969 年,世界卫生组织(WHO)建议各成员国政府实施药品 GMP,以确保药品质量。同年,FDA 将 GMP 的观点引用到食品的生产法规中,制定了《食品制造、加工、包装与贮藏的现行良好操作规范》,即现行 GMP(CGMP)或食品 GMP(FGMP)。CGMP 很快被 FAO/WHO 的联合国食品法典委员会(CAC)采纳,并作为国际规范推荐给 CAC 各成员国政府。继美国之后,日本、加拿大、新加坡、德国、澳大利亚和中国等都在积极推行食品 GMP。

食品 GMP 是一种食品安全和质量保证体系,其宗旨是在食品制造、包装和储藏等过程中,确保有关人员、建筑、设施和设备均能符合良好的生产条件,防止食品在不卫生条件下或在可能引起污染和品质变坏的环境中操作,以保证食品安全和质量稳定。各类食品企业还应该根据自身实际情况分别执行各自食品的 GMP 或参照相近食品的 GMP。在执行过程中,企业应根据实际情况,进一步量化、细化、具体化,使之更具有可操作性和可考察性。它的重点是:确认食品生产过程的安全性;防止异物、毒物、有害微生物污染食品;双重检验制度,防止出现人为的过失;标签管理制度;建立完善的生产记录、报告存档的管理制度。

二、各国的 GMP 食品质量控制

(一)美国

在 1970 年代初期,美国 FDA 为了加强、改善对食品的监管,根据美国《联邦食品、药品和化妆品法》第 402(a)的规定,凡在不卫生的条件下生产、包装或储存的食品或不符合生产食品条件下生产的食品视为不卫生、不安全的。因此,制定了食品生产的现行良好操作规范美国 GMP(21CFR part 110)。这一法规适用于一切食品的加工生产和储存,FDA 相继制定了各类食品的操作规范,如熏制鱼类 GMP(1970),低酸性罐头 GMP(1973),可可和糖果制品及瓶装饮料水 GMP(1975),酸化食品与酸性食品、面包及焙烤食品、果实及花生米 GMP(1979)等一系列不同食品的 GMP,在食品工业中逐渐形成一个 GMP 体系。所有这些 GMP 法规都在根据食品工业及相关技术的发展状况及人们对食品安全的认识和要求,不断地修改和完善。

(二)加拿大

在加拿大,卫生部(HPB)按照《食品和药物法》制定了《食品良好制造法规》(GMPRF),描述了加拿大食品加工企业最低健康与安全标准;农业部建立了《食品安全促进计划》(FSEP),旨在确保所有加工的农产品以及这些产品的加工条件是安全卫生的。

加拿大的食品 GMP 既包括政府制定的有关食品控制法规,也包含企业自身管理章程。生产企业必须遵守的 GMP 属强制性 GMP,在加拿大已实施多年。鼓励生产企业自觉遵守的 GMP 属推荐性 GMP,仅作为政府支持与推荐的标准,而不是强制性条文,这对执法有利,又可作为立法解释。

(三)欧盟

欧盟对食品生产、进口和投放市场的卫生规范与要求包括以下六类:

(1)对疾病实施控制的规定;

(2)对农药残留、兽药残留实施控制的规定;

(3)对食品生产、投入市场的卫生规定;

(4)对检验实施控制的规定;

(5)对第三国食品准入的控制规定;

(6)对出口国当局卫生证书的规定。

三、GMP 的分类

1. 从适用范围分类

从 GMP 适用范围来看,现行的 GMP 可分为三类:

(1)具有国际性质的 GMP。如 WHO 的 GMP,北欧七国自由贸易联盟制定的 GMP,东南亚国家联盟的 GMP 等。

(2)国家权力机构颁布的 GMP。如中华人民共和国卫生部及后来的国家药品监督管理局、美国 FDA、英国卫生和社会保险部、日本厚生省等政府机关制定的 GMP。

(3)工业组织制定的 GMP。如美国制药工业联合会制定的、标准不低于美国政府制定的 GMP,中国医药工业公司制定的 GMP 实施指南,甚至还包括药厂或公司自己制定的。

2. 从制度性质分类

从 GMP 的制度性质来看,又可分为两类:

(1)将 GMP 作为法典规定。如美国、日本、中国的 GMP。

(2) 将 GMP 作为建议性的规定。有些 GMP 起到对药品生产和质量管理的指导作用,如联合国 WHO 的 GMP。

按照 GMP 的权威性和法律效力,又可分为强制性 GMP 和指导性(推荐性)GMP。强制性 GMP 是指食品生产企业必须遵守的法律法规,由有关政府部门颁布并监督实施。指导性 GMP 由国家政府、行业组织或协会等制定并推荐给食品企业参照执行,以自愿遵守为原则。

四、GMP 三大目标要素

实施 GMP 的目标要素在于将人为的差错控制在最低限度,防止对食品的污染,保证高质量产品的质量管理体系。

1. 将人为的差错控制在最低限度

(1)在管理方面。如质量管理部门从生产管理部门独立出来,建立相互监督检查制度,指定各部门的责任者,制定规范的实施细则和作业程序,各生产工序严格复核,如称量、材料的储存及领用等。

(2)在装备方面。如各工作间要保持宽敞,清除妨碍生产的障碍;不同品种操作必须有一定的间距,严格分开。

2. 防止对食品的污染和降低质量

(1)在管理方面。如操作室清扫和设备洗净的标准及实施;对生产人员进行严格的卫生教育;操作人员定期进行身体检查,以防止生产人员带有病菌、病毒而污染食品;限制非生产人员进入工作间;等等。

(2)在装备方面。如操作室专用化;对直接接触食品的机械设备、工具、容器,选用与食物不发生反应的材质制造;防止机械润滑油对食品的污染;等等。

3. 保证高质量产品的质量管理体系

(1)在管理方面。如质量管理部门独立行使质量管理职责;机械设备、工具、量具定期维修校正;检查生产工序各阶段的质量,包括工程检查;有计划的合理的质量控制,包括质量管理实施计划、试验方案、技术改造、质量攻关要适应生产计划要求;追踪药品批号,并做好记录;在适当条件下保存出厂后的产品质量检查留下的样品;收集消费者对药品投诉的情报信息,随时完善生产管理和质量管理;等等。

(2)在装备方面。如操作室和机械设备的合理配备;采用先进的设备及合理的工艺布局;为保证质量管理的实施,配备必要的实验、检验设备和工具;等等。

五、我国的食品 GMP 的发展状况

1984 年,我国卫生部按照《食品卫生法》的规定,参照联合国粮农组织(FAO)和世界卫生组织(WHO)食品发展委员会的《食品卫生通则》CAC/RCP Rev. 2(1985),结合我国国情,制定了《食品企业通用卫生规范》(GB 14881—1994),并将其作为我国食品企业必须执行的国家标准发布。卫生部于 1988—1998 年,制定了 19 个食品加工企业卫生规范,形成了我国食品 GMP 体系。1999 年,卫生部又颁布了《水产品加工质量管理规范》SC/T 3009—1999;2002 年 5 月对《出口食品厂、库卫生要求》进行修订,发布了《出口食品生产企业卫生要求》。

自上述规范发布以来,我国食品企业的整体生产条件和管理水平已经有了较大程度的提高,食品工业得到了长足发展。鉴于制定我国食品企业 GMP 的时机已经成熟,1998 年卫生部发布了《保健食品良好生产规范》和《膨化食品生产良好规范》,这是我国首批颁布的 GMP 标

准,标志着我国食品企业管理的进一步发展。

上述两部 GMP 与以往的卫生规范相比,最突出的特点是增加了品质管理内容,同时对企业人员的素质及资格也提出了具体要求。在工厂硬件方面,不仅要求具备完善的卫生设施,还要求其他的加工设备保持良好的生产条件和状态,以确保产品品质。在对生产过程的要务中,对重点环节制定了具体的量化质量控制指标。除强调控制污染措施外,还提出保证其营养和功效成分在加工过程中不损失、不破坏、不转化,确保其在终产品中的质量和含量达到要求。此外,还规定了生产和管理记录的处理、成品售后意见处理、成品回收、建立产品档案等新的管理内容。

六、实施 GMP 对食品质量控制的意义

GMP 是一种行之有效的科学而严密的生产质量管理制度,可消除不规范的食品生产和质量管理活动,其重要意义如下。

1. 有利于食品质量的提高

GMP 对从原料进厂直至成品的储运及销售整个生产的各个环节均提出了具体控制措施、技术要求和相应的检验方法及程序,有力地保证了食品质量。

2. 有利于提高食品企业和生产的声誉

企业实施 GMP,势必会提高产品的质量,从而带来良好的市场信誉和经济效益,这样必然会提高企业的形象和声誉,提高市场的竞争力,占有更大的市场。

3. 有利于食品进入国际市场

GMP 作为国际通用的生产及质量管理所必须遵循的原则,也是通向国际市场的通行证。企业实施 GMP,有利于产品走出国门,扩大出口,提高食品在国际贸易中的竞争力。

4. 促进食品企业质量管理的科学化和规范化

目前我国许多食品企业质量意识不强,质量管理水平较低,条件设备落后。实行 GMP 规范化管理制度将会提高我国广大企业加强自身质量管理的自觉性,提高质量管理水平,从而推动我国食品工业质量管理体系向更高层次发展。

5. 提高卫生行政部门对食品企业进行监督检查的水平

对食品企业进行 GMP 监督检查,可使食品卫生监督工作更具科学性和针对性,以提高对食品企业监督管理的水平。

6. 为企业提供产品质量遵循的基本原则和必需的标准组合

促进企业强化征税管理和质量管理,有助于企业管理现代化。采用新技术、新设备,提高产品质量和经济效益。

第二节　我国食品良好生产规范(GMP)的内容与要求

GMP 一直特别注重在生产过程中实施对产品质量与卫生安全的自主性管理制度。食品企业实施 GMP 有利于食品质量控制,有利于企业的长远发展。GMP 体系要求食品工厂在食品的生产、包装、储运等过程中相关人员配置,建筑、设施、设备等的设置以及卫生管理、制造过程的管理、产品质量的管理均能符合良好生产规范,避免在不卫生的条件、可能产生污染或破坏品质的环境下生产食品,减少食品生产事故的发生,确保食品的安全卫生和品质稳定。它的内容可概括为硬件和软件两部分。硬件是指对食品企业提出的厂房、设备、卫生设施等方面的

技术要求,而软件是指可靠的生产工艺、规范的生产行为、完善的管理组织和严格的管理制度等规定和措施。企业要建立 GMP,就需要了解 GMP 的内容。参照《食品企业通用卫生规范》,GMP 内容如下:

一、食品原料采购、运输及储藏过程中的要求

(一)食品原料的采购

1. 采购食品原料的一般原则

(1)负责具体采购工作的人员熟悉本企业所用的各种食品原料、食品添加剂、食品包装材料的品种及卫生标准和卫生管理方法,了解各种原辅料可能存在的卫生问题。

(2)采购食品原辅料时,应对其进行初步的感官检查,对卫生质量可疑的应随机抽样进行质量检查,合格方可采购。

(3)采购食品原辅料,应向供货方索取同批产品的检验合格证或化验单,采购食品添加剂时,还必须同时索取定点生产证明材料。

(4)采购的原辅料必须验收合格后才能入库,按品种分批存放。

(5)原辅料的采购应根据企业食品加工和储存能力有计划地进行,防止一次采购过多,短期内用不完而造成积压变质。

2. 采购原辅料的要求

目前,我国主要的食品原料、食品安装材料多数有国家卫生标准、行业标准或地方标准,少数有企业标准或无标准。在订购、采购食品原料、包装材料时,应尽量按国家卫生标准执行;无国家标准的,依次执行行业标准、地方标准、企业标准;无标准原材料的,可参照类似食品的标准及卫生要求。

3. 食品原辅料的验收

验收各种原辅料时,除了向供货方索取产品的检验合格证或化验单外,还必须通过对原辅料色、香、味、形等感官性状的检查来判断其新鲜程度,必要时采用理化或细菌学方法来判定。同时,检验原辅料是否受有毒有害物质污染也是很重要的。

(1)感官检查。感官检查简单易行,结果可靠。如蔬菜类、水果类,采摘后新陈代谢仍在继续,随着时间推移新鲜度下降,其功能下降,伴随着水分、色、香、味的变化。当水分减少 5% 时,鲜度明显下降,出现收缩、减重、变色或褐色等现象,香气降低。肉类原料新鲜度下降时,由鲜红色变为褐色、灰色,失去光泽,表面发黏,香气丧失。鱼贝类等水产品,新鲜时体壳光泽,保持自然色调,不失水分,体形有张力,眼球鼓起透明,腮腺红,肉体有弹性;鲜度下降时,失去光泽和水分,腹部鼓起,肛门有分泌物流出,体表发黏,有异臭味等。不同的食物原料的感官性状都有各自固有的特性,检查时,应抽取具有代表性的样品,在充足的自然光下,对着该原料的感官指标进行检查。

(2)物理检查。常用于食品表面的检查,如水产品表面弹力测定、农产品色调。常用导电性方法测定电阻、电容量等来判定食品的鲜度。化学检查,果蔬类食品可测定叶绿素、抗坏血酸、可溶性氮等指标;动物性食品常用测定 pH、氨基氮、挥发性盐基氮、组织胺等来判定食品的新鲜度。

(3)微生物学检查。食品科因某些微生物的污染而使其新鲜度下降甚至变质,主要指标有细菌总数、大肠菌群、致病菌等。

(4)食品原辅料有毒有害物质的检测。食品应该是无毒无害的,但在食品的种植或养殖、

收获、加工、运输、销售、储存等环节上,往往受到不同程度的工业污染、农药污染、致病菌及毒素等污染。在采购食品原料时,应充分估计到这种可能性,必要时进行抽样检查,以排除污染的可能性。

(5) 食品原辅料保护性措施。农副产品在采收时,难免携带来自产地的各种污染物,如附着有害微生物、寄生虫、农药、工业污染物、放射性尘埃等。因此,对采收后的产品要实施一系列保护措施。一般常采用水、表面活性剂水溶液、碱水溶液、含氮消毒液等进行洗涤和消毒。

(二) 食品原料的运输

1. 运输工具应符合卫生要求

食品原辅料必须使用专用的车、船等运输工具,严禁与农药、化肥、化工产品及其他有毒化学物质混载,也不得使用运输过上述物品的车、船及其他运输工具。如果做不到运输工具专用,在运输食品原料前必须彻底清洗干净,确保无有害物质污染,无异味。运输工具应定期清洗、消毒,保持洁净卫生。

为防止运输途中雨淋、灰尘,使食品包装及食品原辅料受潮,车、船应设置顶棚,最好采用封闭式的车厢和舱,不具备上述条件的运输工具应用油布覆盖。

2. 选择合适的运输工具

根据原辅料的特点和卫生要求,选择合适的运输工具。如大米、面粉、油料等原料,可用普通常温车(车厢)和船运输;运输家畜等动物的车、船应分层设置铁笼;通风透气,防止挤压,也便于运输途中供给足够的饲料和饮水;水果、蔬菜类食品应装入箱子或篓中运输,避免挤压撞伤而腐烂;水产品、熟肉及其冰冻食品原料采用低温冷藏车储运。

运输作业应避免强烈的震荡、撞击,轻拿轻放,防止损伤产品外形;且不得与有毒有害物品混装、混运。作业终了,搬运人员应撤离工作地,防止污染食品。

(三) 食品原料的储藏

1. 应设置与生产能力相适应的设施

食品原料储藏设施的要求依据食品种类不同而不同,主要取决于原辅料本身的性质。如新鲜水果、蔬菜应设置原料接收场地、清洗设施及场所、保险仓库;以生肉、水产品为原料的食品企业应设置一定溶质的低温冷库;油料、面粉、大米等干燥原料储藏设施应具有防潮功能。

2. 食品原辅料的储藏卫生管理

(1) 原料场地和仓库应设专人管理,建立管理制度,定期检查质量和卫生情况,按时清扫、消毒、通风换气。

(2) 原料场地和仓库,地面应平整,便于通风换气,有防鼠、防虫设施。

(3) 各种原料应按品种分类分批储存,每批原料均有明显标志,同一库内不得储存相互影响风味的原料。

(4) 原料应离地、离墙并与屋顶保持一定距离,垛与垛之间也应有适当间隔。

二、工厂设计与设施的要求

(一) 选择厂址

在选择厂址时,既要考虑来自外界环境的有毒因素对食品可能产生的污染,又要避免生产过程中产生的废气、废水和噪声对周围居民的不良影响。综合考虑食品企业的经营与发展,食品安全与卫生以及国家有关法律、法规等诸多因素,食品企业厂址的一般要求如下:

(1) 要选择气候干燥、交通方便、有充足水源的地区。厂区不应设于受污染河流的下游。

(2)厂区周围不得有粉尘、有害气体、放射性物质和其他扩散性污染源;不得有昆虫大量滋生的潜在场所,避免危及产品卫生。

(3)厂区要远离有害场所。生产区建筑物与外缘公路或道路应有防护地带,其距离可根据各类食品厂的特点由各类食品厂卫生规范另行规定。

(二)总平面布局

(1)各类食品厂应根据本厂特点制定整体规划。要合理布局,划分生产区和生活区,生产区应在生活区的下风向。

(2)建筑物、设备布局与工业流程三者衔接合理,建筑结构完善,并能满足生产工艺和质量卫生要求;建筑物和设备布置还应考虑生产工艺对温度、湿度和其他工艺参数的要求,防止毗邻车间受到干扰。

(3)原料与半成品、生熟食品均应杜绝交叉污染。

(4)厂区道路应通畅,便于机动车通行,有条件的应修环行路且便于消防车辆到达各车间;道路由混凝土、沥青及其他硬质材料铺设而成,防止积水及尘土飞扬。

(5)厂房之间、厂房与外缘公路或道路之间保持一定距离,中间设绿化带,各车间的裸露地面应进行绿化。

(6)给排水系统应能适应生产需要,设施应合理有效,经常保持畅通,有防止污染水源和鼠类、昆虫通过排水管道潜入车间的有效措施。污水排放必须符合国家规定的标准,必要时应设置净化设施,达标后才可排放。净化和排放设施不得位于生产车间主风向的上方。污物(加工后的废弃物)存放应远离生产车间,且不得位于生产车间上风向。

(7)存放设施应密闭或带盖,要便于清洗、消毒。

(8)锅炉烟筒高度和排放粉尘量应符合《锅炉烟尘排放标准》(GB 3841)的规定,烟道出口与引风机之间须设置除尘装置;其他排烟、除尘装置也应达标后再排放,防止污染环境;排烟除尘装置应设置在主导风向的下风向;季节性生产厂应设置在季节风向的下风向。

(9)实验动物待加工禽畜饲养区与车间保持一定距离,且不得位于主导风的上风向。

(三)建筑设施

(1)食品企业的生产厂房的高度应能满足工艺、卫生要求,以及设备安装、维护、保养的需要。

(2)生产车间人均占地面积(包括设备占位)不能少于 1.50 m²,高度不低于 3 m,地面应使用不渗水、不吸水、无毒、防滑的材料(如瓷砖、水磨石、混凝土等)铺砌,应有适当坡度,在地面最低点设置地漏,以保证不积水。其他厂房也要根据卫生要求进行设置。

(3)屋顶或天花板应选用不吸水、能防止虫害和霉菌滋生的材料,以便于洗刷、消毒。

(4)生产车间墙壁要用浅色、不吸水、不渗水、无毒材料覆涂,并用白瓷砖或其他防腐蚀材料装修,高度不低于 1.50 m 的墙裙,墙壁表面应平整光滑,其四壁和地面交界面要呈弯形,防止污垢积存,并便于清洗。

(5)车间门、窗、天窗要严密不变形,防护门要能两面开,设置位置适当,并便于卫生防护设施的设置。窗台要设于地面 1 m 以上,内侧要下斜 45℃。非全年使用空调,门、窗应有防蚊蝇、防尘设施,纱门应便于拆下洗刷。

(6)通道要宽敞,便于运输和卫生防护设施的设置。楼梯、电梯传送设备等处要便于维护和清扫、洗刷和消毒。

(7)生产车间、仓库应有良好的通风设备,自然通风面积与地面面积之比不应小于 1∶16;

采用机械通风时换气量不应小于每小时换气 3 次,机械通风管道进风口要距地面 2 m 以上;并远离污染源和排风口,开口处应设防护罩。饮料、熟食、成品包装等生产车间或工序必要时应增设水幕、风幕或空调设备。

(8) 车间或工作地应有充足的自然采光或人工照明设施,位于工作台、食品和原料上方的照明设备应加防护罩。

(9) 建筑物及各项设施应根据生产工艺卫生要求和原材料储存等特点,相应设置有效的防鼠、防蚊蝇、防尘、防飞鸟、防昆虫的侵入、隐藏和滋生的设施,防止受其危害和污染。

(四)卫生设施

(1) 洗手设施应分别设置在车间进口处和车间内适当的地点。要配备冷热水混合器,其开关应采用非手动式。洗手设施还应包括干手设备(热风、消毒干毛巾、消毒纸巾等)。根据生产需要,有的车间、生产车间入口处必要时还应设有工作靴、工作鞋、消毒池。

(2) 更衣室设储衣柜或衣架、鞋箱(架),衣柜之间要保持一定距离,离地面 20 cm 以上,如采用衣架应另设个人物品存放柜。还应备有穿衣镜,供工作人员自检用。

(3) 厕所设置应有利于生产和卫生,其数量应根据生产需要和人员情况适当设置。生产车间的厕所应设置在车间外侧,并一律为水冲式,备有洗手设施和排臭装置。其出入口不得正对车间门,要避开通道;其排污管道应与车间排水管道分设。

三、食品用工具、设备的要求

食品加工设备、工具对食品质量和安全有着很大的影响,因此,所有国家均在食品 GMP 法规中明确规定了对食品加工设备、工具的要求。要求如下:

(1) 在材质上,凡接触食品物料的设备、工具、管道,必须用无毒、无味、抗腐蚀、不吸水、不变形的材料制作。

(2) 在结构上,要求设备、工具管道表面要清洁,边角圆滑,无死角,不易积垢,不漏隙,便于拆卸清洗和消毒。

(3) 在安装上,应符合工艺卫生要求,与屋顶(天花板)、墙壁等应有足够的距离。设备一般应用脚架固定,与地面应有一定的距离。传动部分应有防水、防尘罩,以便于清洗和消毒。

对食品用工具和设备进行洗涤和消毒时常采用水、酸、碱洗涤剂(1%～2%硝酸溶液和 1%～3%氢氧化钠溶液在 65～70℃使用)和杀菌剂(含氯消毒杀菌剂)。

四、食品用水的要求

食品企业用水按其用途分为生活饮用水(一般生产用水)、特殊工艺用水、冷却用水等。食品企业生产用水一般用于原料的清洗、蒸煮、直接冷却、清洗设备等,其水质要求符合满足卫生部颁布的《生活饮用水卫生标准》(GB 5749—2006)。

特殊工艺用水主要是指直接构成产品组分的原料水和锅炉水,其水质要求在生活饮用水的基础上进一步处理,以满足特殊需要。食品企业因产品不同,对构成食品组分的用水要求各异,如啤酒、饮料等,水质理化指标还要符合软饮料用水的质量标准(GB 1079—89),水产品加工过程使用的海水必须符合国家《海水水质标准》(GB 3097—1997)。

锅炉用水中钙、镁盐类含量较多,使炉壁形成水垢,影响传热并使金属壁过热而凸起,易造成爆炸事故,故需要将生产用水软化后才能供给锅炉使用。

冷却用水是指在食品生产中起热交换的大量冷水。因不与食品接触,对其要求是硬度适当即可。

五、食品加工过程中的要求

食品加工过程包括从原料到成品的整个过程。

（一）设备的卫生控制

与食品接触的设备表面必须用无毒、无害、不吸水、耐腐蚀、易消毒、易清洁的材料制作，如切菜板、切肉板使用合成橡胶，而不能使用木质品，这是因为木制品常会有裂缝，会成为细菌繁殖的良好场所，并且会有木制或木屑混入食品中，与食品接触的器具设备表面被污染时，必须立即清洗和消毒。设备在每次使用前和使用后，应仔细地清洁和消毒。当设备和工具暂时不用时，应清洁并妥善储存。可能污染食品的设备润滑部位，必须使用润滑油。

（二）用具和容器的洗涤与消毒

为了保证食品卫生，避免因用具和容器不洁而导致的交叉污染，用具和容器在使用前应进行彻底的清洁消毒。食品的接触器具使用时要做到生熟分开，塑料筐要做到专筐专用，已清洗过的设备和器具应避免再受污染。

食物容器不允许直接放置在地面上。外包装材料不允许直接接触地面，应置于货架上，并且不允许直接进入生产区域。已清洗消毒后的设备和用具，应放在能防止食品接触受到再次污染的地方。使用清洗剂和消毒剂时应采取适当措施，防止人身、食品受到污染。

（三）食品初加工的卫生

对于不需要热加工而直接入口的水果、蔬菜类，必须设有专门的冷荤间，做到专人专室、专消毒、专工具和专冷藏。必须用卫生部门批准的消毒剂进行浸泡消毒，然后用流水彻底洗干净。初加工的肉、禽、水产品要洗净，掏净内脏，去净毛、血块、鳞片。蔬菜、水果要择洗干净，无烂叶、无杂物、无泥沙、无虫子。荤素要分开加工，动物性食品和蔬菜类食品要分别设有加工车间和加工用具。初加工的废弃物要及时清理，做到地面、地沟无油泥、无积水、无异味。

（四）预防交叉污染和二次污染

要防止交叉污染，必须保证生、熟食品分开储藏，原材料、半成品和成品也要使用不同的冷库，温度控制在 0～5℃。所有冰箱和冷库都应备有温度计，温度计设在冷藏间最温暖的地方。没有包装的原材料和半成品，应覆盖一次性无毒塑料保鲜膜，并贴上生产日期标签。

为了防止环境对产品造成二次污染，每天应用紫外线消毒灯进行空气消毒，工作台设备、器具等与食品接触的所有物品均应用消毒剂消毒。

（五）几种食品加工过程的良好操作规范

1. 食品的高温处理

控制食品的卫生，最主要的是控制食品中微生物的生长和繁殖。由于食物营养成分丰富，是微生物赖以生存的环境，因此我们必须控制温度和时间。

加热是杀死微生物最有效、最安全的方法。对于不同的原材料，采用不同的方法。如禽、蛋类食品由于受污染程度普遍严重，且易受沙门氏菌污染，加热后其核心温度不能低于 72℃。由于微生物在危险温度带（55～63℃）中会快速地生长和繁殖，因此，热食在加热后要尽快地通过危险温度带。经过热处理后食物温度要控制在 65℃以上，并及时将其推入速冷库，在 4 h 之内使其温度降至 10℃以下，然后进行冷藏，2 h 之内必须保证食品的中心温度在 0～5℃。

2. 食品的冷藏和冷冻

食品在冷藏、冷冻前应尽量保持新鲜，减少污染。用冷水和冰冷却时，要保证水和人造冰的卫生质量达到饮用水卫生标准；任何情况下，冰融化的水滴不能接触食品；使用的制冷剂绝对不能泄漏；冷藏库和车船还要注意防鼠和出现异臭等；食物在解冻时，还应注意卫生条件，防止微生物污染和繁殖。

3. 食品干制

食品干制是将食品中水分降至微生物生长繁殖所必需的水分含量以下。如奶粉含水量应在 8% 以下，面粉 13%～15%，豆类 15% 以下。食品在干制之前，应进行热漂或亚硫酸盐处理。干制后，为防止制品吸收返潮，应进行密封包装。

4. 食品辐射

利用放射线辐射食品，达到灭菌、杀虫、抑制发芽和改性等目的。被辐射的食品一定要是完好无腐烂的，在辐射前有一定的包装，防止因辐射导致食品质量的劣化。加工时严格按照工艺确定的辐射剂量进行操作。

六、食品包装的要求

食品包装指采用适当的包装材料、容器和包装技术，把食品包裹起来，使食品在运输和储藏过程中保持其价值和原有的状态。食品经过包装后起到保护食品、方便储运、促进销售、提高食品价值的作用。在使用食品包装材料、容器时，应该注意到包装材料本身的安全与卫生以及包装后食品的安全卫生问题。食品包装的 GMP 包括如下内容：

（1）食品企业应设有专门的食品包装间，内设有空调、紫外灭菌、二次更衣间和清洗消毒灯设施。

（2）成品应有固定包装，且检验合格后方可包装。包装应在良好状态下进行，防止异物带入食品。

（3）使用食品容器和包装材料时，应完好无损，符合国家卫生标准。

（4）包装上的标签应按《食品标签通用标准》（GB 7718—1994）的有关规定执行。

（5）成品包装完毕，按批次入库、储存，防止差错。

七、食品检验的要求

食品厂应设立与生产能力相适应的卫生和质量检验室；并配备经专业培训、考核合格的检验人员，从事卫生、质量的检验工作。卫生和质量检验室应具备所需的仪器、设备，检验室应按国家规定的卫生标准和检验方法进行检验，要逐批次对投产前的原材料、半成品和出厂前的成品进行检验，并签发检验结果单。对检验结果如有争议，应有卫生监督机构仲裁。

检验用的仪器、设备，应按期检查、及时维修，保证其经常处于良好状态，从而保证检验数据的准确。应规定产品的品质规格、检验项目、检验标准及抽样检测的方法。同时，在试验过程中要详细记录样品名称、采样日期、采样地点及各项检验项目。操作人员、记录人员及审核人员必须签名。原始记录应齐全，并妥善保存，以备检查。食品检验的实施主要包括以下几步：

（1）明确检验对象，获取检验依据，确立检验方法。

（2）抽取能够代表样本总体的部分用于检验的样品。

（3）按照检验依据的要求，逐项对样品进行检验。

（4）将测定结果与检验依据进行对比。

（5）根据对比结果对产品做出合格与否的结论。

(6) 对不合格的产品进行处理,作出相应的处理办法和方案。

(7) 记录检验数据,出具报告并对结果做出适当的评论和处理,及时反馈信息,并进行改进。

八、食品生产经营人员个人卫生的要求

(一) 食品生产人员的健康要求

食品生产人员尤其是与食品直接接触的人员的健康与食品卫生质量直接相关,我国食品卫生法规规定:"食品生产经营人员每年必须进行身体健康检查,新参加工作和临时参加工作的食品经营人员必须进行健康检查,取得健康证明后方可参加工作","凡患有痢疾、伤寒、病毒性肝炎等消化道传染病(包括病原携带者),活动性肺结核,化脓性或渗出性皮肤病以及其他有碍食品卫生的疾病的,不得参加接触直接入口食品的工作",其他有碍食品卫生的疾病主要有流涎症状、肛瘘、腹泻、皮屑症患者等。承担健康检查的医疗机构必须是经当地卫生行政部门认可的单位,在指定范围内进行健康检查工作。

(二) 食品生产人员的卫生要求

1. 保持衣帽整洁

进入车间前,必须穿戴整洁的工作服、帽、靴、鞋等。头发不得露出帽外,以防止头发或头皮屑落入食品;不得在加工场所梳理头发。接触直接入口的食品还应戴口罩。工作服应每天清洗更换,不要穿工作服、鞋进入厕所和离开生产场所。

2. 重视操作卫生

直接与食品原料、半成品接触的人员不得戴手表、戒指、手镯等饰物,以免妨碍清洗、消毒或落入食品中。进入车间前不宜化浓妆、涂抹指甲油、喷洒香水,以免玷污食品。上班前不许酗酒,工作时不得吸烟、饮酒、吃零食,不要用勺直接尝味或用手抓食品销售,不接触不洁物品。操作人员手部受外伤,不得接触食品或原料;经过包扎治疗戴上防护手套后,方可参加不直接接触食品的工作。

3. 培养良好的卫生习惯

从业人员应该做到勤洗手和剪指甲、勤洗澡、勤洗衣服和被褥、勤换工作服。经常保持个人卫生,努力克服不良习惯。从业人员还应养成一天工作结束后,及时冲洗、清扫、消毒工作场所的习惯,以保持清洁的环境,从而有利于提高产品的质量。

九、食品工厂的组织和管理

食品生产企业应当建立相应的卫生管理机构,成立专门的卫生或产品质量检验部门,由企业主要负责人分管卫生工作。管理人员应由经过专业培训的专职或兼职人员组成,负责宣传和贯彻食品卫生法规和有关规章制度,监督、检查本单位的执行情况,制定好本单位从业人员的健康检查制度,并做好善后处理。这样有利于食品企业的卫生管理工作始终贯穿于整个食品生产的各个环节,从而对本单位的食品卫生工作进行全面管理。

食品生产企业应当建立相应的各项卫生管理制度,如原辅料采购的卫生要求,车间的卫生制度,食品加工机械、容器及其他器械的清洁卫生制度,食品原料、辅料、成品的储存、运输、销售卫生制度,生产过程中的卫生制度以及执行的卫生质量标准、卫生检查制度,食品企业的消毒制度。

十、工厂的卫生管理

食品生产企业应根据 GMP 的要求,结合本企业生产的特点,由食品良好卫生规范小组编制出适合本企业的且形成文件的卫生标准操作程序及 SSOP(卫生标准操作程序),SSOP 应包括但不局限于以下八个方面的卫生控制:

(1) 与食品或食品表面接触的产品的安全或生产用水的安全。

(2) 食品接触表面的卫生情况和清洁度。

(3) 防止不卫生物品对食品、食品包装和其他与食品接触表面的污染及未加工产品和熟制品的交叉污染。

(4) 洗手间、消毒设施和厕所设施的卫生保持情况。

(5) 防止食品、食品包装材料和食品接触表面掺杂润滑剂、燃料、杀虫剂、消毒剂、清洁剂、冷凝剂及其他化学、物理或生物污染物外来物的污染。

(6) 规范的标识标签、存储和使用有毒化合物。

(7) 员工个人卫生的控制,这些卫生条件可能对食品、食品包装材料和食品接触面产生微生物污染。

(8) 工厂内昆虫与鼠类的灭除及控制。

对各项卫生操作,都应记录其操作方式、场所、由谁负责实施等。另外,还应考虑卫生控制程序的监测方式、记录方式以及纠正出现的偏差的方法。程序的目标和频率必须充分保证生产条件和状况达到 GMP 的要求。另外和 GMP 相关的 SSOP 的制定应易于使用和遵守,不能过于详细,也不能过松。过于详细的 SSOP 将达不到预期的目标,因为很难每次都严格执行程序,可能非正式地修改。同样,不够详细的 SSOP 对企业也没有多大用处,因为员工可能不知道该怎样做才能完成任务。

第三节 GMP 的认证

食品良好操作规范是一种自主性的质量保证制度,为了提高消费者对食品良好操作规范的认知和信赖,一些国家和地区开展了食品良好操作规范的自愿认证工作,但是国际上尚没有一套通用的食品 GMP 认证法则,当然每个国家进行 GMP 认证的基本程序和方法都是大同小异的。

一、认证程序

食品 GMP 认证工作程序包括申请、资料审查、产品检验、签约、授证、追踪考核等步骤。

(一) 申请及登录

(1) 申请食品 GMP 认证时,向食品 GMP 现场评审小组申请,应具备下列文件:

① 食品 GMP 认证申请书。

② 公司执照或商号之营利事业登记复印件 1 份。

③ 工厂登记复印件 1 份。

(2) 下列文件可送认证行业机构办理资料审查作业:

① 各种专门技术人员的学历证件与相关训练结业证书复印件 1 份。

② 食品工厂 GMP 通则及申请认证产品有关专则所规定的各类标准书。

③ 食品 GMP 现场评审小组秘书处受理申请案件后,进行初步的资格确认。

④ 资格审查通过后,宜请推广宣传执行机构办理登录。

⑤ 登录完成后,依产品类别转请认证执行机构办理资料审查。

(二) 资料审查

(1) 认证执行机构应于申请案收文日起两星期内审查完毕,并将资料审查结果通知申请厂商,副本抄送食品 GMP 现场评审小组。

(2) 资料审查未通过者,认证执行机构应以书面形式通知申请厂商补正或驳回。

(3) 资料审查通过者,由认证执行机构报请食品 GMP 现场评审小组办理现场评核。

(三) 现场评审

(1) 现场评审作业由食品 GMP 现场评审小组执行,该小组由主管部门相关领导、食品 GMP 认证执行机构代表和行业专家共同组成。

(2) 执行方法。

①现场评核作业时间,原则上每厂安排一天。当天的午餐及休息时间由领队视实际情况决定。

②食品 GMP 认证的现场评核程序见表 5-1。

③食品 GMP 现场评核之评审结果汇总程序:首先,现场评核小组在资料评审及现场评审后,应请厂方人员回避,并由领队召开小组内部讨论会议,讨论评核结果。先就各评核委员所提缺点事实逐项讨论,并列入《食品 GMP 现场评核缺点记录表》,讨论时原则上以"共识决为主、多数决为辅"。若委员间未能达成一致共识,由领队发动无记名投票表决。

其次,《食品 GMP 现场评核缺点记录表》的缺点事项经讨论确定后,再针对各项缺点事实逐项讨论《现场评核表》的缺点及扣分项目,讨论时委员间如有异议,得由领队发动无记名投票表决。

再次,统计《现场评核表》的缺点及扣分项目,判定现场评核之评审结果。

最后,《食品 GMP 现场评核缺点记录表》及《现场评核表》由食品 GMP 现场评审小组另订。

④现场评核结束后,由食品 GMP 现场评审小组行文告知评核结果,并告知认证执行机构。

⑤现场评核通过者,当天由认证执行机构进行产品抽样。

⑥现场评核未通过者,申请厂商应于改善后提出改善报告书,经食品 GMP 现场评审小组确认改善完成后,方可申请复核,如超过 6 个月未申请复核者,应重新办理资料审查。

⑦复核仍未通过者,申请厂商于驳回通知文到日起 3 个月后,重新提出申请,且应备案由资料审查重新办理。

表 5-1　食品 GMP 认证的现场评核程序

顺序	工作项目	预计时间	人员	主 要 内 容
1	厂方致欢迎词	5 min	工厂负责人	1. 厂方代表致词 2. 介绍工厂主要干部
2	评核小组致词	5 min	领队	1. 领队致词 2. 介绍评核委员
3	工厂概况 演示文稿	20 min	工厂负责人	1. 公司营运概况 2. 工厂简介(含厂区环境) 3. 工厂组织与人事

续表

顺序	工作项目	预计时间	人员	主 要 内 容
4	加工流程及厂房配置演示文稿	20 min	生产部门等	1. 加工流程 2. 厂房及机器设备配置
5	GMP 实施现况演示文稿	90 min	工厂各部门	1. 卫生管理制度 2. 制造管理制度(含制度及品质管制工程图等) 3. 品质管制制度(含异常处理、仪器校验、客户投诉处理、成品回收等) 4. 食品 GMP 管理制度(含文件管制、合约管理、内部品质稽核制度、供货商评鉴与管理等) 5. 仓储与运输管理制度 6. 员工教育训练制度 7. 食品 GMP 的建立经过 8. 现场评核路线图
6	讨论		评核委员厂方人员	评核委员针对演示文稿及认证内容提出问题,厂方人员回答或提出说明
7	资料评审	90 min	评核委员厂方人员	评审厂方提供与 GMP 有关的书面作业程序、标准、生产报表及记录报告等书面资料
8	现场评审	60~90 min	评核委员厂方人员	由厂方各部门主管陪同评核委员赴现场评审 GMP 的实施情况
9	内部讨论	60 min	评核委员	由现场评核小组领队主持内部讨论,并请厂方人员暂时回避
10	评核总结	15 min	评核委员	1. 评核委员与厂方人员逐项确认评核缺点后,请厂方代表于《食品 GMP 现场评核缺点记录表》上签名 2. 现场评核小组领队宣布评核结果

(四)产品检验

(1)产品抽样由认证执行机构人员进行。

(2)抽样检验未通过者,由认证执行机构以书面通知改善,申请厂商应于改善后提出改善报告书,经认证执行机构确认改善完成后,方可申请复验,复查检验以一次为限。

(3)复验未通过者,从申请案驳回通知文到 3 个月后才可重新申请,且应由资料审查重新办理。

(4)产品的抽样与检验费用依认证执行机构的既定收费标准酌情收取工本费,并由推广宣导执行机构代收转付。

(5)取样数量以申请认证产品每单位包装净重为依据:200 千克以下者抽取 10 件,201~500 千克者抽取 7 件,超过 500 千克者抽取 5 件。

(6)新增产品。申请新增产品认证时,应备齐相关资料报请认证执行机构办理资料审查及产品检验。

(7)产品检验项目。

1)各类产品的检验项目由食品 GMP 技术委员会制定。

2)产品标示应与其内容物相符,其标示方法应符合食品 GMP 通(专)则的相关规定。

（五）确认

（1）申请认证工厂通过现场评核及产品检验，并将认证产品的包装标签样稿送请认证执行机构核备后，由认证执行机构编定认证产品编号，并将相关资料报请食品 GMP 现场评审小组确认。

（2）认证产品编号共有 9 码，前两码为认证产品类别，第 3～5 码为认证工厂序号，后 4 码为产品序号。

（3）认证执行机构应将食品 GMP 现场评审小组会确认的结果告知推广宣导执行机构、食品 GMP 现场评审小组及申请认证的工厂。

（六）签约

（1）推广宣导执行机构在接获认证执行机构通知申请认证工厂通过的确认函之后，应函请申请认证工厂于一个月内办妥认证合约书的签约手续；申请认证工厂逾期视同放弃认证资格。

（2）食品 GMP 认证工厂申请新增产品认证，应直接向认证执行机构申办，经产品检验合格及确认产品标示后，函请推广宣导执行机构办理签约手续，并由推广宣导执行机构逐案报请推行委员会备查。

（3）新增认证工厂或产品，于办妥签约手续后，由推广宣导执行机构通知食品 GMP 现场评审小组备查，并通知认证执行机构。

（七）授证

申请食品 GMP 认证的工厂在完成签约手续后，由推广宣导执行机构代理食品 GMP 现场评审小组核发《食品 GMP 认证书》。

（八）追踪管理

认证工厂应于签约之日起，依据《食品 GMP 追踪管理要点》接受认证执行机构的追踪查验。依照认证工厂的追踪结果，得按食品 GMP 推行方案及本规章的相关规定，对表现绩优者予以适当鼓励；对严重违规者，予以取缔。

二、食品 GMP 认证标志

食品 GMP 认证标志如图 5-1 所示。图中"OK"手势："安全"，代表消费者对认证产品的安全、卫生相当"安心"；笑颜："满意"，代表消费者对认证产品的品质相当"满意"。

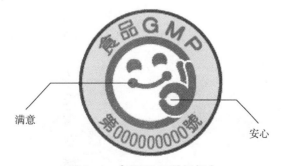

图 5-1　食品 GMP 认证标志

食品 GMP 认证的编号是由 9 个数字组成的，编号的前两码代表认证产品的产品类别；3～5 码称为工厂编号，代表认证产品制造工厂取得该产品类别的先后序号；6～9 码称为产品编号,代表认证产品的序号。

【单元小结】

　　食品企业为了生产出满足规定和潜在要求的产品和提供满意的服务,实现企业的质量目标,必须通过建立、健全和实施食品生产质量管理体系(简称质量体系)来实现。当前在许多国家推广应用和在国际上取得广泛认可的食品质量管理体系主要有ISO 9000质量管理体系、GMP(良好操作规范体系)和HACCP(食品质量安全体系)。

　　GMP是通过对生产过程中的各个环节、各个方面提出一系列措施、方法、具体的技术要求和质量监控措施而形成的质量保证体系。GMP的特点是将保证产品质量的重点放在成品出厂前的整个生产过程的各个环节中,而不仅仅是着眼于最终产品,其目的是从全过程入手,从根本上保证食品GMP质量。

　　食品GMP要求食品生产企业应具有良好的生产设备、合理的生产过程、完善的卫生与质量管理制度和严格的检测系统,以确保食品的安全性和质量符合标准。它从硬件和软件两个方面对食品企业提出了要求,硬件是指食品企业的环境、厂房、设备、卫生设施等方面的要求,软件是指食品生产工艺、生产行为、人员要求以及管理制度等。

【复习思考题】

1. 简述实施GMP对食品质量控制的意义。
2. 食品GMP认证程序包括哪几个步骤?

单元六　卫生标准操作程序(SSOP)

1. 掌握 SSOP 卫生标准操作程序的概念、特点。
2. 学会 SSOP 卫生标准操作程序的内容。
3. 能将 SSOP 卫生标准操作程序的主要内容应用于食品生产管理中。

第一节　SSOP 的概述

SSOP(Sanitation Standard Operation Procedures)是卫生标准操作程序的简称,是食品企业为了满足食品安全的要求,在卫生环境和加工要求等方面所需实施的具体程序。SSOP 和 GMP 是进行 HACCP 认证的基础。

一、卫生标准操作程序(SSOP)的内容

SSOP 至少包括 8 项内容:
(1)与食品接触或与食品接触物表面接触的水(冰)的安全。
(2)与食品接触的表面(包括设备、手套、工作服)的清洁度。
(3)防止发生交叉污染。
(4)手的清洗与消毒,厕所设施的维护与卫生保持。
(5)防止食品被污染物污染。
(6)有毒化学物质的标记、储存和使用。
(7)雇员的健康与卫生控制。
(8)虫害的防治。

SSOP 文本是:描述在工厂中使用的卫生程序;提供这些卫生程序的时间计划;提供一个支持日常监测计划的基础;鼓励提前做好计划,以保证必要时采取纠正措施,防止同样问题再次发生;确保每个人——从管理层到生产工人——都理解卫生的概念;为雇员提供一种连续培训的工具;显示对买方和检查人员的承诺,以及引导厂内的卫生操作和状况得以完善提高。

（一）水(冰)的安全

生产用水(冰)的卫生质量是影响食品卫生的关键因素,食品加工厂应有充足供应的水源。对于任何食品的加工,首要的一点就是要保证水的安全。食品加工企业一个完整的 SSOP,首先要考虑与食品接触或与食品接触物表面接触用水(冰)来源与处理应符合有关规定,并要考虑非生产用水及污水处理的交叉污染问题。

1. 水源
(1)使用城市公共用水,要符合国家饮用水标准
(2)使用自备水源要考虑:
井水——周围环境、井深度、污水等因素对水的污染。
海水——周围环境、季节变化、污水排放等因素对水的污染。
对两种供水系统并存的企业采用不同颜色管道,防止生产用水与非生产用水混淆。

2. 相关标准

国家饮用水标准 GB 5749—85 中规定：

（1）微生物指标：细菌总数<100 个/mL（37℃培养）；大肠菌群<3 个/mL；致病菌不得检出。

（2）游离余氯：水管末端不低于 0.05 ppm①。

另外，海水水质标准 GB 3097—1997；软饮料用水的质量标准为 GB 1079—89。

美国饮用水微生物的规定：总大肠菌（包括粪大肠菌和大肠杆菌）目标为 0。最大污染水平 5%，即一个月中总大肠菌呈阳性水样不超过 5%，呈阳性的水样必须进行粪大肠菌分析。不允许存在病毒，目标为 0。最大污染水平为 99.9%杀死或不活动。

3. 监控

无论是城市公用水还是用于食品加工的自备水源都必须充分有效地加以监控，经官方检验有合格的证明后方可使用。

企业监测项目与方法：余氯——试纸、比色法；微生物——细菌总数（GB 5750—85）；大肠菌群（GB 5750—85）。

4. 监测频率

企业对水余氯每天一次，一年对所有水龙都监测到；企业对水的微生物至少每月一次；当地卫生部门对城市公用水全项目每年至少一次，并有报告正本；对自备水源监测频率要增加，一年至少两次。

5. 设施

供水设施要完好，一旦损坏后就能立即维修好，管道的设计要防止冷凝水集聚下滴污染裸露的加工食品，防止饮用水管，非饮用水管及污水管间交叉污染。

防虹吸设备：水管离水面距离 2 倍于水管直径；防止水倒流；水管管道有一死水区；水管龙头真空排气阀；洗手消毒水龙头为非手动开关；加工案台等工具有将废水直接导入下水道装置；备有高压水枪；使用软水管要求用浅色、不易发霉的材料制成。

有蓄水池（塔）的工厂、水池要有完善的防尘、防虫鼠措施，并进行定期清洗消毒。

6. 操作

清洗、解冻用流动水，清洗时防止污水溢溅；软水管使用不能拖在地面，不直接浸入水槽中。

工厂保持详细供水网络图，以便日常对生产供水系统管理与维护。供水网络图是质量管理的基础资料，水龙按序编号。

7. 废水排放

污水处理要符合国家环保部门的规定；符合防疫的要求；处理池地点的选择应远离生产车间。废水排放设置：地面处理（坡度），一般为 1%～1.5%斜坡；案台等及下脚料盒（直接入沟）；清洗消毒槽废水排放（直接入沟）；废水流向（清洁区向非清洁区）；地沟（明沟加不锈篦子，与外界接口有水封防虫装置）。

8. 生产用冰

直接与产品接触的冰必须采用符合饮用水标准的水制造，制冰设备和盛装冰块的器具，必须保持良好的清洁卫生状况，冰的存放、粉碎、运输、盛装储存等都必须在卫生条件下进行，防

---

① 1 ppm=1 mg/kg。

止与地面接触造成污染。监控时发现加工用水存在问题或管道有交叉连接时应终止使用这种水源和终止加工,直到问题得到解决。

(二)与食品接触表面的清洁

1. 总体要求

(1)食品接触表面包括:

① 直接接触:加工设备、工器具、加工台案、加工人员的手或手套、工作服、包装材料等;

② 间接接触:原材料、车间环境、运输车辆等。

(2)按照 GB 14881—1994《食品企业通用卫生规范》的要求,对生产设备设施进行规划设计和改进,并对设施、设备的维护状况实施监督检查。

(3)生产加工用工器具、盛器、机械设备的材料均由耐腐蚀、不生锈、不吸水、易清洗消毒的不锈钢材料制成。严禁使用竹木或纤维等制作、不便于清洗消毒制成的加工用器具。

(4)设备安装要便于清洗,表面结构光滑,浅色,易于识别表面残留物,设备夹杂食品残渣易于清除。

(5)加工设备和器具的清洗消毒:首先必须进行彻底清洗,除去表面残留物,然后用消毒液或 82℃以上的热水消毒。用消毒液消毒后,必须再用清水冲洗,将消毒剂冲洗干净。

2. 工作台案、工器具、盛器的表面

(1)将工作台案、工器具、盛器表面的食品残渣、碎屑等用刷子或抹布清除干净,然后用清水清洗。

(2)用配制好的洗洁精溶液刷洗台案、工器具、盛器,彻底洗净油腻、积垢、粉胚。

(3)用水将洗洁精从台案、工器具、盛器表面清洗干净,不得有洗洁精残留。

(4)对工器具、盛器用 75％的酒精喷洒消毒。

(5)卫生监督员对清洗过的工器具、盛器及工作台案进行外观检查。如果没有达到要求,要求清洁人员重新进行清洗消毒,同时车间不允许开工,直到清洁状况符合要求。

3. 机械设备

(1)每班工作结束,将机械设备表面残留的食品碎屑清除干净后用清水进行冲洗。

(2)用配制好的洗洁精溶液仔细刷洗机械设备,将残留物及积垢彻底洗净。

(3)用水将洗洁精冲洗干净,不得有残留。

(4)修理后的机械设备应立即进行清洗消毒,确保干净方可继续使用。

(5)对机械设备可采用 82℃的热水或余氯 200 mg/L 的消毒液进行消毒。

(6)加工设备和器具在每班加工结束后进行清洗消毒,加工器具、设备被污染后应立即进行清洗消毒。

(7)车间内使用的运输工具应限定在车间内使用,并在每班加工结束后进行清洁消毒。

4. 工作服的卫生

(1)生产员工的工作服应每天更换清洗消毒。

(2)每天生产结束后,工作帽、工作服统一交到洗衣间,由专人负责清洗,脏工作服和干净的工作服应分开存放,各车间工作服分开清洗。

(3)清洗消毒后的工作服,统一存放于储存室内,并由专人保管,储存室内不得放其他物品,以防止交叉污染。

(4)工作服储存室(约 10 m²)安装一只 30 W 紫外线灯照射消毒,消毒时间不少于 30 min。

5．空气消毒

(1) 清洁区域,进行紫外线灯照射法进行空气消毒,消毒时间不少于 30 min,湿度大于 60％时,要延长消毒时间。

(2) 每天开工前及午餐时间对加工区进行紫外线照射消毒,消毒时间不少于 30 min。

6．监督检查

(1) 品管品控部负责对与食品接触表面的清洁效果进行监督检查。

(2) 每月一次用棉拭法对经过清洗消毒的工器具、盛器、设备等与食品接触面取样检测细菌总数和大肠菌群检测。合格标准为细菌总数<100 个/cm²,并做好检测记录。

(3) 每月两次对工作服及工作服存放间进行菌落总数测定,菌落总数<100 个/cm²。

(4) 每周一次对空气清洁度进行测试:直径 9 cm 普通肉汤琼脂平板于空气中暴露 5 min,37℃培养 24 h 进行检测。平板菌落数控制清洁区为<30 个/个平板,中等清洁区 30～50 个/个平板。

(5) 随机检查消毒用热水的温度及消毒液浓度,对温度或浓度不符合要求的要重新进行消毒。

(6) 对工器具、台板、加工机械设备、员工等菌检不合格要填写整改通知交生产车间,车间主任负责查找原因,加强对清洁消毒工作的管理。

(三) 防止交叉污染

1．工厂和车间的设计、布局

工厂和车间在设计和改造前与有关部门和专家进行探讨,做到加工工艺布局合理,厂区内外没有污染源。

2．人员卫生管理

(1) 工作服。员工进入车间必须穿好工作服,参观人员进入生产区必须穿好专用工作服,维修人员进入加工区也必须穿好工作服,并要求服装干净整洁,要遮盖住自己的衣服。员工不允许穿着工作服出车间及进入厕所,上厕所之前要将工作服换掉。低清洁区的员工不允许进入高清洁区,如需进入则需更换干净的工作服后方可进入。

(2) 帽子。所有人员进入生产加工区,必须戴好工作帽。必须将头发罩在帽子里,保证头发不外露。帽子要经常清洗,保持清洁卫生。

(3) 工作鞋。员工进入加工车间必须穿好工作鞋,不允许穿便鞋进入车间。保持工作鞋清洁卫生。进入车间必须经过加有消毒液的消毒池,品管品控部负责检查消毒池消毒液的浓度。

(4) 员工个人卫生。男员工不留长发,不允许蓄胡须。女员工不应涂口红,不化浓妆,不允许戴假睫毛,不允许搽带有浓烈气味的香水。所有员工不允许留长指甲,女员工不应涂指甲油,不应戴假指甲。加工人员在手接触了不洁物、如厕后、处理完脏的设备和工具后要按要求的程序进行清洗消毒。

(5) 器具、设备及包装物。加工过程中的器具做到专用,高清洁区和低清洁区的器具不得混用。食品接触的器具、设备等被废水、污物等污染或其他不清洁的物品时,必须立即清洗消毒。用于制造、加工、调配、包装等设施和器具在使用前确认其已经过清洁消毒。已清洗消毒过的设备和器具应避免再次污染。包装物不允许直接放在地面上,按《产品防护控制程序》的要求进行储存。品管品控部对包装物的微生物进行检测,并要求供方每年一次提供包装材料的安全检测报告。

3. 私人物品管理

所有生产区域和原料、包装材料、成品储存区不允许存放私人物品。员工个人物品应存放在更衣室的储物箱中,不允许带入加工区。员工在车间内的饮水容器必须放在远离操作区域的地方。

4. 废弃物的处理

加工过程中产生的废品要装在有明显标识的废品容器内,及时倾倒处理,送到垃圾存放区。加工区域以外的垃圾存放容器应带有遮盖,不允许暴露存放。各种废弃物做到日产日清。垃圾存放容器和存放区域要经常消毒,保持一定的清洁度。

5. 监督检查

品管品控部对可能污染食品的污染源进行识别并检查处理。每天检查员工的个人卫生,如工作服、鞋、帽的穿戴情况,每周不定期对员工手、工作服进行微生物检测,不符合规定时及时处理。

(四) 手的清洗、消毒和厕所设备的维护与卫生保持

1. 手的清洗消毒

(1) 所有与原料和成品直接接触的员工,操作前必须按规定程序清洗双手并进行消毒。

(2) 清洗消毒的程序为:清水洗手→用皂液或无菌皂洗手→冲净皂液→于 50 ppm[①] 余氯消毒液浸泡 30 s→清水冲洗→干手(用纸巾或毛巾)。

(3) 洗手的频率和要求。操作人员的手必须保持清洁卫生,在下列情况时,必须对双手进行清洗消毒:开始工作之前;上厕所之后;处理不干净的原材料、废料、垃圾之后;清洗设备、器具,接触不干净的用具之后;用手挖耳、擤鼻,用手捂嘴咳嗽之后;接触其他有污染可能的器具或物品之后;从事其他与生产无关的活动之后。

2. 洗手设施

必须在车间进出口处、更衣室、厕所或其他适宜的位置配备与生产人员数量相当的洗手设施。出水龙头必须为非手动式开关,有冷、热水供应,保证冬季洗手消毒的效果。洗手池须配有洗手消毒液或抗菌香皂、一次性干手纸巾、废纸篓或干手器等设施。

3. 更衣室洗浴室

设有与生产人数相适应并与生产车间相连接的员工更衣室,洗手池和个人更衣柜。更衣室、洗浴室应保持良好的通风,有防蚊蝇设施。

4. 厕所

厂区内设立与生产人数相适应的厕所,厕所与加工车间分开,距离在 30 m 以上。厕所保持良好的通风,有防蚊蝇设施。卫生间的数量依生产人员数量而定,一般每 20~30 人设一个蹲位。厕所内设有洗手设施。设专人负责厕所的卫生,及时对厕所进行清理,定期消毒。

5. 设施的维护

设备动力部负责各种设施的维护,随时检查各种设施的使用状况,出现故障时及时修理以保持设施完好适用。

6. 监督检查

品管品控部每天检查一次洗手消毒设施的清洁和完好,定期对加工人员的手、工作服做表面样品检验,做好检查和检验记录,不符合要求的立即纠正处理。车间卫生监督员对车间内的

---

① 　1 ppm＝1 mg/kg

卫生状况及员工的个人卫生包括工作服、鞋、帽的穿戴情况进行巡回检查,不符合要求的要立即纠正。

（五）防止食品被污染物污染

1. 污染物的来源

水滴和冷凝水;不清洁水的飞溅;空气中的灰尘、颗粒;外来物质;地面污物;无保护装置的照明设备;润滑剂、清洁剂、杀虫剂等;化学药品的残留;不卫生的包装材料。

2. 不清洁水的控制

厂房上部不设输送水管,保持车间内的空气流通,防止出现冷凝水。和面操作区与成型区隔离,避免不清洁水的飞溅。每班加工结束后统一对机器设备、工器具、托盘容器等进行清洗消毒,加工过程中如需进行清洗消毒,应避免冲洗设备或工器具的水溅到食品上。

3. 外来物质的控制

设备动力部定期对加工车间的换气扇进行清理,保持扇叶和滤网的清洁。操作人员应穿戴好工作服、工作鞋和帽,不允许头发和自己的衣物暴露在外。工作服上没有口袋和扣子。设备动力部定期对设备进行检查,防止螺丝等物脱落进入食品。修理设备时保管好工具和零配件,避免接触食品。

4. 地面污物

车间内保持一定的湿度,防止出现尘土。食品掉落在地一律作为废品处理。

5. 照明装置

车间内的照明装置应具有保护装置,防止因瞬间过热而爆裂。设备动力部对车间内的照明装置进行定期检查,不符合要求的要进行更换。

6. 包装物的控制

包装物存放库要保持干燥清洁、通风、防霉,内外包装分别存放,上有盖布下有垫板,并设有防虫鼠设施。内包装物进厂后每三个月要进行一次微生物检验,细菌数<100 个/cm^2,致病菌不得检出。必要时可对包装物进行消毒。包装物的材料应符合食用级要求,要求供方每年一次提供包装材料的安全检测报告。

7. 消毒液

加工设备、工器具、容器等清洗消毒后要将消毒液清洁干净,避免消毒液残留污染食品。

8. 润滑剂

机器设备的润滑剂应为食品级,必要时可以食用油作为润滑剂。

9. 杀虫剂

车间内不允许使用杀虫剂。

（六）有毒化学物质的标记、储存和使用

1. 入库检查

化学试剂、消毒剂及清洁剂入库时,品管品控部检验员必须检查其名称、数量、浓度含量、生产厂家、生产日期、有效期、使用方法、注意事项、适用范围等,并检查合格证,确认合格方可入库。

2. 储存和标识

化学药品由使用部门负责储存和保管,储存条件符合要求,与其他物品分开存放,并不得与食品混放。必要时放在加锁的柜子中,防止随便乱拿,并设立警告标示。各使用部门分别编制《有毒有害化学物质一览表》,对各自使用的化学物品进行控制。

3. 监督检查

品管品控部每天对化验室所使用的化学药品进行检查,每周不定期对其他部门的化学药品的储存、使用情况进行检查。各部门每天检查核对所负责的化学药品的品种、数量及标识。

(七)员工的健康与卫生控制

1. 健康检查

公司全体员工(包括临时工)在上岗前,必须接受指定医疗单位的健康检查,取得健康证后方可上岗。管理部负责建立和保管全体员工的健康档案,并负责每年组织员工进行体检。凡患有有碍食品卫生的疾病如病毒性肝炎、活动性肺结核、肠伤寒及其带菌者、细菌性痢疾及其带菌者、化脓性或渗出性皮肤病患者、手外伤未愈合者等,不得参加直接接触食品加工,痊愈后应经体检合格方可重新上岗。

2. 从业人员的健康卫生要求

生产车间负责对本车间员工健康情况进行检查,凡发现或报告患有有碍食品卫生的疾病,必须调离与食品接触的岗位。

3. 员工培训

食品从业人员必须经过卫生培训。培训内容包括:食品卫生法律法规;卫生标准操作程序要求;公司制定的其他相关卫生操作规范;清洁消毒操作要求等。

(八)虫害的防治

(1)管理部负责制定切实可行的防灭四害的工作计划和实施措施,由车间配合执行,选定灭鼠点,绘制灭鼠灭虫害布点图。

(2)生产车间负责加工区内虫鼠害的防治。在生产车间内设置灭蝇灯,厂房的窗户设有纱窗,防止蚊蝇进入。车间下水道排水口安装网罩,防止蚊蝇、虫鼠进入车间。加工车间、库房内可使用粘鼠板、捕鼠器、粘蝇纸等,粘鼠板沿墙根放置,间隔不超过 8 m。车间内不允许使用任何形式的虫药或鼠药。粘鼠板必须定期更换,以保证灭鼠的效果。

(3)卫生监督员负责检查捕蝇笼、粘鼠板及其他防虫、防蝇设施,及时处理死鼠、蚊、蝇。及时更换生产区域内的捕蚊蝇、捕鼠诱饵。

二、SSOP 的监控与记录

在食品加工企业建立了标准卫生操作程序之后,还必须设定监控程序,实施检查、记录和纠正措施。

企业设定监控程序时描述如何对 SSOP 的卫生操作实施监控。它们必须指定何人、何时及如何完成监控。对监控要实施,对监控结果要检查,对检查结果不合格者还必须采取措施以纠正。对以上所有的监控行动、检查结果和纠正措施都要记录,通过这些记录说明企业不仅遵守了 SSOP,而且实施了适当的卫生控制。

食品加工企业日常的卫生监控记录是工厂重要的质量记录和管理资料,应使用统一的表格,并归档保存。

(一)水的监控记录

生产用水应具备以下几种记录和证明:

(1)每年 1～2 次由当地卫生部门进行的水质检验报告的正本。

(2)自备水源的水池、水塔、储水罐等有清洗消毒计划和监控记录。

(3)食品加工企业每月一次对生产用水进行细菌总数、大肠菌群的检验记录。

（4）每日对生产用水的余氯检验。

（5）生产用直接接触食品的冰，自行生产者，应具有生产记录，记录生产用水和工器具卫生状况，如是向冰厂购买者应具备冰厂生产冰的卫生证明。

（6）申请向国外注册的食品加工企业需根据注册国家要求项目进行监控检测并加以记录。

（7）工厂供水网络图（不同供水系统，或不同用途供水系统用不同颜色表示）。

（二）表面样品的检测记录

表面样品是指与食品接触表面，例如加工设备、工器具、包装物料、加工人员的工作服、手套等。这些与食品接触的表面的清洁度直接影响食品的安全与卫生，也是验证清洁消毒的效果。

表面样品检测记录包括：加工人员的手（手套）、工作服；加工用案台桌面、刀、筐、案板；加工设备如去皮机、单冻机等；加工车间地面、墙面；加工车间、更衣室的空气；内包装物料。检测项目为细菌总数、沙门氏菌及金黄色葡萄球菌。

经过清洁消毒的设备和工器具食品接触面细菌总数低于 100 个/cm^2 为宜，对卫生要求严格的工序，应当低于 10 个/cm^2，沙门氏菌及金黄色葡萄球菌等致病菌不得检出。对于车间空气的洁净程度，可通过空气暴露法进行检验。以下是采用普遍肉肠琼脂，直径为 9cm 平板在空气中暴露 5min 后，经 37℃培养的方法进行检测。对室内空气污染程度进行分级的参考数据，见表 6-1。

表 6-1 室内空气污染程度

落菌数	空气污染程度	评价
30 以下	清洁	安全
30～50	中等清洁	
50～70	低等清洁	应加强防范
70～100	高度污染	对空气要进行消毒
100 以上	严重污染	禁止加工

（三）雇员的健康与卫生检查记录

食品加工企业的雇员，尤其是生产人员，是食品加工的直接操作者，其身体的健康与卫生状况，直接关系到产品的卫生质量。因此食品加工企业必须严格对生产人员，包括从事质量检验工作人员的卫生管理。对其检查记录包括：

（1）生产人员进入车间前的卫生点检记录。检查生产人员工作服、鞋帽是否穿戴正确；检查是否化妆、头发外露、手指甲修剪等；检查个人卫生是否清洁，有无外伤，是否患病等；检查是否按程序进行洗手消毒等。

（2）食品加工企业必须具备生产人员健康检查合格证明及档案。

（3）食品加工企业必须具备卫生培训计划及培训记录。

（四）卫生监控与检查纠偏记录

食品加工企业应为生产创造一个良好的卫生环境，才能保证产品是在适合食品生产条件下及卫生条件下生产的，才不会出现掺假食品。

食品加工企业的卫生执行与检查纠偏记录包括：

（1）工厂灭虫灭鼠及检查、纠偏记录（包括生活区）。

（2）厂区的清扫及检查、纠偏记录（包括生活区）。

（3）车间、更衣室、消毒间、厕所等清扫消毒及检查纠偏记录。

（4）灭鼠图。

食品加工企业应注意做好以下几个方面的工作：

（1）保持工厂道路的清洁，经常打扫和清洗路面，可有效地减少厂区内飞扬的尘土。

（2）清除厂区内一切可能聚集、孳生蚊蝇的场所，生产废料、垃圾要用密封的容器运送，做到当日废料、垃圾当日及时清除出厂。

（3）实施有效的灭鼠措施，绘制灭鼠图，不宜采用药物灭鼠。

（五）化学药品购置、储存和使用记录

食品加工企业使用的化学药品有消毒剂、灭虫药物、食品添加剂、化验室使用化学药品以及润滑油等。

第二节 SSOP 实施实例

以××××食品公司卫生标准操作程序为例，进行描述。

1. 目的

通过制定与本公司情况相应的 SSOP 计划，对加工过程中用水、食品接触面、有毒有害物质、虫害防治等实施有效的控制，以保证本工厂产品的安全可靠性。

2. 适用范围

本程序适用于整个生产过程中各环节、各工序、各类相关人员。

3. 职责

3.1 卫生监督员负责对日常卫生进行监督检查。

3.2 办公室负责厂区的环境卫生和员工健康检测、档案的管理。

3.3 品控科负责原辅材料的卫生检测、生产过程卫生监督检查。

3.4 车间负责本范围设施卫生、生产过程卫生的管理。

4. 要素控制

4.1 加工用水的安全。

4.1.1 控制和监测：

a. 公司所有的加工用水取自井水。监测频率：每年两次。

b. 自来水水管不得与其他非饮用水水管交叉连接。监测频率：当管道系统进行安装或者变动时。

c. 检查公司内外所有的水龙头，检查是否能有效防止虹吸。监测频率：每天上班前、工作中、收工后。

d. 水质常规项目（包括细菌总数、大肠菌群、余氯、pH 值）的实验室检测。监测频率：每半月一次，一年内取样点覆盖所有的水龙头。

4.1.2 纠正措施：

a. 发现水受污染的情况下，停止一切生产，判定是何时受污染，暂存这段时间生产的产品，进行安全评估，以保证产品的安全性。

b. 当水质符合国家水质标准时，才可恢复生产。

c. 对员工进行教育培训，避免有易导致虹吸的操作。

d. 找出造成不合格的原因,采取纠正措施,评估不合格对产品安全造成的影响,如有必要,对偏离产品进行处置。

4.1.3 记录:

a. 定期卫生检查记录;

b. 每日卫生控制记录;

c. 水样送检全项目检测报告;

d. 工厂实验室水质检测报告。

4.2 食品接触面的状况和清洁(包括工器具、手套、工作服)

4.2.1 控制和监测:

食品接触面可充分清洁(没有缝隙、洞、叠接点、水垢等不能充分清洁的地方),卫生监督员应对食品接触面进行检查,以确定是否可充分清洗。监测频率:每天。

对食品接触面的清洁和消毒程序:

a. 上班前,设备、工器具和操作台面应用自来水冲洗。监测频率:上班前。

b. 中午下班前,应从地面、设备和接触面上清除掉主要固状物后用自来水冲洗干净,所有设备、工器具、操作台面用自来水冲洗。监测频率:中午下班前。

c. 每天下班后,地面、墙壁、操作台面、设备、工器具应先清除表面食物残渣,然后用自来水冲洗,操作台面、工器具用清水刷洗。清洗干净后应进行消毒,地面、墙壁用 400 ppm① 次氯酸钠消毒液喷洒,设备、工器具、操作台面用 100 ppm 次氯酸钠消毒液消毒。第二天上班前用清水冲洗。卫生监督员应检查消毒液浓度是否正确,食品接触面是否清洗消毒过。监测频率:下班后。

员工应穿戴干净的手套和工作服;加工车间的员工都应穿戴干净的工作服、防水围裙和防水靴,防水围裙每天更换,送洗衣房清洗;管理人员在车间也应穿上干净的工作服和防水靴;维修人员应穿工作服和防水靴;工作服由洗衣房统一清洗、晒干,上班前在更衣室用紫外灯照射 30 min;卫生监督员应监督员工围裙和工作服的清洁度。监测频率:上班前;化验室定期对设备、工器具、操作台面取样进行微生物检验,验证清洗消毒效果。监测频率:每 10 天。

4.2.2 纠正措施:

a. 应维修或替换不能充分清洗的食品接触面。

b. 当消毒液浓度不正确时,调整消毒液浓度。对不干净的食品接触面进行清洗消毒。

c. 对可能成为食品的潜在污染源的袖套、工作服应进行清洗消毒或更换。

d. 找出造成不合格的原因,采取纠正措施。

4.2.3 记录:

a. 每日卫生控制记录。

b. 实验室微生物检测报告。

4.3 防止交叉污染。

4.3.1 控制和监测:

对卫生监督员进行基本卫生培训,公司为新任卫生监督员安排基本的食品卫生培训。监测频率:雇佣新卫生监督员时。

要求员工操作不能导致交叉污染(包括头发、手的清洁、个人物品的存放、吃喝、靴子消

---

① 1 ppm＝1 mg/kg。下同

毒);员工应戴内帽、帽子或其他的毛发束缚物,不得戴首饰、项链等可能掉入食品、设备、包装物中的物品;员工戴消毒处理过的手套,必要时及时更换。

上班前,每次离开工作后和每次弄脏后,员工都应清洗并消毒手。手清洗、消毒程序为:清水洗手→用皂液或无菌皂洗手→冲净皂液→于 50 ppm[①] 余氯消毒液浸泡 30 s→清水冲洗→干手(用纸巾或毛巾)。

衣服和个人物品存放在更衣柜内,不能存放在车间;员工不得在生产车间内吃零食、嚼口香糖、饮水和吸烟;员工穿的围裙颜色采用白围裙,不能进入其他车间,员工不能互相串岗;在进入加工车间之前,员工应在盛有 200 ppm 次氯酸钠消毒液的靴消毒池中对靴子进行消毒,卫生监督员应监督员工操作,监测频率为上班前、生产过程中每 4 h 一次;生产过程中每 4 h更换一次靴子消毒液,监测频率为上班前、生产过程中每 4 h 一次;由卫生监督员检查工厂地面,应保持状况良好,防止污染食品。监测频率:上班前;地面应无积水,应检查加工车间地面,确保排水彻底。监测频率:上班前、生产过程中每 4 h 一次;卫生监督员检查包装材料,防止在储藏过程中被污染。监测频率:每天上班前;加工车间和其他车间的工器具、容器、清洁设备应分开,不得混用。监测频率:上班前、生产过程中每 4 h 一次。

4.3.2　纠正措施:

对新任卫生监督员进行基本的卫生培训;对员工不符合卫生规范的操作应予以纠正;更换靴子消毒液;对破损的地面进行维修;清除积水或疏通管道,确保排水畅通;对可能造成食品污染的情况加以纠正;严格区分加工车间和其他车间的工器具、容器、清洁设备,如混用,要求其改正。

4.3.3　记录:

a. 培训记录。

b. 每日卫生控制记录。

c. 定期卫生控制记录。

4.4　手的清洗、消毒和厕所设施的维护。

4.4.1　控制和监测:

厕所设施应齐全,维护保养状况良好,并在每天上班前进行清洗、消毒,卫生监督员应检查厕所设施和洗手设施。监测频率:每天一次。

洗手设施包括:脚动水龙头、洗手液。每天更换一次干净手巾,有提醒员工何时洗手和如何洗手的标识,手的清洗和消毒应在上班前、每次离开工作后和每次被弄脏时。卫生监督员负责检查手清洗、消毒设施和消毒液浓度。监测频率:上班前。

4.4.2　纠正措施:

对厕所设施进行清洁,纠正任何可能造成污染的情况,必要时进行维修。

对损坏的设施进行更换和调整消毒剂浓度。

4.4.3　记录:每日卫生控制记录。

4.5　防止食品、食品包装材料和食品接触面的外部污染。

4.5.1　控制和监测:

加工和包装区域所使用的清洁剂、消毒剂和润滑剂须经批准后才能在车间使用。食品级化合物验收入库前,由品控科对照检查货物清单检验后方能入库。监测频率:在接收清洁剂、

———————

① 1 ppm＝1 mg/kg。下同

消毒剂、润滑剂时。

食品级和非食品级的化合物和润滑剂应分开储存于加工区、包装区外，由卫生监督员负责检查。监测频率：每天上班前。

应防止食品、食品包装材料和食品接触面外部污染生物的、化学的和物理的污染物。加工区和包装区的照明设备应装有防护装置，卫生监督员负责检查加工和包装区。监测频率：每天上班前，生产过程中每隔 4 h 一次。

设备应维护良好，无松动的或丢失的金属件，卫生监督员负责检查生产和包装设备。监测频率：每天上班前；液滴及冷凝物不会污染食品及包装材料。监测频率：每天上班前，生产过程中每隔 4 h 一次。

4.5.2　纠正措施：

未经许可的化合物应退回或在非加工区内使用；储存不正确的化合物应正确存放；检查产品的安全性；必要时进行维修；卫生监督员应纠正任何冷凝物问题。

4.5.3　记录：定期卫生控制记录；每日卫生控制记录。

4.6　有毒化合物的正确标记、储存和使用。

4.6.1　控制和监测：

公司内使用的所有有毒化合物都应标明制造商，使用说明，或含有必要信息的文件。在储存有毒化合物前，仓库要验证该文件资料。监测频率：当接收有毒化合物时。

清洁剂、消毒剂、润滑剂、杀虫剂及其他有毒化合物应正确标记并储存于加工和包装区外专用库内，由专人保管，卫生监督员应定时检查。监测频率：每天上班前。

应遵守所有的使用说明及建议。由专人进行分装操作，分装瓶应正确标明本化合物的常用名，且不能存放于那些化合物可能落到或滴到食品或食品包装材料的地方，卫生监督员必须检查使用程序和标签。监测频率：每天上班前。

4.6.2　纠正措施：

资料不全或不适当的有毒化合物应先搁置一边，直到获得所需资料，无资料的有毒化合物应退还给供货商。

不恰当储存的化学物品应移至合适地方，有泄漏的容器应重新密封或更换。不恰当使用化合物的员工应接受纪律处分或再培训，可能受到污染的食物应销毁或作他用，更正分装容器的不恰当标记。

4.6.3　记录：定期卫生控制记录；每日卫生控制记录。

4.7　员工的健康。

4.7.1　控制和监测：

新员工进公司前应经过体检，确认没有患有有碍食品卫生疾病的人员，才能从事与食品卫生有关的工作。所有员工每年必须体检一次，凡患有有碍食品卫生疾病的人员，必须调离食品工作岗位。监测频率：新员工进公司时，每年。

对于可能导致食品污染的健康状况，员工应及时汇报给卫生监督员，卫生监督员将可疑的健康问题汇报给车间主任，由车间主任来决定是否存在可能污染食品的情况。监测频率：每天上班前。

卫生监督员应检查员工身上那些可能污染食品的受感染的伤口。监测频率：每天上班前。

4.7.2　纠正措施：

患有有碍食品卫生疾病的人员不能从事与食品卫生有关的工作，应调离食品工作岗位。

患有可能污染食品的疾病的员工应回家休息或重新分配给不接触食品的工作。

将伤口缠上不透明的绷带,或重新分配工作,或回家休养。

4.7.3 记录:定期卫生控制记录;每日卫生控制记录。

4.8 虫害的去除。

4.8.1 控制和监测:

定期对厂区环境进行除虫处理,如有必要还应使用化学物质进行处理。监测频率:每月。

每天晚上将鼠夹放置在捕鼠点上。监测频率:每天。

厂地面和车间区域不得堆放可以引起害虫滋生的垃圾和废料。公司和车间防蝇、防虫设施完好,厂区和车间没有害虫出没。卫生监督员检查是否有害虫存在。监测频率:每天上班前。

4.8.2 纠正措施:进行除虫处理;将鼠笼放在捕鼠点上;清除害虫滋生源,维修防蝇虫设施,如发现害虫应进行除虫处理。

4.8.3 记录:定期卫生控制记录;每日卫生控制记录。

【单元小结】

SSOP(Sanitation Standard Operation Procedures)是卫生标准操作程序的简称。是食品企业为了满足食品安全的要求,在卫生环境和加工要求等方面所需实施的具体程序。SSOP和GMP是进行HACCP认证的基础。

SSOP至少包括8项内容:与食品接触或与食品接触物表面接触的水(冰)的安全;与食品接触的表面(包括设备、手套、工作服)的清洁度;防止发生交叉污染;手的清洗与消毒,厕所设施的维护与卫生保持;防止食品被污染物污染;有毒化学物质的标记、储存和使用;雇员的健康与卫生控制;虫害的防治。

【复习思考题】

1. 什么是SSOP?
2. 企业编制自己的SSOP文本应包括哪些内容?

单元七　食品生产的危害分析与关键控制点(HACCP)

1. 了解 HACCP 的发展概况、特点及实施意义。
2. 掌握 HACCP 的基本原理及熟悉 HACCP 的具体实施步骤。
3. 熟悉 GMP、HACCP、SSOP 及 ISO 9000 质量管理体系标准之间的相互关系。
4. 能够制定某种具体食品生产的 HACCP 计划。

　　危害分析与关键控制点(HACCP)体系,是对可能发生在食品生产过程中的食品安全危害进行识别、评估,进而采取控制的一种预防性食品安全控制方法,以其科学性和实用性在食品产业迅速推广,成为国际公认的现代食品安全控制方式。

　　20 世纪 60 年代初,美国最早使用 HACCP 理念控制太空食品安全。20 世纪 90 年代,中国引入 HACCP,历经 10 余年的推广,我国在 HACCP 研究与应用领域已走在世界前列,对提高我国食品企业的食品安全控制水平发挥了巨大作用。2009 年 6 月 1 日实施的《中华人民共和国食品安全法》明确鼓励食品生产经营企业实施 HACCP 体系,首次将 HACCP 应用上升到国家法律层面,必将进一步推动我国 HACCP 应用的发展。

第一节　HACCP 概述

一、HACCP 的概念

　　HACCP 是"危害分析与关键控制点(Hazard Analysis Critical Control Point)"的英文缩写。它主要是通过科学、系统的方法,分析和鉴别食品生产全过程(从原材料至消费等)各个环节中可能发生的各种危害(包括生物的、化学的和物理的危害),评估危害的严重性(即是否是显著危害),确定具体的预防控制措施和关键控制点(CCP)并实施有效的监控,从而达到消除或减少危害,或将危害降低到可接受水平的目的。因此,HACCP 是一种科学、合理、针对食品生产加工过程进行过程控制的预防性体系,这种体系的建立和应用可保证食品安全危害得到有效控制,以防止发生危害公众健康的问题,它也是目前国际上公认的控制食品安全的经济有效的管理体系。HACCP 原理适用于食品生产的所有阶段,包括基础农业、食品制备与处理、食品加工、食品服务、配送体系以及消费者处理和使用。

　　国家标准 GB/T 15091—1994《食品工业基本术语》对 HACCP 的定义是:生产(加工)安全食品的一种控制手段。对原料、关键生产工序及影响产品安全的人为因素进行分析,确定加工过程中的关键环节,建立并完善监控程序和监控标准,采取规范的纠正措施。

　　国际标准 CAC/RCP—1《食品卫生通则》(1997 修订 3 版)对 HACCP 的定义为:鉴别、评价和控制对食品安全至关重要的危害的一种体系。

二、HACCP 的产生与发展概况

早在 20 世纪 50 年代初,化学工业就开始应用 HACCP 体系的基本原理,该原理的核心内容是 W. Edward Eming 的"全面质量管理原则"。食品工业中 HACCP 体系的概念和起源与 Pillsbury 公司的一项食品生产研究计划有关,该计划是专为研制太空食品制定的。1959 年美国 Pillsbury 公司与美国航空和航天局(NASA). Natick 实验室,他们在联合开发航天食品时形成了 HACCP 食品安全管理体系。Pillsbury 公司检查 NASA 的"无缺陷计划"(zero-defect program),发现这种非破坏性检测系统对食品安全性采取的是一种全新的监测控制体系,这种非破坏性检验并没有直接针对食品与食品成分,而是将其延伸到整个生产过程(从原材料和工厂环境开始至生产过程和产品消费)的控制。Pillsbury 公司因此提出新的概念——HACCP 体系,专门用于控制生产过程中可能出现危害的位置或加工点,而这个控制过程应包括原材料生产、储运过程直至食品消费。HACCP 体系被 Natick 实验室采用及修改后,用于太空食品生产。

1971 年,Pillsbury 公司在美国食品保护会议上首次提出 HACCP,几年后美国食品药品管理局(FDA)采纳并用作为酸性与低酸性罐头食品法规的制定基础。1974 年以后,HACCP概念已大量出现在科技文献中。美国食品安全检验处于 1989 年 10 月发布《食品生产的 HACCP 原理》;于 1991 年 4 月提出《HACCP 评价程序》;于 1994 年 3 月公布了《冷冻食品 HACCP 一般规则》。美国一半以上的海产品是从国外进口,因此其对海产品生产、进口的要求和控制特别严格。1994 年 8 月 4 日,美国食品药品管理局(FDA)公布用于食品安全保证措施《用于食品工业的 HACCP 进展》,同时组织有关企业进行一项 HACCP 推广应用的计划,以使 HACCP 的应用扩大到其他食品企业。该计划在 FDA 指导下,对几家被挑选的食品企业进行长达 12 个月的执行 HACCP 计划的研究与评论,以求修改、完善对 HACCP 法规的制定。1995 年 12 月 18 日,FDA 发布《安全与卫生加工、进口海产品的措施》,要求海产品的加工者执行 HACCP。该法规于 1997 年 12 月 18 日生效,即在此时间后,凡出口到美国的海产品需提交 HACCP 执行计划等资料并符合 HACCP 要求。此外,对不同食品生产与进口的 HACCP 法规相继出台。如 1996 年 7 月 25 日,美国农业部发布最后法规(61FR38806),要求对每种肉禽产品都执行书面卫生标准操作措施(SSOP)及改善其产品安全的 HACCP 控制系统,并指出该 SSOP 于 1998 年 1 月 26 日生效(中、小型肉禽加工厂则要求 1999—2000 年生效)。1998 年 4 月 24 日,FDA 发布果汁加工者执行 HACCP,并对果汁食品标记提出明确要求。另外对蛋品的生产也提出包括 HACCP 在内的强制性和非强制性管理方案。

HACCP 的概念和原理提出后,立即得到了包括美国在内的不少国家、地区和国际组织的响应和认可,并对 HACCP 体系的完善与发展以及推广应用做了大量工作。如 1973 年美国 FDA 首次将 HACCP 概念应用于低酸性罐头食品(21 CFR part 113)。1988 年国际食品微生物标准委员会(ICMSF)发布了其第 4 卷,将 HACCP 涵盖在食品安全和质量内,这是对 HACCP 国际化的巨大贡献。1989 年美国国家食品微生物标准建议委员会(NACMCF)发布了《用于食品生产的 HACCP 原理的基本准则》,对 HACCP 原理进行了修订完善,由原来的 3 项增至 7 项,首次建立了现代 HACCP 的基本体系。1993 年 CAC 在《食品卫生通则》的附录中发布了《HACCP 体系应用准则》,这对促进 HACCP 体系普遍应用和更好解决食品生产中存在的问题起了重要作用。1997 年 CAC 通过并采纳了新版《HACCP 体系及其应用准则》作为《食品法典——食品卫生基础文件》的 3 个文件之一,并收录入食品法典第 1B 卷中,第一次在国际上统一了 HACCP 概念,形成了目前世界通用的 HACCP 体系,使 HACCP 真正成为国际性的食品生产体系标准。2005 年 9 月 1 日,国际标准化组织发布了《食品安全管理体系——适用于食品链中各类组织的要求》标准(ISO 22000:2005),适用于食品链中的所有组织。国际 HACCP 理论的这次新发展,将 HACCP 体系演变成以 HACCP 原理为核心的食品安全管理体系。

近 10 多年来,HACCP 体系在全球食品工业中得到进一步的推广应用。联合国食品标准委员会将 HACCP 制度列为食品的世界性指导纲要,亚太经合组织(APEC)积极推动以 HACCP 制度为基础的食品认证计划,欧盟要求各会员国实施 HACCP 制度,而且规定进入欧盟的食品,其生产者必须通过 HACCP 认证,在美国等发达国家 HACCP 体系是食品企业在成立时就严格按照 HACCP 的要求进行实施的。

目前认可并推广应用 HACCP 较好的国家和组织有联合国食品法典委员会、欧盟、日本、加拿大、泰国、越南、印度、澳大利亚、新西兰、冰岛、丹麦、巴西等,这些国家和组织大部分都是针对不同的食品提出相应的 HACCP 模式,制定 HACCP 法规强制性推行,并要求进口食品也须达到相同要求。

三、HACCP 在中国的应用和发展

HACCP 在中国的应用与发展可分为以下 3 个阶段:

1. HACCP 引入阶段(1990—1997 年)

1990 年 3 月,原国家进出口商品检验局(以下简称"国家商检局")组织了含 HACCP 理念的"出口食品安全工程的研究和应用计划",水产品等十类食品列入计划,近 250 家生产企业自愿参加,为将 HACCP 引入中国打下基础。

1997 年 3 月,为做好应对美国 FDA 水产品 HACCP 法规实施的准备工作,原国家商检局派出了 5 人专家组参加了美国 FDA 举办的水产品 HACCP 法规及首期美国 HACCP 管理官员培训班。随后,美国水产品 HACCP 法规及管理官员培训班的教材被翻译成中文,原国家商检局在华南、华东和华北举办了五期水产品 HACCP 法规及管理官员培训班,300 余名受训的商检人员取得了培训合格资格,从而正式将 HACCP 引入中国。

2. HACCP 应用阶段(1997—2004 年)

1997 年 10 月,原国家商检局组织了对 180 家输美出口水产品生产企业建立实施 HACCP 体系的检查,确定能否符合美国水产品 HACCP 法规所规定的要求。共有 139 家企业获得原国家商检局的认可,报美国 FDA 注册,HACCP 在中国企业的应用正式展开。

1999 年,原国家出入境检验检疫局组织原中国商检研究所(现为中国检科院)及检验检疫系统专家,编写、拍摄、出版发行了以 HACCP 原理及应用为主要内容的《中国出口食品卫生注册管理指南》书面和音像教材。作为中国第一套 HACCP 培训教材,电教培训出口食品生产企业和检验检疫人员达数十万人,有力推动了 HACCP 在中国的应用。

2002 年,国家质检总局发布《出口食品生产企业卫生注册登记管理规定》(第 20 号令),首次强制要求罐头、水产品、肉及肉制品、速冻蔬菜、果蔬汁、速冻方便食品等六类高风险出口食品的生产企业建立实施 HACCP 管理体系,并实施体系的检验检疫验证和监督管理,作为出口食品生产企业卫生注册制度的组成部分。同年,国家认监委发布《食品生产企业危害分析与关键控制点(HACCP)管理体系认证管理规定》(第 3 号公告),对食品生产企业 HACCP 管理体系建立和运行的基本要求、认证、检验检疫验证、监督管理做出了明确规定,成为中国第一部专

门针对 HACCP 的行政规章。

2001—2002 年,国家认监委组织编写了《果蔬汁 HACCP 体系的建立与实施》等 6 本 HACCP 体系培训教材,分别给出了六类高风险食品的 HACCP 体系应用模式和危害控制指南。2001—2004 年,国家认监委委托原中国商检研究所为检验检疫系统和出口食品生产企业人员举办了 37 期 HACCP 体系建立与实施培训班,培训检验检疫系统和出口食品生产企业人员 4 000 余人,对果蔬汁等六类出口食品的 4 000 余家生产企业有效建立实施 HACCP 体系和顺利通过检验检疫强制性验证发挥了重要的指导作用,也为检验检疫监管人员开展 HACCP 体系检验检疫强制性验证提供了必要的技术基础。2004 年底,在检验检疫部门监管下的果蔬汁等六类出口食品生产企业全部建立实施了 HACCP 管理体系,并获得检验检疫部门卫生注册的批准。

2004 年农业部科教司把引进国外 HACCP 技术体系列为农业部 948 项目予以支持。随着项目的实施,HACCP 体系在我国的种植业、水产养殖、家禽饲养等行业不断开展了示范应用。

3. HACCP 发展提高阶段(2004 年至今)

由于国际食品贸易形势的新变化,技术壁垒措施越来越多地成为国际食品贸易中的调控手段,国内外官方和消费者对食品安全的要求越来越严格,越来越全面,不仅要求建立能够控制危害的体系,而且要求建立能够对食品企业进行管理的体系。国际 HACCP 理论面临新的发展。

2004 年 6 月 1 日,中国国家质检总局发布了《食品安全管理体系要求》标准(SN/T 1443.1—2004),提出了包含 HACCP 原理的食品安全管理原则,将 HACCP 体系系统地发展为以 HACCP 为核心的食品安全管理体系(简称"HACCP 食品安全管理体系"),通过对食品企业的管理实现对危害的控制,适用于食品链中的所有食品组织。2006 年 9 月,国家认监委发布了《关于下发 2006 年版出口食品生产企业卫生注册登记评审记录表的通知》,要求罐头等六类出口食品生产企业按照 SN/T 1443.1《食品安全管理体系要求》标准建立实施 HACCP 食品安全管理体系,并依据该标准实施 HACCP 食品安全管理体系的检验检疫强制性验证,实现了向 HACCP 食品安全管理体系的跨越。

2005 年 9 月 1 日,国际标准化组织发布了《食品安全管理体系——适用于食品链中各类组织的要求》标准(ISO 22000:2005),适用于食品链中的所有组织。国际 HACCP 理论的这次新发展,将 HACCP 体系演变成以 HACCP 原理为核心的食品安全管理体系。中国作为世界食品生产、消费和出口大国,积极参与了这次国际 HACCP 理论发展的进程,并努力推动 HACCP 食品安全管理体系的研究和应用。中国的食品企业也及时跟上,将 HACCP 体系进一步发展完善,建立并健全了企业的 HACCP 食品安全管理体系,取得显著成效,使中国的 HACCP 应用进入了发展提高阶段。

四、HACCP 体系的特点

HACCP 是一个真正的逻辑性控制和评价体系,与其他质量体系相比,具有简便易行等多方面的特点。

(1) 全面性。HACCP 是一种系统化方法,涉及食品安全的所有方面,从原材料、种植、收获和购买到最终产品使用,能够鉴别出当前能够想到的危害,包括实际预见到可能发生的危害。

（2）缺陷最小化。HACCP 不是零风险体系，但使食品生产最大限度趋近于"零缺陷"，尽量减少食品安全危害的风险。

（3）指向性。科学确定食品安全责任的首要责任由食品生产者及食品销售者承担。

（4）动态性。关键控制点随生产设备、检测仪器、人员等的变化而改变，实施方案应不断更新，与时俱进。

（5）有效性。防止传统食品安全控制方法（现场检查和成品测试）的缺陷，重点关注HACCP 的制定和执行，检测加工过程中最易发生危害的环节，安全控制更加有效。

（6）广泛性。HACCP 体系被 FAO/WHO、CAC 大力推荐，世界各国也普遍接受。食品企业推广应用，有助于提高市场竞争力，提高经济效益。

（7）经济性和实用性。HACCP 体系操作比较容易，改进方便，通过预防措施减少损失，降低产品的检测成本，减轻一线工人的劳动强度，提高劳动效率。

（8）可信性。只需通过判断危害是否控制来检验食品安全，有利于政府监督及政府与企业的相互沟通，改善企业与政府、消费者的关系，树立食品安全的信心。

上述诸多特点，归结为 HACCP 把检验最终生产出的食品是否合格这一传统方法转化为预先控制生产环节中潜在危害，使食品生产商或供应商以最终产品检验为主的观念转变为在从原料生产→采购→加工→消费整个过程中鉴别并控制潜在危害，保证食品的安全。值得注意的是，HACCP 可用于减少食品的风险，但不是零风险。HACCP 是对其他质量管理体系的补充，和其他的质量管理体系一起使用，具有更大的优越性。

五、实施 HACCP 体系的意义

随着食品工业规模化与多样化的发展，人们对食品安全与卫生方面的监控与管理工作提出了更高的要求，政府和企业界都付出了巨大的努力。但是，世界各国食物中毒事件仍然呈逐年上升趋势。例如，在美国，每年有 650～3 300 万人因食品中含有病原菌患病，其中约有 9 000人死亡。

（1）将食品生产中对终产品的检验（即检验是否有不合格产品）转化为控制生产环节中潜在的危害（即预防生产出不合格产品）。

（2）HACCP 体系是预防性的，是保证生产安全食品最有效、最经济的方法，其目标直接指向生产过程中的有关食品卫生和安全问题的关键部分，能降低质量安全管理成本，降低终产品的不合格率，提高产品质量，延长产品的货架期，大大减少由于食品腐败而造成的经济损失。

（3）HACCP 体系更新了食品生产企业的质量控制理念，提高了食品生产企业的质量控制技术水平，减少了企业和监督机构在人力、物力和财力方面的支出，能用最少的资源，做最有效的事。

（4）HACCP 体系能通过预测潜在的危害以及提出控制措施使新工艺和新设备的设计与制造更加容易和可靠，有利于食品企业的发展和改革。

（5）HACCP 体系为食品生产企业和政府监督机构提供了一种最理想的食品安全监督和控制方法，使食品质量管理与监督体系更完善，管理过程更科学。应用 HACCP 体系可以弥补传统的质量控制与监督方法的不足，有利于促进政府监管机构的有利配合，解决监管缺位现象。

（6）HACCP 体系正日益成为与国际接轨、进入国际市场的通行证，同时也已成为发达国家进行国际贸易时的技术壁垒。实施 HACCP 体系必将有助于提升我国食品在国际上的认可程度,提高食品企业在国际市场上的竞争力,促进贸易发展。

第二节　HACCP 体系的基本原理

HACCP 体系由以下 7 个原理组成:危害分析;确定关键控制点(CCP);确定与各 CCP 相关的关键限值(CL);确立 CCP 的监控程序;建立纠偏措施;验证程序;记录保持程序。

一、危害分析

这是 HACCP 体系 7 个原理的基础,是 HACCP 体系的核心之一。所谓危害分析是通过以往资料分析、现场实地观测、实验采样检测等方法,对食品生产全过程各个环节中可能发生的危害及危害的严重性进行科学、客观、全面的分析和评估,以判断危害的性质、程度和对人体健康的潜在影响,从而确定哪些危害对食品安全是重要的,应被列入 HACCP 计划中并制定相应的预防控制措施。其中,危害指食品中可能影响人体健康的生物性、化学性和物理性因素或状态,尤以生物性危害(特别是微生物危害)最为严重,也最易发生。可能发生的危害属于危害的风险性范围,而危害的风险性与严重性是区分危害和显著危害的重要依据。所谓显著危害是指极有可能发生,如不加以控制就有可能导致消费者不可接受的健康或安全风险的危害。HACCP 体系中的危害分析主要针对显著危害。

二、确定关键控制点(CCP)

控制点(CP)是指食品生产加工过程中,能用生物的、化学的、物理的因素加以控制的任何一个点、步骤或工序。而关键控制点(CCP)是指若采取有效措施加以控制就可预防、消除或降低食品安全危害至可接受水平的一个点、步骤或程序。CP 与 CCP 之间是一种包含与被包含的关系,CCP 包含于 CP。在食品加工过程中,许多点、步骤或工序都可以作为 CP,而 CCP 主要是那些能控制显著危害的点、步骤或工序。与危害分析一样,确定关键控制点也是 HACCP 体系的核心之一,其目的是使一个潜在的食品危害被预防、消除或减少到可以接受的水平。

三、确定与各 CCP 相关的关键限值(CL)

关键限值(CL)是指为确保各 CCP 处于控制之下以防止显著危害发生的预防性措施,必须达到的、能将可接受水平与不可接受水平区分开的判断指标、安全目标水平或极限,是确保食品安全的界限。值得注意的是,CL 是一个数值,而不是一个数值范围;每个 CCP 必须要有一个或多个 CL,且 CL 应合理、适宜,可操作性强,符合实际和实用。

四、确立 CCP 的监控程序

监控是指对已确定的 CCP 进行一系列有计划、有顺序的观察、检查或测试,准确及时地记录所有观察或测试结果,并将结果与已确定的 CL 进行比较,以确保 CCP 处于控制之下或 CL 完全符合规定要求。从某种意义上讲,监控体系就是为了保证产品在符合 HACCP 计划要求下生产的一个记录,即一个加工控制系统的支持性文件,是验证尤其是官方审核时最重要的资料。建立 CCP 监控体系是 CCP 控制成败与否的关键。

五、建立纠偏措施

纠偏措施是指当监测结果显示 CCP 失控即 CL 发生偏离或不符合规定时,所应采取的措施。在食品生产过程中,任何 CCP 的 CL 即使是在建立完善的 CPP 监控程序后不发生偏离是几乎不可能的。因此,为了使监控到的失控 CCP 或发生偏离的 CL 得以恢复正常并处于控制之下,必须建立相应的纠偏措施以确保 CCP 再次处于控制之下。

六、验证程序

验证是指核定 HACCP 体系是否按 HACCP 计划进行的所有有关方法、程序和测试,包括应用监控以外的审核、确认、监视、测量、检验和其他评价手段,通过提供客观证据,对 HACCP 体系运行的符合性和有效性进行的认定。

七、记录保持程序

HACCP 体系建立实施过程中有大量的技术文件和各种日常工作监测记录,而完整准确的记录和妥善保存这些资料是成功建立实施 HACCP 体系的关键之一。因此,在建立实施 HACCP 体系过程中,所有程序、记录必须文件化,所有文件必须妥善保存且保存应符合操作特性和规范。文件系统主要包括危害分析工作单、HACCP 计划表、对关键控制点的监控记录、纠偏措施和验证记录等。

以上 7 个原理中,前 5 个原理是环环相扣的步骤,显示了 HACCP 体系极强的科学性、逻辑性,而后两个原理哪一个在前都可以,显示了 HACCP 体系的灵活性。这 7 个原理中,危害分析是基础,CCP 及其 CL 的确定是根本,监控程序、纠偏行动、验证程序以及科学完整的记录及其保持程序是关键。企业在实行 HACCP 体系的全过程中,须有大量的技术文件和日常的监测记录,这些记录应是全面的,记录应包括体系文件,HACCP 体系的记录,HACCP 小组的活动记录,HACCP 前提条件的执行、监控、检查和纠正记录。

第三节　HACCP 体系的实施

HACCP 体系在不同国家、不同的食品生产企业的模式不同,即使是同一国家,不同管理部门对不同的食品生产推行的 HACCP 体系也不完全相同,同一食品生产企业针对不同的食品生产所建立实施的 HACCP 体系也有差异。如 CAC 和美国 NACMCF 推荐用 12 个步骤来建立 HACCP 体系,而美国 FDA 推荐用 18 个步骤进行(水产品)HACCP 体系的建立。但在 HACCP 体系的建立实施过程中,仅具备这些步骤是不够的,还应做一些前期准备和后期回顾工作。归纳起来,食品生产企业根据 HACCP 的七个原理建立实施 HACCP 体系通常要经历三个阶段,即准备阶段、建立实施阶段和回顾阶段。

一、准备阶段

该阶段包括管理承诺及制订前提计划两个步骤。

（一）管理承诺

管理者承诺实施 HACCP 体系并关注其利益和成本是成功实施 HACCP 体系的最终目标。最高管理者的决策和支持既是企业启动 HACCP 体系的前提和动力,也是动员全体员工投入 HACCP 体系建立的重要保证。因此,最高管理者应制定本企业的食品安全方针并做出承诺,在企业内大力宣传食品安全的重要性,同时还要给予人、物、财、时间和技术的支持。

（二）制订前提计划

前提计划的目的,是为保证产品安全卫生的基本工厂环境和操作条件,是 HACCP 系统建立的基础。前提计划必须形成文件并定期审核,不然将失去作用。食品生产企业建立实施 HACCP 体系的前提计划的基本内容如下,企业也可根据具体情况进行选择。

1. 良好生产规范(GMP)

GMP 保证食品质量的工作重点是从原料的采购到成品及其储运的整个生产过程的各个环节,已被国际上公认为是实施 HACCP 的必备程序。

2. 卫生标准操作程序(SSOP)

SSOP 的具体规定主要是指导卫生操作和卫生管理的具体实施,相当于ISO 9000质量管理体系中过程控制程序中的"作业指导书"。制定 SSOP 的依据是 GMP,GMP 是 SSOP 的法律基础,使企业达到 GMP 的要求,生产出安全卫生的食品是制定和执行 SSOP 的最终目的。

GMP 和 SSOP 是 HACCP 的必备程序,是对食品加工环境的控制,是实施 HACCP 的基础,离开了 GMP 和 SSOP 的 HACCP 将起不到预防和控制食品安全的作用。

3. 人员培训计划

人员是 HACCP 体系成功实施的重要条件,企业应对雇员进行全面培训,对 HACCP 小组成员进行重点培训。

（1）培训对象。HACCP 理论及应用的培训人员包括企业的管理人员、技术人员、检验人员、加工操作人员、仓储人员、销售人员、采购人员、运输人员等。在 HACCP 体系建立实施过程中,负责进行危害分析、制定预防控制措施、制定 HACCP 计划、评估纠偏行动计划、修改 HACCP 计划、HACCP 计划的确认、危害分析的确认、HACCP 体系验证的记录复查等执行职责的人员,必须通过政府有关部门认可的培训,或要求具有与培训课程等同的知识。

（2）培训内容。培训内容包括相关法规、GMP、SSOP、HACCP 原理及应用(HACCP 计划)、HACCP 体系建立(HACCP 体系文件编制)、HACCP 体系实施(本企业 HACCP 体系文件)培训。

（3）培训的实施。制订具体培训计划,具体内容应包括培训课程、培训教师、参训人员、培训时间和地点、培训日程安排、考试方式等。在企业建立 HACCP 体系之前完成对 HACCP 小组成员和执行关键职责人员的培训,对全体员工的培训可在体系文件颁布实施同时进行。一般情况下,企业可派人参加有资格的培训机构举办的 HACCP 体系建立培训,也可请有资格的认可咨询机构对企业人员进行 HACCP 体系建立的培训。

（4）培训记录。企业受培训人员应有一份培训档案,内容包括:姓名、所在部门和进厂日期;培训日期、地点、内容;考核成绩;职务变动情况等。同时,培训档案还应包括所有正式的教育与培训,如参加培训机构 HACCP 体系建立培训班等。

4. 工厂维修保养计划

作为 SSOP 实施的前提和基础,工厂必须随时保证生产卫生条件符合我国《食品生产通用卫生规范》《出口食品生产企业卫生要求》或进口国食品生产 GMP 的规定。工厂要制定经常性或定期的维修计划。计划主要包括:对厂区内环境、厂房和场地、工器具、设备设施等食品生产卫生、安全条件进行维修和保养的频率和程序,并对维修计划进行有效的检查和监督。工厂维修保养计划的目的就是确保不违反官方卫生法规的规定。

5．产品回收计划

产品回收计划描述了企业需要回收产品时所执行的程序，其主要目的是为了保证企业产品进入市场后，出现安全或质量问题时能够及时回收，有效、迅速地进入调查程序。回收计划应包括两个系统，即回收系统和实施回收系统。

6．产品识别代码计划和可追溯性

产品必须有科学的、准确的标识，不但能使消费者知道产品的相关信息，而且还能避免错误地发运和使用产品。产品识别代码计划包括：①产品的标识和可追溯性。它可帮助企业确定产品问题的根本原因、实现良好的批次管理，有效实施产品回收计划。②产品批次、批号管理。③产品包装的识别代码，包括产品名称、生产日期、批号等。

产品可追溯性包括两个基本要素：①能确定生产过程的输入（如杀虫剂、除草剂、化肥、成分、包装、设备等）以及这些输入的来源。②能确定成品已发往的地址。

7．原料、辅料的接收计划

原料、辅料的接收计划包括对原料辅料的包装检查、可追溯性、检测、供应商的控制、运输和储存条件和场所的规定等。

8．应急计划

应急计划指对于企业发生的紧急情况所采取的应对措施的计划，主要包括对水质不良、停水、停电时的应急计划等。企业应定期进行模拟应对措施的演练，验证应急计划的有效性。

9．雇员的健康计划

雇员的健康计划包括毛发的物理检查、传染性疾病的规定、短期外伤的规定、短期疾病的规定等。

10．企业的内审计划

企业的内审计划应定期审核以验证前提计划的执行。验证包括审核监控记录、定期检测、观察。

11．良好养殖/农业操作规范（GAP）

（1）良好养殖规范：在畜禽、水产养殖场为了使畜禽、水产养殖品污染病原体、违禁药物、化学品和污物的可能性减少或降到最低的操作规范。

（2）良好农业规范：主要针对未加工或最简单加工（生的）出售给消费者或加工企业的农作物、果蔬的种植、采收、清洗、摆放、包装和运输过程中常见的微生物危害控制，其关注的是新鲜农作物、果蔬的生产和包装，但不限于农场，包含"从农场到餐桌"的整个食品链的所有步骤。

12．其他前提计划

其他前提计划包括对供应商的控制、质量保证程序、清洁消毒计划、加工标准操作程序、玻璃控制、标贴、食品和原辅料作业规范等。

二、建立实施阶段

建立实施阶段由 12 个基础步骤组成，其中前 5 个为预备步骤，后 7 个为 HACCP 基本原理的应用。建立 HACCP 体系的基础步骤如图 7-1 所示。

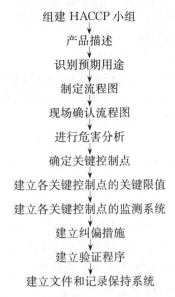

组建 HACCP 小组

↓

产品描述

识别预期用途

制定流程图

现场确认流程图

进行危害分析

确定关键控制点

建立各关键控制点的关键限值

建立各关键控制点的监测系统

建立纠偏措施

建立验证程序

↓

建立文件和记录保持系统

图 7-1　建立 HACCP 体系的基础步骤

下面以超高温灭菌麦片早餐乳生产为例,介绍实施 HACCP 计划的步骤。

(一)组建 HACCP 小组

HACCP 小组是建立 HACCP 计划的重要步骤,它能减少风险,避免关键控制点被错过或某些操作过程被误解。

1. HACCP 小组成员的能力

企业 HACCP 小组成员的能力应满足本企业食品生产专业技术要求,并由不同部门的人员组成,应包括卫生质量控制、产品研发、生产工艺技术、设备设施管理、原辅料采购、销售、仓储及运输部门的人员,必要时,可请外部专家参与。小组成员应具有与企业的产品、过程、所涉及危害相关的专业技术知识和经验,并经过适当培训。一般而言,HACCP 小组至少应由 5~6人组成,其中包括 1 名组长、1 名秘书、1~2 名起草人及 1~2 名其他人员。

2. HACCP 小组的组长资格

应具有食品加工生产的实际工作经验;掌握微生物学及食源性疾病的基本知识;对良好的环境卫生、良好操作规范以及工业化生产有科学的理解;了解与本企业产品有关的各类危害以及控制措施;了解食品加工设备基本知识;具有有效地表达和组织能力,能够确保 HACCP 小组成员完全理解 HACCP 计划。HACCP 小组长负有如下责任:

(1)通过培训和发展,使 HACCP 工作组成员具备必要的知识和专长。

(2)协调组织、完成建立 HACCP 体系的任务。

(3)高效利用时间,在现有工作基础上进行总结。

(4)确定所需技能、资源、知识和信息,无论是来自企业内部还是靠外界的支持。

(5)有效进行文件管理和记录保存。

3. HACCP 小组的主要职责

HACCP 小组的主要职责包括制定 GMP、SSOP 等前提条件、制定 HACCP 计划、验证和实施 HACCP 体系的职责。组长的职责和权限包括:①确保 HACCP 体系所需的过程得到建立、实施和保持;②向最高管理者报告 HACCP 体系的有效性、适宜性以及任何更新或改进的需求;③领导和组织 HACCP 小组的工作,并通过教育、培训、实践等方式确保 HACCP 小组成员在专业知识、技能和经验方面得到持续提高。

4. HACCP 小组的特殊人员(专家)

危害分析需要有大量的专业技术信息作为支持,因此,企业往往需要有对该行业熟悉的专家来作为危害分析的技术后盾。专家既可以是企业内部的,也可以是企业外部的。专家不仅要完成危害分析的技术工作,而且还要帮助企业验证危害分析和 HACCP 计划的完整性。专家应当是:能正确地进行危害分析;推荐控制方法、关键限值、监控、验证程序、纠偏行动;能识别潜在危害以及必须控制的危害;如缺乏重要信息,能指导企业开展相关的 HACCP 计划的研究工作;确认 HACCP 计划。

5. HACCP 小组同外来专家的配合

HACCP 小组应当积极同专家开展配合工作,同时也不能一味地依赖专家来进行 HACCP 计划的制订。毕竟外来专家熟悉的是行业层次上所呈现的技术问题,但是每一家食品企业都有自己企业的特殊条件、工艺和环境,不能一劳永逸地套用某一个行业模式,这样,对于企业自身的 HACCP 计划的有效制订和运行都是很不利的。

(二) 产品描述

必须正确地说明产品的性能、预期用途和使用方法。对产品的描述可帮助识别在产品形成过程中可能存在的危害。HACCP 小组应针对产品,识别并确定进行危害分析所需的下列适用信息:①原辅料、食品包装材料的名称、类别、成分及其生物、化学和物理特性;②原辅料、食品包装材料的来源,以及生产、包装、储藏、运输和交付方式;③原辅料、食品包装材料接收要求、接收方式和使用方式;④产品的名称、类别、成分及其生物、化学、物理特性;⑤产品的加工方式;⑥产品的包装、储藏、运输和交付方式;⑦产品的销售方式和标识;⑧其他必要的信息。

产品描述实例见表 7-1。

表 7-1　超高温灭菌麦片早餐乳的产品描述

产品名称	麦片早餐乳
成分	原料乳、白砂糖、麦片、水、增稠剂、食用香精等
产品的重要指标	①感官特性:色泽呈微黄色或淡褐色;具有浓郁的麦香味和牛乳香味,口感顺滑,无异味;呈均一流体,无凝块,允许少量沉淀 ②净含量:250mL ③主要营养成分含量(每 100mL): 　蛋白质　≥2.5g 　脂肪　　≥2.3g 　非脂乳固体≥6.5g
加工方法	超高温瞬时灭菌,即(137±2)℃/4s
包装形式	与产品直接接触的是复合纸包装(利乐砖);外包装为瓦楞纸箱
食用方法	开盒即饮或加热后饮用
保质期	常温条件下保存 6 个月
销售对象	普通人群,包括儿童、老人、病人以及免疫缺陷的弱体质人群;乳糖不耐症者慎用
销售地点	超市、便利店、宾馆、餐厅、学校
特殊的储存和分销要求	①常温、阴凉、干燥、通风处储存;常温运输;不得与有毒、有害、有异味的物品同处储存和运输;外包装箱码放高度不超过 8 层;轻装轻卸 ②分销时轻拿轻放,避免暴晒
备注	开口后 4℃冷藏保存,24 h 内饮用完毕

（三）确定产品的预期用途

HACCP 小组应在产品描述的基础上，识别并确定进行危害分析所需的下列适用信息：①顾客对产品的消费或使用期望；②产品的预期用途、储藏条件和保质期；③产品预期的食用或使用方式；④产品预期的顾客对象；⑤直接消费产品对易受伤害群体的适用性；⑥产品非预期（但极可能出现）的食用或使用方式；⑦其他必要的信息。

不同用途和不同消费者对食品安全的要求是不同的。同样的产品针对不同的消费者，其可能产生的危害是不同的，产品的预期用途将直接影响到后面的危害分析结果。HACCP 小组应详细说明产品的销售地点、目标群体，特别是能否供敏感人群使用。有 5 种敏感或易受伤害的人群：婴儿、老人、病人、孕妇及免疫缺陷的体质较弱人群，这些群体中的人对某些危害特别敏感。

例如，对即食食品而言，某些病原体的存在可能是显著危害；但对食用前需要加热的食品而言，这些病原体就不是显著危害了。又如，有的消费者对 SO_2 有过敏反应，有的则没有这种过敏反应，因此，如果食品中含有 SO_2，就需要注明，以免具有过敏反应的消费者误食。再如，李斯特菌可导致流产，如果产品中可能带有李斯特菌，就应在产品标签上注明"孕妇不宜食用"。

（四）绘制生产流程图

流程图可以系统表达生产或制作特定食品所用操作顺序，是用简单的方框或符号，清晰、简明地描述从原料接收到产品储运的整个加工过程以及有关配料等辅助加工的各个步骤和环节。完整、准确的流程图可给 HACCP 小组和审核员提供一个重要的视觉工具，可为 HACCP 小组识别加工过程中的潜在危害、全面分析相关危害奠定基础，是危害分析的关键。因此，绘制流程图对建立实施 HACCP 体系具有重要意义。

HACCP 小组应在企业产品生产的范围内，根据产品的操作要求描绘产品的工艺流程图，它需要包括从原料到最终产品的整个过程的详细情况：①每个步骤及其相应操作；②这些步骤之间的顺序和相互关系；③返工点和循环点（适宜时）；④外部的过程和外包的内容；⑤原料、辅料和中间产品的投入点；⑥废弃物的排放点。

流程图的制定应完整、准确、清晰，尤其是原材料、中间产品的流程图。只有制作完整，才不会遗漏对原材料、中间产品的制作过程进行的危害分析。

每个加工步骤的操作要求和工艺参数应在工艺描述中列出。使用时，应提供工厂位置图、厂区平面图、车间平面图、人流物流图、供排水网络图、防虫害分布图等。

（五）现场确认生产流程图

流程图准确与否直接影响危害分析的准确性，流程图必须得到 HACCP 小组的确认，并且准确无误地反映实际生产过程。因此，流程图绘制完毕后，应由熟悉操作工艺的 HACCP 小组人员对所有操作步骤在操作状态下进行现场核查，确认并证实与所制定流程图是否一致，如果不一致，HACCP 小组应将原流程图偏离的地方加以修改调整和纠正，以确保流程图的准确性、实用性和完整性。

（六）进行危害分析，建立预防措施

应从原料开始直至成品，对每一个点和步骤进行危害分析，确定危害的种类，找出危害的来源，并建立预防措施。危害分析必须准确和具有权威性。当所有的危害被确定后，需要列出控制危害的预防措施。根据食品中存在的危害以及相应的控制措施，结合工艺特点，进行详细的分析。进行危害分析时应具体问题具体分析，请专家咨询以及参考有关资料。

1. 定义

危害:食品中所含有的任何可能对健康构成不良影响的生物、化学或物理因素。

潜在危害:如不加以预防,将有根据预期发生的危害。

显著危害:如不加以控制,将极可能发生并引起疾病或伤害的潜在危害。

安全危害:如不加以防范,将发生的显著危害。

危害分析:对危害以及导致其存在条件的信息进行收集和评估的过程,以确定哪些是食品安全的显著危害,因而须列入 HACCP 计划中。

显著危害与危害的区别:①风险性。显著危害是极有可能发生,如生食双壳贝类则极有可能会引起天然毒素 PSP 的中毒。这当然要由专家、历史经验、流行病学资料以及其他科学技术资料来支持。②严重性。危害的严重程度到消费者不可接受,如食品添加剂在规定的限量之内,相对的危害程度要小,而致病菌则危害程度就高。

危害分析就是分析显著的危害并加以控制,不能分析出过多的危害,而失去了重点。

2. 危害分析的建立

危害分析应建立显著危害表,即在未控制下或未有效控制下有理由可能使食品不安全的危害一览表。在 HACCP 计划内,不考虑有理由不可能发生的危害。危害分析中要考虑的因素组要包括原料、组成分、各加工步骤、产品储藏、销售和消费者最终食用方式等。

危害分析分为两个阶段:第一阶段,分析思考,即 HACCP 小组根据产品成分、加工工序所用设备、最终产品、储存和销售方式、预期用途和消费者,在此基础上建立在加工过程中各步骤上可能增加或需控制的生物的、化学的、物理的潜在危害一览表。历史上曾经发生过的食品安全事件要予以充分考虑。第二阶段,HACCP 小组决定哪些潜在危害必须列入 HACCP 计划内并加以控制。要对各个潜在危害的严重性和发生的可能性予以评价。危害严重性是指消费具有该危害的产品(危害暴露)后产生后果的严重程度,如后遗症、疾病和伤害的程度和持续时间。对危害发生可能性的评价要建立在经验、流行病学数据和技术文献的基础上。在危害评价时要考虑如该危害在未予控制条件下发生的可能性和潜在后果的严重性,包括潜在危害的短期效应和长期效应。

在完成危害分析的基础上,列出各加工工序相关联的危害和用于控制危害的措施。控制某一特定危害可能需要一个以上的控制措施,相应地,某个控制措施(如牛奶的巴氏杀菌)也可能可以控制一个以上的危害。

下列例子可以作为控制措施,用来控制相应的危害。

1) 生物性

(1) 细菌性。

① 时间/温度控制。例:通过适当的控制冷冻和储藏时间可抑制病原体的生长。

② 加热和蒸煮过程。例:热处理。

③ 冷却和冷冻。例:冷却和冷冻抑制病原体的生长。

④ 发酵和/或 pH 控制。例:酸株中产生乳酸的细菌抑制一些病原体的生长,使它们在酸性条件下不能生长。

⑤ 盐或其他防腐剂的添加。例:盐和其他防腐剂能够抑制一些病原体的生长。

⑥ 干燥。例:干燥过程可以用足够的热杀死病原体,即使干燥过程是在较低的温度时,也可以通过减少食品中一部分的水分来抑制部分致病菌生长。

⑦ 来源控制。例:在原料中大量病原体的存在可以通过从非污染源处取得原料来控制。

(2) 病毒。蒸煮方法。例:通过一定时间的蒸煮可以起到杀灭病毒的作用。

(3) 寄生虫。

① 饮食控制。例:防止寄生虫接近食品,猪肉中旋毛线虫感染可对猪的饮食与环境进行控制而减少。然而,这种控制方法并不是对所有的动物都有效,例如,野生鱼的饮食和环境就不能被控制。

② 失活/去除。例:一些寄生虫能抵抗化学消毒,但可以通过热、干燥或冷冻而失活,在一些食品中,肉眼检查可以检测寄生虫,"挑虫"工序,就是让加工者在明亮的桌子上检查鱼体。通过灯光,虫子如果被发现,将很容易被除去。这个工序不能确保100%检出。因此,它应结合其他的控制方法,例如冷冻。

2) 化学危害

① 来源控制。例:销售证明和原料检测。

② 生产控制。例:食品添加剂合理的使用和应用。

③ 标识控制。例:成品合理标出配料和已知过敏物质。

3) 物理性危害

① 来源控制。例:销售证明和原料检测。

② 生产控制。例:磁铁、金属探测器,筛网、除粒机、澄清器、空气干燥机、X射线设备的使用等。

3. 危害分析工作单

危害分析工作单对于准确记录确定食品安全危害是很有用途的,其一般格式见表7-2。

表7-2　危害分析工作单

工厂名称:　　　　　　　　　　　　　　产品描述:
工厂地址:　　　　　　　　　　　　　　销售和储存方法:
预期用途和消费者:　　　　　　　　　　签名/日期:

1	2	3	4	5	6
配料/ 加工步骤	确定该步骤引入的、增加的或需要控制的潜在危害	潜在危害是否为显著危害? (是/否)	对第3栏的判断依据	防止显著危害的预防措施	该步骤是否为CCP?(是/否)
	生物危害:				
	化学危害:				
	物理危害:				
	生物危害:				
	化学危害:				
	物理危害:				

我们已知HACCP是产品、工序和工厂特异性的,不同的产品有不同的危害。同一产品通过不同的加工方式可能存在不同危害。同一产品,同一加工工序而在不同的工厂仍然存在着不同的危害。可根据经验、流行病学调查、客户投诉等一切信息,做出准确判断。所提供的范例不一定全部适合我们的情况,FDA的指南也不一定全部符合我们的要求。甚至某些工序加工经过分析后可能没有显著危害,但应说明理由即可。任何一个官方主管当局都不要求搞形式化,只要求对危害按HACCP原理加以控制即可。

危害分析应有记录,可按工作表的顺序进行。书面的 HACCP 危害分析可以为企业 CCP 的确立提供有力而又简明的证据,同时也为官方验证和第三方认证提供便利。

（七）确定关键控制点(CCP)

可以使用 CCP 判断树来帮助确定某一个点或步骤是否为关键控制点。在食品生产企业首先应该建立完善的 GMP 和 SSOP 体系,把握好对危害的面源性控制,而 HACCP 应该是在此基础上建立的点源性控制方法。

1. 关键控制点(CCP)的含义

关键控制点(CCP):能够进行控制,并且该控制对防止、消除某一食品安全的危害或将其降低到可接受水平是必需的某一步骤。同时它是用来对食品安全危害实施控制,从而使食品安全危害得以防止发生、消除或把其降低到可接受水平。

下列几种情况是用来说明防止发生、消除和降低到可接受水平的例子:

(1) 防止发生:如进货控制,可防止病原体或用药残留物的污染(如供应商的声明);改变食品的 pH 到 4.6 以下,可以使致病性细菌不能生长;添加防腐剂、冷藏或冷冻能抑制细菌生长;改进食品的原料配方,要防止化学危害(如食品添加剂)的发生。

(2) 消除:如充分的加热可以杀死所有的致病性细菌;冷冻($-38℃$以下)可以杀死寄生虫;用金属检测器可以消除金属异物危害。

(3) 降低到可接受水平:有时候,有些危害不能全部、完全防止发生以及全部消除,只能将危害减少或降低到一定水平,如人工挑选和自动收集器可以把异物减少到最低限度;从得到批准的水域进货可以将某些生物性和化学性危害降低到最小限度。

完全消除或预防显著的危害是不可能的,在一些过程中,HACCP 方案中唯一合理的目标是将危害减至最低。例如,当生产一种生食或稍煮即食的产品时,没有可靠的手段能消除病原体危害,也没有任何技术可以检测和阻止化学的或物理的危害。在这种情况下,必须选择那些能把显著危害降低到可接受水平的关键控制点。

确定 CCP,需要弄清楚它与危害以及控制点(CP)的关系。同时,也应了解关键控制点具有的特异性。

2. CCP 与危害的关系

CCP 控制的是影响食品安全的显著危害,但显著危害的引入点不一定是 CCP。例如,在生产单冻虾仁的过程中,原料虾有可能带有致病菌,它是一种显著危害,原料虾收购是细菌性病原体的引入点,但该点并不是 CCP,关键控制点在虾的蒸煮阶段,通过蒸煮可以把细菌性病原体杀死。另外,一个 CCP 能用于控制一种以上的危害。例如,冷冻储藏可能是控制病原体和组胺形成的一个 CCP。同样,一个以上的 CCP 可以用来控制一种危害,如在蒸熟的汉堡饼中控制病原体,如果蒸熟时间取决于最大饼的厚度,则蒸熟和成饼的步骤都被认为是关键控制点。

3. CCP 与 CP 的关系

CP 是指能控制生物的、物理的或化学因素的任何点、步骤或过程,它控制的是所有的问题。而 CCP 仅限于能最有效地控制显著危害的那个点或那些点。也就是说,CCP 肯定是 CP,而 CP 不一定都是 CCP。在流程图中不能被确定为 CCP 的许多点可以认为是 CP,这些点可以记录质量因素的控制,例如食品的颜色或风味,或非 HACCP 法规要求,例如填写标准等。它们与食品的安全性无直接关系,一般不列入 HACCP 计划中。

在以前或 HACCP 发展前期,或对于初学者而言,总想控制许多点,涉及方方面面,这样就会失去重点,也就会削弱影响食品安全的 CCP 的控制。因此,现在一般设 3～5 个 CCP 为宜。

对于其他有关危害点可以通过 SSOP 来控制,不列入 HACCP 计划中;对于其他质量方面的问题则可以通过全面质量保证来实现。

4. CCP 的特异性

生产和加工的特殊性决定了 CCP 具有特异性。在一条加工线上确立的某一产品的 CCP,可以与在另一条加工线上的同样的产品的 CCP 不同,主要是因为危害及其控制的最佳点可以随着厂区、产品配方、加工工艺、设备、配料选择、卫生和支持程序等因素而发生变化,这就是 CCP 的特异性。因此,CCP 的确定必须因地制宜。

5. CCP 的判定原则

CCP 判定的一般原则为:①在该点或加工步骤上存在一种或一种以上不能由 SSOP 措施控制的显著危害。②在该点或加工步骤上存在一项或一项以上可将存在的显著危害防止、消除或降低到可接受水平的预防控制措施。③在该点或加工步骤上存在一种或一种以上的显著危害,在本步骤实施控制后不会在以后的加工步骤上再次出现。④在该点或加工步骤上存在一种或一种以上的显著危害,在以后的加工步骤上没有可以实施控制的预防控制措施;或者在以后的加工步骤虽存在可以实施控制的预防控制措施,但在本步骤上采用预防控制措施可以更经济、更有效地实施控制;或者必须在本步骤上实施控制,以实现与后续步骤上的预防控制措施共同控制某种显著危害。只有同时满足上述 4 项判定原则的点或加工步骤才能确定为关键控制点;同时满足上述 4 项判定原则的点或加工步骤也必须确定为关键控制点。

6. CCP 的判定方法

CCP 的判定常常使用 CCP 判断树法,如图 7-2 所示。CCP 判断树它把分析判断 CCP 的

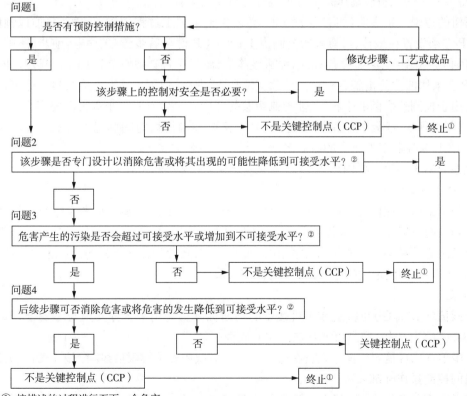

① 按描述的过程进行至下一个危害。

② 在识别HACCP计划中的关键控制点时, 需要在总体目标范围内对可接受水平和不可接受的水平作出规定。

图 7-2　CCP 判断树

过程,形象地用问题与树图形相结合的形式简明扼要地完成。人们按照 CCP 判断树图的箭头顺序,一步一步先后回答每一个问题,从而清晰地判断出 CCP。

判断树中 4 个问题互相关联,构成判断的逻辑方法。

问题 1:对已确定的显著危害,在本步骤/工序或后步骤/工序上是否有预防措施? 如果回答"是",继续问题 2;如果回答"否",则回答在本步骤/工序上是否有必要实施安全控制? 如果回答"否",则不是 CCP。如果回答"是",则说明现有该步骤/工序不足以控制必须控制的显著危害,即,产品是不安全的,工厂必须重新调整加工方法或产品,使之包含对该显著危害的预防措施。

问题 2:该步骤/工序可否把显著危害消除或降低到可接受水平? 回答时,须考虑该步骤/工序是否最佳、最有效的危害控制点,如回答"是",则该步为 CCP;如回答"否",继续问题 3。

问题 3:危害产生的污染在本步骤/工序上是否超过可接受水平或增加到不可接受水平? 如果回答"否",则不是 CCP;如果回答"是",继续问题 4。

问题 4:后续步骤/工序可否把显著危害降低到可接受水平? 如果回答"是",则不是 CCP;如果回答"否",则该步为 CCP。

CCP 判断树是判断 CCP 的非常有效和实用工具,但不是唯一的工具。使用判断树应注意的以下几个问题:①判断树仅是有助于确定 CCP 的工具,而不能代替专业知识;②判断树在危害分析后和显著危害被确定的步骤使用;③随后的加工步骤对控制危害可能更有效,可能是更应该选择的 CCP;④加工中一个以上的步骤可以控制一种危害;⑤应用时的局限性。例如,判断树不适用于肉禽类的宰前、宰后检验,不能认为宰后肉品检验合格就可以取消宰前检疫;又如,不能将不卫生的原料经高压杀菌等手段处理后供人类食用。

判断树的逻辑关系表明:如有显著危害,必须在整个加工过程中用适当 CCP 加以预防和控制;CCP 点须设置在最佳、最有效的控制点上;如 CCP 设在后步骤/工序上,前步骤/工序不作为 CCP;但后步骤/工序如没有 CCP,那么该前步骤/工序就必须确定为 CCP。显然,如果在某个 CCP 上采用的预防措施有时对几种危害都有效,那么该 CCP 可用于控制多个危害,例如冷藏既可用于控制致病菌的生长,又能控制组胺的产生;反之,有时一个危害需要多个 CCP 控制,例如烘制汉堡饼,既要控制饼坯厚度(CCPl),又要控制烘烤时间和温度(CCP2),这时,就需要 2 个 CCP 来控制汉堡饼中的致病菌。

在危害分析表的第 6 栏内填入 CCP 点判定结果,完成危害分析表。

（八）建立关键限值

建立的关键限值应以是否产生危害或者产生的危害是否是可接受水平为标准,建立的关键限值必须具有可操作性,在实际操作中,一般使用比关键限值更严格的操作限值来进行操作以保证关键限值不被突破。并且,在连续生产过程中,对物理和化学指标的监控通常更加准确和快速的,所以尽量不使用微生物指标作为监控数值。

1. 定义

关键限值(CL):区分可接受或不可接受的判断标准。它用来区分安全与不安全,若超过CL,即意味着 CCP 失控,产品可能存在潜在的危害。

操作限值(OL):是实际操作人员在操作中为了降低偏离关键限值风险而采取的比关键限值更严格的控制操作标准参数。

操作者在实际工作中,制定比关键限值更严格的标准(OL 值),一旦发现可能趋向偏离CL、但又没有发生时,就采取调整加工,使 CCP 处于受控状态,而不需要采取纠正措施。

2. 关键限值(CL)的确立

每个 CCP 必须有一个或多个关键限值用于每个显著危害,当加工偏离了关键限值时,应采取纠正措施以确保食品安全。建立 CL 应做到合理、适宜、适用和可操作性强。好的 CL 应该是:直观、易于监测、仅基于食品安全、只出现少量被销毁或处理的产品就可采取纠正措施、不能违背法规、不能打破常规方式,也不是 GMP 要求或 SSOP 措施。表 7-3 是关键限值的例子。

表 7-3　有关产品 CL 值的例子

危害	CCP	关键限值
细菌性病原体 (生物的)	巴氏杀菌	杀死牛奶中的病原菌,需在≥72℃,不少于 15min 条件下
细菌性病原体 (生物的)	干燥箱	干燥程序——烘箱温度:≥93℃,干燥时间:不少于 20min,气流≥56/min,产品厚度:≤1.27cm(在干燥的仪器中使 Aw 达到不大于 0.85 来防治病原菌)
细菌性病原体 (生物的)	酸化	分批程序——产品重量≤45.4kg,浸泡时间≥8h;醋酸浓度≥3.5%,容积≤189L(在腌制食品中使 pH 达到小于 4.6 来防治梭状芽孢杆菌)

说明:以上关键限值仅作为教学例证,它们与任何具体的产品无关。只是显示关键限值怎样利用对细菌性病原体的不同控制参数应用。在实际操作中,关键限值必须建立在科学的基础上。

建立 CL 应注意以下几点:

(1) 对每个 CCP 必须设立 CL。

(2) CL 是一个数值,而不是一个数值范围。

(3) CL 应具有可操作性。在实际操作当中,多用一些物理指标(如时间、温度、厚度、大小)、化学指标(pH 值、水活度值、盐量浓度);而不用一些费时费钱又需要大量样品而且结果不均一的微生物学限量或指标。

(4) CL 应符合相关的国家标准、法律法规要求。

(5) CL 应具有科学依据。正确的 CL 需要通过实验或从科学刊物、法律性标准、专家及科学研究等渠道收集信息,予以确定。例如,从杂志文章、食品科学教科书、微生物参考书、政府食品卫生管理指南、进口国食品卫生标准、热力杀菌管理当局、食品科学家、微生物学家、设备制造商、大学研究服务机构处获得,也可以通过实验和经验的结合来确定。当然,在不少情况下,合适的 CL 值未必容易找到,甚至于找不到,食品工厂就应选用一个保守的 CL 值。用于确定 CL 值的根据和资料应予存档,作为 HACCP 计划的支持性文件。

建立 CL 示例:对于每个 CCP,通常存在多种选择方案来控制一种特定的显著危害。不同的控制选择通常需要建立不同的 CL,最佳的方案和 CL 值往往有赖于实践和经验,控制选择的原则是快速、准确和方便。例如,须对鱼饼进行油炸 CCP,以控制致病菌,油炸鱼饼可以有三种 CL 的选择方案:

选择 1:CL 值定为"无致病菌检出"。

选择 2:CL 值定为"最低中心温度 66℃;至少保持 1 min"。

选择 3:CL 值定为"最低油温 177℃;最大饼厚 0.625 cm;至少保持 1 min"。

显然,在选择 1 中所采用的 CL 值(微生物限值)是不实际的,通过微生物检验确定有否 CL 偏离需数日很费时,CL 值不能及时监控,此外,微生物污染带有偶然性,需大量样品检测结果方有意义。微生物取样和检验往往缺乏足够的敏感度和现实性。在选择 2 中,以油炸后的鱼饼中心温度和时间作为 CL 值,就要比选择 1 更灵敏、实用,但在选择 2 中也存在着缺陷——难以进行连续监控。在选择 3 中,以最低油温、最大饼厚和在油内的最少油炸时间作为油炸工序(CCP)的 CL 值,确保了鱼饼油炸后应达到的杀灭致病菌的最低中心温度和油炸时间,同时油温和油炸时间能得到连续监控(油温自动记录仪/传送网带速度自动记录仪)。显然,选择 3 是最快速、准确和方便的,是最佳的 CL 选择方案。

3. 建立操作限值(OL)

关键限值确定后,就可以建立操作限值(OL)。建立 OL 的目的是为了避免偏离 CL。偏离 OL 就说明关键控制点有失控的趋势,一旦偏离 CL 的结果就是 CCP 失控,从而引起食品安全危害产生,出现产品返工或造成废品。建立 OL 可以监控 CCP 是否有失控的趋势,并且便于操作人员及早采取措施,在 CCP 失控前使关键限值得到控制。这些措施称为加工调整。只有在超出关键限值时才需要采取纠偏行动。例如,某 CCP 的 CL 是加热温度≥83℃,为了防止温度接近 83℃(如 83.2℃)时,若温度继续下降势必超过 CL(<83℃)而引起纠偏行动。为此,可在 83℃以上的适当处确定某一温度(如 86℃)为 OL。当加热温度由高的方向下降至此 OL 时,操作人员即对加热设备进行调整,即可防止温度继续下降达 CL,从而确保食品安全,避免损失。应注意的是,OL 不宜定得太严,应以不影响产品的品质、风味为度,否则将产生负面影响。

(九)建立合适的监控程序。

这里需要明确监控的对象、监控的方法、监控的频率和监控的人员。当生产工艺流程或有关条件改变时,监控的频率必须做相应的调整。

1. 定义

监控:对每个 CCP 的控制参数按计划进行的一系列观察或测量活动,以便评估 CCP 是否处于控制之中。

2. 监控的目的意义

(1)记录追踪加工操作过程,使其在 CL 范围之内;

(2)确定 CCP 是否失控或是偏离 CL,进而应采取纠正措施;

(3)用一个记录说明产品在符合 HACCP 计划要求下生产的,即加工控制系统的支持性文件,而且在验证时特别是官方审核验证是非常有用的资料。

3. 制定监控程序

建立文件化的监控程序,其内容包括监控对象、监控方法、监控频率以及监控人员。监控程序的内容填写在 HACCP 计划表的第 4～7 栏中。表 7 - 4 是一个 HACCP 计划表的示例。

表 7 - 4　HACCP 体系计划表

产品名称:　　　　　生产地址:　　　　　储运、销售方式:
预期用途和消费者:　　负责人:　　　　　日期:

1 CCP	2 显著危害	3 关键限值 CL	监控				8 纠偏措施	9 验证	10 记录
			4 对象	5 方法	6 频率	7 人员			

(1) 监控对象:通过观察和测量产品的或加工过程的特性,来评估一个 CCP 是否在关键限值内操作的。例如,当对温度敏感成分是关键时,则对温度进行测定;当酸化是食品生产的关键时,则测量酸性成分的 pH 值;当加热或冷却过程是关键时,则温度和传送速度为监控对象。

(2) 监控方法:监控方法就是怎样监控关键限值和预防措施。监控必须提供快速的或即时的结果。微生物检测因耗时长且不易掌握,因此很少用于 CCP 监控;物理和化学的测量手段快速、方便,是较理想的监控方法。

物理和化学的监控方法可以包括:

① 时间/温度的监控:可用于监控致病菌生长或杀灭的有效性。例如,巴氏杀菌的蟹肉罐头的杀菌条件是容器中心达到 $85℃/min$,监控可以通过对加热水池的温度及罐头在水池内的加热时间进行控制得以实现。又例如,通过对致病菌在可生长温度($4\sim60℃$)下的累计时间的监控可以对致病菌实施控制。监控时间和温度,使用温度计、钟表。

② 水分活度(A_w)的监控:可以通过限制 A_w 控制致病菌生长。例如,用干燥方法使 A_w 降至 0.85 以下,就会使致病菌停止生长。因此,在干燥过程中按时取样,检测 A_w,直到降低至 0.85 为止。工厂可以在了解干燥速率的基础上,对温度/时间/热风风速三因素加以监控以使干燥成品的 A_w 在 0.85 以下。监控 A_w,使用水分活度计。

③ 酸度(pH 值)的监控:可以通过限制产品酸度使致病菌无法生长,来控制致病菌。例如,通过加入酸化剂,使食品的 pH 值降至 4.6 或以下可以对肉毒梭菌予以控制。此时,可以监控酸化剂在使用前的酸度(pH 值)。酸度监控使用 pH 计。

④ 感官检查的监控:可使用感官检查方法检测食品的腐败、分解,控制组胺的形成。如果气味及其强度不正常,标志着水产品可能因温度/时间控制不良有可能导致组胺的产生。

选择何种监控仪器、设备是第二个必须考虑的问题。CCP 监控的仪器、设备有赖于监控的特性和对象,包括设备必须准确、可靠。例如,某产品的最低中心温度必须达到 $63℃$ 方可杀灭致病菌,而温度计的误差为 $±1℃$,那么,CL 值就设定为 $64℃$。温度计须定期校正,以确保准确性。

(3) 监控频率:监控可以是连续的或非连续的。只要有可能,尽量采用连续监控,连续监控对很多种物理和化学参数是可行的。例如,采用温度记录仪可以对巴氏杀菌全过程的温度/时间实现监控和记录;采用金属探测器对产品进行金属杂质的连续监控;采用真空检测器可以逐罐地对罐头的真空度进行监控,剔除真空不良罐。

监控仪器、设备可以产生连续的监控记录,但并不意味着已经对危害实行了控制。定期观察连续监控记录,必要时采取措施,这也是监控的一个组成部分。当出现 CL 偏离时,检查间隔的时间长短将直接影响到返工和产品损失的数量,在所有情况下,检查必须及时进行以确保不正常产品在出厂前被分离出来。

当不可能连续监控一个 CCP 时,例如,罐内最大的装罐量、初温的监控等,应缩短监控的时间间隔,以监控可能发生的 CL 和 OL 的偏离是必要的,其方法或原则是:

① 加工中被监控数据是否稳定? 如数据欠稳定,监控的频率应相应增加。

② 正常操作值距 CL 值多远? 如果二者很接近,监控的频率应相应增加。

③ 如果 CL 值偏离,工厂将要受影响的产品有多少? 产品越多,监控的频率应越密。

(4) 监控人员:从事 CCP 监控的人员可以是:流水线上的人员、设备操作者、监督员、维修人员或质量保证人员。作业的现场人员进行监控是比较合适的,因为这些人在连续观察产品的生产和设备的动作中,能容易地发现异常情况的发生。同时,HACCP 活动中有现场人员参与,有利于 HACCP 计划的理解和执行,为 HACCP 奠定广泛的基础。　　．

CCP 监控人员必须具备如下条件:①受过 CCP 监控技术的培训;②充分理解 CCP 监控的重要性;③在监控的方便岗位上作业;④能对监控活动提供准确报告;⑤能及时报告 CL 值偏离情况,以便迅速采取纠正措施。

监控人员的责任是及时报告异常事件和 CL 值偏离情况,以便采取加工调整或纠正措施。所有 CCP 的有关记录必须有监控人员的签名。

另外,在监控程序中应规定审核负责人,审核人员负责对监控记录进行审核,并在审核记录上签字。下面是监控记录的格式:

所有的 HACCP 监控记录应该包含下列信息:①表格名称;②公司名称和地址;③时间和日期;④产品信息(产品型式、包装规格、流水线号和产品编号);⑤实际观察和测量结果;⑥关键限值;⑦操作者的签名和检查日期;⑧审核者的签名和审核日期。

当 CL 超过时,通知轮班监督员,隔离和标识受影响的产品。

（十）建立纠偏措施

当关键限值出现偏离时,就有可能出现危害,因此必须采取纠偏措施,措施包括对出现偏离的产品妥善保存,并进行相关的分析测试,评估产品的安全性,在此基础上,对不合格产品进行销毁;符合重新加工要求的,进行返工处理并达到产品的一致性;或者将残次品加工成要求较低的另一种产品。

1. 定义

纠偏措施指的是当关键控制点的监控结果发生偏离时所采取的行动,也称为纠偏行动。

2. 采取纠偏措施

第一步:纠正、消除产生偏离的原因,将 CCP 返到受控状态之下。一旦发生偏离 CL,应立即报告,并立即采取纠偏措施,所需时间愈短则就使加工偏离 CL 的时间就愈短,这样就能尽快恢复正常生产,重新将 CCP 处于受控之下,而且受到影响的不合格产品(不一定是不安全)就愈少,经济损失就愈小。纠偏措施可以包括在 HACCP 计划中,而且使工厂的员工能正确地进行操作。应分析产生偏离的原因并予以改正或消除,以防止再次发生。如偏离 CL 不在事先考虑的范围之内(即无已制定好的纠正措施),一旦有可能再次发生偏离 CL 时,要进行调整加工过程或产品,或者要重新评审 HACCP 计划。

第二步:隔离、评估和处理在偏离期间生产的产品。

纠偏措施的目的必须使 CCP 重新受控。纠偏措施既应考虑眼前须解决的问题,又要提供长期的解决办法。眼前方法主要用于恢复控制,并使加工在不再出现 CL 偏离的条件下重新开始,但仍须确定偏离的原因,防止其再次发生。如果 CL 值屡有偏离或出现意料外的偏离时,应调整加工工艺或重新评估 HACCP 计划,看其是否完善,必要时,修改 HACCP 计划,彻底消除使加工出现偏差的原因或使这些原因尽可能减到最小。对所采取的纠正措施必须即时进行内部沟通,使工人得到纠正措施的明确指示。而且这些指示应当成为 HACCP 计划的一部分,并记录在案。

对在加工出现偏差时所生产的产品必须进行确认和隔离,并确定对这些产品的处理方法。这一点不同于加工调整,加工调整不涉及产品。可以通过以下四个步骤对产品进行处置或用于制订相应的纠偏措施计划:①根据专家的评估,根据物理的、化学的或微生物的测试(注意取样方法必须有代表性),确定产品是否存在安全方面的危害;②根据以上评估,如产品不存在危害,可以解除隔离和扣留,放行出厂;③根据第一步评估,如产品存在潜在的危害,则确定产品可否再加工/再杀菌,或改作其他目的的安全使用。返回、返工的产品仍然接受监控或控制,也就是确保返工不能造成或产生新的危害,如热稳定的生物学毒素(金葡菌肠毒素);④如不能按③进行处理,产品必须予以销毁。

如有可能,纠偏措施应在制定 HACCP 计划时预先制订,并将其填写在 HACCP 计划表的第8栏中。纠正措施的描述格式通常被写成"如果/然后"的形式,"如果"部分描述条件,"然后"部分描述采取的措施。纠偏措施应由对过程、产品和 HACCP 计划有全面理解、有权力做出决定的人来负责实施。如有可能的话,在现场纠正问题,会带来满意的结果。有效的纠偏措施依赖于充分的监控程序。

3. 纠偏措施记录

HACCP 计划应该包含一份独立的文件,其中所有的偏离和相应的纠偏措施以一定的格式进行记录。记录可以帮助企业确认再发生的问题和 HACCP 计划被修改的必要性。另外,纠偏措施记录提供了产品处理的证明。记录可采用纠偏措施报告表的形式。纠正措施记录应该包含以下内容:①产品确认(如产品描述,隔离扣留产品的数量);②偏离的描述;③所采取的纠正措施包括受影响产品的最终处理;④采取纠正措施的负责人的姓名;⑤必要时要有评估的结果。

纠偏措施报告的示例见表7-5,仅供参考。企业可根据自己的实际情况编制,只要能将上述问题交代清楚即可。

表 7-5　纠偏措施报告表

公司名称:　　　　　　　　　　　　编号:
地　址:　　　　　　　　　　　　　日期:
加工步骤:　　　　　　　　　　　　关键限值:

监控人员		发生时间		报告时间
问题及发生问题描述				
采取措施				
问题解决及现状				
HACCP 小组意见				

审核人:_____　　　　　　　　　　日期:_____

(十一)建立验证程序

首先是对 HACCP 计划的所有要素确认,确认的过程必须具有科学依据;其次是对 CCP 的验证包括监控设备的校准、监控记录的复查、针对性的取样检测、CCP 记录的复查;最后是对 HACCP 体系的验证,即检查 HACCP 计划所规定的各种控制措施是否被有效贯彻实施。这种验证活动每年进行一次,但当系统发生故障、产品或加工过程发生变化时,也要进行 HACCP 体系的验证。

1. 定义

验证:通过提供客观证据,包括应用监控以外的审核、确认、监视、测量、检验和其他评价手段,对 HACCP 体系运行的符合性和有效性的认定。

验证是 HACCP 最复杂的原理之一。尽管它复杂,但是验证程序的正确制订和执行是 HACCP 计划成功实施的基础。"验证才足以置信",这就是验证原理的核心。

2. 验证的目的

HACCP 计划的宗旨是控制食品的安全卫生,防止食品安全危害的发生,验证的目的就是证明 HACCP 计划的置信水平,证明建立在严谨的、科学的原则基础之上的 HACCP 体系足以控制产品加工或操作过程中出现的危害,证明这种控制正在被贯彻和执行着。

3. 验证的内容

验证程序的要素包括 HACCP 计划的确认、CCP 的验证、对 HACCP 系统的验证、执法机构强制性验证。

1) HACCP 计划的确认

确认指通过提供客观证据,对 HACCP 体系要素本身有效性的认定。

确认的宗旨是提供客观的依据,这些依据能表明 HACCP 计划的所有要素(危害分析、CCP 确定、CL 建立、监控计划、纠偏措施、记录保持等)都有科学的基础。确认是验证的必要内容,必须有根据地证实,当有效地贯彻执行 HACCP 计划后,足以控制那些可能出现的能影响食品安全的危害。

确认方法:①结合基本的科学原则;②运用科学的数据;③依靠专家的意见;④生产中进行观察或检测。

确认对象:HACCP 计划的每一环节从危害分析到验证对策做出科学技术上的复查。

确认频率:①最初的确认——HACCP 计划执行之前;②再次确认——下列情况下应采取确认:改变原料;改变产品或加工;验证数据出现相反的结果重复出现偏差;有关危害和控制手段的新信息;生产中的观察;新的销售或消费者处理行为。

确认人员:HACCP 小组和受过适当培训或经验丰富的人员。

2) CCP 的验证

对 CCP 制定验证活动是必要的,它能确保所应用的控制程序调整在适当的范围内操作,正确地发挥作用以控制食品的安全。CCP 验证包括 CCP 的校准、监控和纠偏行动记录的监督复查,以便确认其与 HACCP 计划的一致性。CCP 验证也包括针对性的取样和检测。

(1) 监控设备的校准。CCP 的验证活动包括监控设备的校准,以确保采用的测量方法的准确度。进行校准是为了验证监控结果的正确性。

CCP 监控设备的校准是 HACCP 计划成功执行和运作的基础。如果设备没有校准,监控结果就将是不可靠的。如果此情况发生了,那么就可以认为从记录中最后一次可接受的校准开始,CCP 就失去了控制。在建立校准频率时,此种情况应予以充分考虑。校准的频率也受设备灵敏度的影响。

(2) 校准记录的复查。复查设备的校准记录涉及检查日期和校准方法,以及试验结果(如设备是否准确)。校准的记录应保存和加以复查。这种复查可作为验证的一部分来进行。

(3) 针对性的取样检测。CCP 点的验证也包括针对性的取样检测。例如,当原料的接受是 CCP,CL 为供应商的证明,应监控供应商提供的证明。为检查供应商是否言行一致,应通过针对性的取样来检查。

(4) CCP 记录的复查。在每一个 CCP 至少有两种记录类型,即监控记录和纠偏记录。这些记录都是有用的管理工具。它们提供了书面 CCP 正在建立的安全参数范围内运行,以及以安全和合适的方式处理了发生的偏差的文献资料。然而单独的记录是毫无意义的,除非一位有管理能力的人员定期地复查它们,就能达到验证 HACCP 计划是否被执行着的目的。

3) HACCP 系统的验证

除了对 CCP 的验证活动外,对整个 HACCP 系统也应制定程序进行定期的验证。对系统验证的频率应每年至少 1 次,或当产品或工艺过程发生显著改变、或系统发生故障时随时进行。验证的频率不是一成不变的,它会随着时间的推移而变。如果历次检查的发现表明过程在控制之内,能保证安全,则减少检查的频率。如果历次检查发现有不正常现象,例如,前后不一致的监控活动,前后不一致的记录保存和不恰当的纠正措施等则需增加检查频率。检查发现异常则表明有必要重新进行 HACCP 计划的确认。

对 HACCP 系统的验证包括审核和对最终产品的微生物检测。

(1)审核。审核是为获得审核证据并对其进行客观的评价,以确定满足审核准则的程度所进行的系统的独立的并形成文件的过程。审核准则可以是 HACCP 体系文件、适用的标准和法律法规等。审核包括现场的观察和记录复查,审核又分内审、外审。通过审核以确定 HACCP 体系的适宜性、可操作性以及有效性,从而达到持续改进的目的。

审核 HACCP 的验证活动:检查产品说明和生产流程的准确性,检查工艺过程是否按照 HACCP 计划被监控,检查工艺过程是否在关键界限内操作,检查记录是否准确、是否按要求进行记录。

审核记录的复查:监控活动是否在 HACCP 计划的规定位置进行? 监控活动是否按 HACCP 计划规定的频率执行? 监控表明发生了关键界限的偏差时,是否有了纠偏行动? 设备是否按 HACCP 计划进行了校准?

(2)最终产品的微生物试验。虽然微生物检验不是日常监控的有效方法,但它可被作为一种验证工具。微生物检验能被用来确定(在验证、审核中)整个操作是否在控制之中。

4)执法机构对 HACCP 体系的验证

执法机构对 HACCP 体系的验证,主要是验证 HACCP 计划是否被有效贯彻实施。执法机构的验证包括:①对 HACCP 计划和任何修改的复查;②CCP 监控记录的复查;③纠偏记录的复查;④验证记录的复查;⑤现场检查 HACCP 计划是否贯彻执行,以及记录是否按规定被保存;⑥随机抽样分析。

HACCP 体系的验证包括内审(企业或组织自身的审核,又称为第一方审核)和外审(客户的审核,又称为第二方审核;认证审核或官方审核,又称为第三方审核)。

验证结果必须要有记录,并填入 HACCP 计划表第 9 栏中。

(十二)建立文件和记录的保持系统

HACCP 很重要的一点是它必须要有完整准确的记录,具有历史的可追溯性,一旦发生问题,能从中查询产生问题的实际生产过程或排除某一过程产生问题的可能性。同时它也提供了一个有效的监控手段,使企业及时发现并调整加工过程中偏离 CCP 的趋势,防止生产过程失去控制。

建立有效的记录保持程序,以文件证明 HACCP 体系。没有记录就等于没有发生。准确的记录保持是 HACCP 计划成功的重要部分。记录提供了关键限值得到满足或当关键限值发生偏离时所采取的适用的纠偏措施。同时,记录也为加工调整、防止 CCP 失控提供了监控手段。记录应明确显示监控程序已被遵循,并应包括监控中获得的真实数值。它是 HACCP 计划审核的依据。记录保持的内容填写在 HACCP 计划表的第 10 栏中。

1. 记录的要求

(1)总的要求。所有记录都必须至少包括以下内容:加工者或进口商的名称和地址,记录所反映的工作日期和时间,操作者的签字或署名,适当的时间,包括产品的特性和代码,以及加工过程或其他信息资料,也应包括在记录中。

(2) 记录的保存期限。对于冷藏产品,一般至少保存 1 年;对于冷冻或货架稳定的商品应至少保存 2 年;对于其他说明加工设备、加工工艺等方面的研究报告,科学评估的结果应至少保存 2 年。

(3) 可以采用计算机保存记录,但要求保证数据完整和统一。

2. 应该保存的记录

(1) CCP 监控控制记录。

(2) 采取纠正措施记录。

(3) 验证记录:包括监控设备的检验记录,最终产品和中间产品的检验记录。

(4) HACCP 计划以及支持性材料:HACCP 计划以及危害分析工作表;支持性材料,主要包括 HACCP 小组成员以及其责任,建立 HACCP 的基础工作,如有关科学研究,实验报告以及必备的先决程序如 GMP、SSOP。

3. 记录审核

作为验证程序的一部分,在建立和实施 HACCP 时,加工企业应根据要求,经过培训合格的人员应对所有 CCP 监控记录、采取纠正措施记录、加工控制检验设备的校正记录和中间产品最终产品的检验记录,进行定期审核。

(1) 监控记录以及审核:HACCP 监控记录是证明 CCP 处于受控状态的最原始的材料,作为管理工具,使 CCP 符合 HACCP 计划要求。监控记录应该记录实际发生的事实,完整、准确、真实,实际数值,而不是"OK"或"符合要求"等,而且应该至少每周审核一次,签字并注明日期。

(2) 纠正措施记录:一旦出现偏离 CL,应立即采取纠正措施。采取纠正措施就是消除、纠正产生偏差的原因,并将 CCP 返回到受控状态,隔离分析、处理在偏离期间生产的受影响的产品,必要时应验证纠正措施的有效性。记录这些活动是必要的。审核时主要判定是否按照 HACCP 计划去执行,应在实施后的一周内完成审核。

(3) 验证记录以及审核:①修改 HACCP 计划(原料、配方、加工、设备、包装、运输);②加工者评审对供方附保证或证书验证的记录即如原料来源,附有证书或保函,但在接受货物时,进行了对这些验证记录加以审核的结果;③验证监控设备的准确度以及校验记录;④微生物学试验结果,中间产品、最终产品的微生物分析结果;⑤现场检查结果。

对验证记录的评审没有明显的时间限定,只是要在合理的时间内进行审核。

三、HACCP 计划的回顾与总结

回顾与总结是 HACCP 体系要求建立的制度之一。首先,HACCP 计划经过一段时间运行后,哪怕已做了完整的验证,都有必要对整个实施过程进行回顾和总结。其次,在对整个或个别 HACCP 计划进行调整前,也应对 HACCP 的过去进行回顾和总结。特别是当原料、产品配方发生变化时,加工体系发生变化时,工厂布局和环境发生变化时,加工设备改进时,清洁和消毒方案发生变化时,包装、储存和销售体系发生变化时,重复出现偏差/出现新危害/有新的控制方法时,人员等级和/或职责发生变化时,从市场供应上获得的信息表明有关产品的卫生或腐败风险时,假设消费者使用发生变化时。

对 HACCP 计划所做的回顾与总结所形成的资料和数据,应形成文件并作为 HACCP 记录档案的一部分,且应将回顾工作所形成的一些正确的改进措施编入 HACCP 计划中。

第四节　GMP、SSOP、HACCP 体系及ISO 9000族间的相互关系

一、SSOP 和 GMP 的关系

良好生产规范(Good Manufacturing Practice,GMP)是为保障食品安全与质量而制定的贯穿水平生产全过程的一系列措施、方法和技术要求。GMP 是国际上普遍采用的用于食品生产的先进管理系统,它要求食品生产企业应具备良好的生产设备、合理的生产过程、完善的质量管理和严格的检测系统,以确保终产品的质量符合标准。它主要规定了在生产、加工、储运、销售等方面的基本要求,是由政府食品卫生安全主管部门用法规性、强制性标准形式发布的。它一般具有强制性,其规定是原则性的,包括硬件和软件两个方面,是食品加工企业必须达到的基本条件。

SSOP 是企业为了达到 GMP 所规定的要求,所制定的内部作业指导文件,以保证所加工的食品符合卫生要求,指导食品生产加工过程中如何实施清洗、消毒和卫生保持。它没有GMP 的强制性,其规定是具体的,负责指导卫生操作和卫生管理的具体实施。

SSOP 实际上是落实 GMP 卫生法规的具体程序。

GMP 和 SSOP 共同作为 HACCP 体系的基础,构建成针对于具体产品和加工完整的食品安全计划,没有适当的 GMP 为基础,工厂不会成功地实施 HACCP。如同金字塔的结构一样,仅有顶端的 HACCP 计划的执行文件时不够的,HACCP 体系必须建立在牢固的遵守现行的良好操作规范(GMP)和可接受的卫生标准操作程序(SSOP)的基础上,具备这样牢固的基础才能使 HACCP 系统有效地运行。SSOP 规定了生产车间、设施设备、生产用水(冰)、食品接触的表面的卫生保持、雇员的健康法规的具体体现,使 HACCP 计划在企业得以顺利实施。

GMP 卫生法规是政府颁发的强制性法规,而企业的 SSOP 文本是由企业自己编写的卫生标准操作程序。企业通过实施自己的 SSOP 达到 GMP 的要求。SSOP 监控记录可以用来证明卫生标准操作程序(SSOP)被执行的情况,以及 SSOP 制定的目标和频率能否达到 GMP 的要求。在制定 SSOP 时,应考虑各项卫生的监测方式、记录方式,以及怎样纠正出现的偏差。对各项卫生操作,都应记录其操作方式、场所、由谁负责实施等。记录的格式应易于使用和遵守,不能过于详细,也不能过松。

食品企业必须首先遵守 GMP 的规定,然后建立并有效地实施 SSOP。GMP 和 SSOP 是相互依赖的,只强调满足包含 8 个主要卫生方面的 SSOP 及其对应的 GMP 条款,而不遵守其余的 GMP 条款,也会犯下严重的错误。

二、SSOP 和 HACCP 的关系

SSOP 与 HACCP 计划中的 CCP 这两个部分均需要实施监控、纠偏、保持记录并进行验证。但是,两者之间也存在一些差别。首先,HACCP 体系中需要监测、纠偏和记录的关键控制点是一个可以控制的工序步骤,其作用是预防、消除某个食品安全危害或将其降低到允许水平以下;而 SSOP 是企业为了维持卫生状况而制定的程序,它与整个加工设施或某个区域有关,不仅仅限于某个特定的加工步骤或关键控制点。其次,HACCP 体系是建立在危害分析基础之上的,书面的 HACCP 计划不但规定了具体加工过程中的各个关键控制点,而且还具体描述了各个关键控制点的关键限值、监测方法、纠偏措施、验证程序和记录保存方法,以确保关键

控制点能得到有效控制。实施 SSOP 的目的之一就是简化 HACCP 计划,突出关键控制点。

　　SSOP 具体列出了卫生控制的各项目标,包括食品加工过程中的卫生、工厂环境的卫生和为达到 GMP 的要求所采取的行动。SSOP 的正确制定和有效执行,能够达到有效控制加工环境和加工过程中各种污染或危害的目的,那么 HACCP 按产品工艺流程进行危害分析而实施的关键控制点(CCP)的控制就能集中到对工艺过程中的食品危害的控制方面,而不是在生产卫生环境上,使 HACCP 计划更加体现特定的食品危害控制属性。按照美国 FDA 的说法,就是"确定哪些危害是由加工者的卫生监控计划来控制的,将它们从 HACCP 计划中划出去,只余下少数需要在 HACCP 计划中加以控制的显著危害"。因此,HACCP 计划中 CCP 的确定受到 SSOP 有效实施的影响。

　　把某一危害归类到 SSOP 控制而不列入 HACCP 计划内控制丝毫不意味着对其控制的重要性有所降低,而只因为 SSOP 是控制该危害的最佳方法。事实上,生产中的危害是通过 SSOP 和 HACCP 的 CCP 共同控制的。此外,有时需要同时采用 HACCP 和 SSOP 共同控制某种危害,如由 HACCP 控制病源微生物的杀灭,由 SSOP 控制病源微生物的二次污染。

　　区别 HACCP 和 SSOP 监控内容的一般原则是:已经鉴别出的危害是与产品或其加工过程中某个加工步骤有关的危害,就由 HACCP 控制;已经鉴别出的危害是与加工环境或人员有关的,则由 SSOP 控制。有时某种危害究竟是用 HACCP 还是用 SSOP 来控制,并没有十分明显的区分,比如在食品致敏原的控制上,往往把加工过程中的 SSOP 之一"与食品接触的表面的卫生状况与清洁程序"及"标签"同时又作为 CCP 加以控制。

　　值得注意的是,并非所有的食品生产都必须具有 HACCP 计划。某些低风险食品经过危害分析后,没有发现显著危害,从而不需建立 CCP,因此,也就可以没有 HACCP 计划。但食品加工企业按照食品法规的强制性要求,即使没有 HACCP 计划,工厂的生产卫生也必须达到 GMP 的规定。任何卫生计划中的一个重要部分是监控,监控体系应能确保生产的条件和状况符合 SSOP 的规定。

三、GMP 和 HACCP 的关系

　　GMP 和 HACCP 系统都是为保证食品安全和卫生而制定的一系列措施和规定。GMP 的原则适用于所有相同类型产品的食品生产企业,如果食品生产厂及其生产过程不同,HACCP 就不同。GMP 体现了食品企业卫生质量管理的普遍原则,而 HACCP 则是针对每一个企业生产过程的特殊原则。

　　GMP 的内容是对食品生产过程中的各个环节、各个方面都制定出具体的要求,是一个全面质量保证系统。HACCP 则突出对重点环节的控制,以点带面来保证整个食品加工过程中食品的安全。从 GMP 和 HACCP 各自特点来看,GMP 是保证 HACCP 体系能有效实施的基本的先决条件,是对食品企业生产条件、生产工艺、生产行为和卫生管理提出规范性要求,而 HACCP 则是动态的食品卫生管理方法,能确保 GMP 的贯彻执行;GMP 要求是硬性的、固定的,而 HACCP 是灵活的、可调的。

　　GMP 和 HACCP 在食品企业卫生管理中所起的作用是相辅相成的。通过 HACCP 系统,可以找出 GMP 要求中的关键项目,通过 HACCP 系统的运行,可以控制这些关键项目达到标准要求。掌握 HACCP 的原理和方法有助于 GMP 的制定和实施,还可以使监督人员、企业管理人员具备敏锐的判断力和危害评估能力。GMP 是食品企业必须达到的生产条件和行为规范,企业只有在实施 GMP 规定的基础之上,才能使 HACCP 系统有效地运行。GMP 和

HACCP对一个想确保产品卫生质量的企业而言是缺一不可的。因此,在食品GMP制定过程中,必须应用HACCP技术对食品链的全过程进行监控,以此体现出在企业自身管理和卫生监控工作方面中应用GMP的优势。

四、GMP、SSOP和HACCP三者间的关系

1. 传统意义上的关系

GMP和SSOP是整个体系的基础,HACCP建立在GMP和SSOP的基础上。制订和实施HACCP计划的基础和前提条件是GMP和SSOP。如果企业没有达到GMP法规的要求,或没有制定有效的、具有可操作性的SSOP,或者没有有效地实施SSOP,那么实施HACCP计划就会变成一句空话。

SSOP计划是根据GMP中有关卫生方面的要求制定的卫生控制程序,是执行HACCP计划的前提计划之一,HACCP计划则是控制食品安全的关键程序。三者的传统关系如图10-4所示。

2. 现代意义上的关系

从CAC/RCPl—1969,Rev.(1997)《食品卫生通则》和我国的《出口食品生产企业卫生要求》等GMP法规看,GMP中包括了HACCP计划。因此,从现代意义上讲,GMP、SSOP与HACCP应具有以下关系:企业的GMP体系由HACCP计划的前提计划以及HACCP计划本身的制定和实施组成。HACCP是执行GMP法规的关键和核心,SSOP和其他前提计划是建立和实施HACCP计划的基础;实施SSOP等前提计划和HACCP计划是GMP法规的基本要求。简言之,执行GMP法规的核心是HACCP;基础是SSOP等前提计划;实质是确保食品安全卫生。

由此而见,任何一种食品的生产在建立有效的SSOP计划前,都必须首先遵循GMP法规,才能实施HACCP体系。我们可以将GMP、SSOP、HACCP三者的异同点归纳于表7-6中。

表7-6　食品卫生安全管理体系的异同性

项目	卫生管理体系		安全控制体系(HACCP)
	GMP	SSOP	
基本依据	GMP的相关要求	《食品卫生通则》(CAC)法律法规	《HACCP管理体系及其应用准则》
应用范围	适用于所有食品企业,应用于官方的卫生注册或GMP认证		适用于所有食品企业,应用于官方的卫生注册或HACCP验证与认证
范围、对象	卫生(主控)、安全		安全(主控)
原理	无	无	HACCP的7个原理
方法	无具体方法	经验	HACCP应用逻辑顺序、CCP判断树
基本内容	《食品卫生通则》包括:初级生产(环境卫生、食物链),工厂设计和设施,生产控制,工厂养护与卫生,个人卫生,运输,产品休息,培训	水(冰)的安全,食品接触面卫生,防止交叉污染,手的清洁与消毒,厕所设施的维护,避免被污染,有毒化学物控制,员工健康和卫生,虫害的防治	危害分析,关键控制点,关键限值,CCP的监控,纠偏措施,记录控制,HACCP的验证
文件要求	企业GMP文件,记录表格	SSOP文件,记录表格	工艺流程图,危害分析单,HACCP计划书,记录表格

五、HACCP 与 ISO 9000 族标准的关系

一般认为 ISO 9000 与 HACCP 是不同的,但实际上两者有许多共同点:

(1) 均需要全体员工参与,目的均是使消费者(用户)信任。

(2) 两者均结构严谨,重点明确。

(3) ISO 9000 系列标准包含了 HACCP 管理体系的许多要素,例如过程控制、监视和测量、质量记录的控制、文件和数据控制、内审等。

(4) HACCP 体系可以很好地与 ISO 9000 质量体系兼容,换言之,ISO 9000 系列标准能有效地作为 HACCP 文件和实施的模式。

HACCP 与 ISO 9000 的不同点见表 7-7。

表 7-7　HACCP 与 ISO 9000 质量保证体系的区别

项目	ISO 9000	HACCP
属性	科学性、逻辑性强,属质量控制范畴	体系完整,属质量管理范畴
适用范围	适用于各行各业	专业性强,应用于食品行业
目标	强调质量能满足顾客要求	强调质量能满足顾客要求,强调食品卫生,避免消费者受到危害
标准选择	对于不同的组织及其产品特点,可对标准第七章的要求进行选择	企业须依 HACCP 计划要求与法规生产制品,无所选择,但对于不同的食品大类、不同的加工工序采用不同的 HACCP 方案
标准内容	标准内容涵盖面广,涉及设计、开发、生产、安装和服务	内容较窄,以生产全过程(从原材料的采集到消费者的食用)的监控为主
实施条件	未规定应用的必备条件	须有 GMP 和 SSOP 作为基础
实施范围	适用于产品质量有关的全部活动	与食品安全有关的整个食品链的所有阶段
监控对象	无特殊监控对象	有特殊监控对象,如病原菌
实施	自愿性	由自愿逐步过渡到强制,一些发达国家已立法强制实施
投入	费用较高,文件繁琐	投入小,经济效益高,文件简单

尽管 HACCP 与 ISO 9000 都属于控制体系,但不能简单等同或取代。ISO 9000 有助于保证产品质量,但不能替代危害分析。目前企业共同建立 HACCP—ISO 9000 体系比较科学合理。

六、HACCP 与 ISO 22000 的关系

HACCP 作为一个系统化的方法,是现代世界确保食品安全的基础,其作用是防止食品生产过程(包括制造、储运和销售)中食品有害物质的产生。HACCP 不是依赖对最终产品的检测来确保食品的安全,而是将食品安全建立在对加工过程的控制上,以防止食品产品中的可知危害或将其减少到一个可接受的程度。

ISO 22000 标准是一个适用于整个食品链工业的食品安全管理体系框架。它将食品安全管理体系从侧重对 HACCP 七项原理、GMP、SSOP 等技术方面的要求,扩展到整个食品链,并作为一个体系对食品安全进行管理,增加了运用的灵活性。同时,ISO 22000 标准的条款编排

形式与ISO 9001:2000一样,它可以与企业其他管理体系如质量管理体系和环境管理体系相结合,更有助于企业建立整合的管理体系。ISO 22000标准和HACCP都是一种风险管理工具,能使实施者合理地识别将要发生的危害,并制订一套全面有效的计划,来防止和控制危害的发生。HACCP与ISO 22000标准的内容对比见表7-8。

表7-8　HACCP与ISO 22000的对比

HACCP实施步骤	ISO 22000
建立HACCP小组	7.3.2食品安全小组
产品描述	7.3.3产品特性 7.3.5.2过程步骤和控制措施的描述
识别预期用途	7.3.4预期用途
制作流程图、现场确认流程图	7.3.5.1流程图
列出所有可能的危害 实施危害分析 考虑控制措施	7.4危害分析 7.4.2危害识别和可接受水平的确定 7.4.3危害评价 7.4.4控制措施的选择和评价
确定关键控制点	7.6.2关键控制点(CCP)的确定
对每个CCP确定关键限值	7.6.3关键控制点的关键限值的确定
对每个关键控制点建立监视系统	7.6.4关键控制点的监视系统
建立纠正行动	7.6.5监视结果超出关键限值时采取的措施
建立验证程序	7.8验证的策划 8.2控制措施组合的确认
建立文件和记录保持系统	4.2文件要求 7.7预备信息的更新、描述前提方案和HACCP计划的文件的更新

ISO 22000标准和HACCP相同点包括方针、规划、实施和操作、绩效评估、改进、管理评审。

但HACCP本质上是一种预防食品安全危害的体系,它源于企业内部对某一产品安全性的控制体系,以监控生产全过程为主;而ISO 22000标准适用于整个食品链工业的食品安全管理,对预防行为方案没有要求,且ISO 22000是对HACCP的几个方面进行强化,不仅包含了HACCP的全部内容,并融入企业的整个管理活动中,体系完整,逻辑性强,属食品企业安全保证体系。ISO 22000是为食物链上的任何组织设计的,生产商、供应商、加工商、分销商、零售商和食品服务的组织都可以使用。

与HACCP相比,ISO 22000标准有以下不同:

(1)标准适用范围更广。突出体系管理理念,将组织、资源、过程和程序融合到体系之中,使体系结构与ISO 9001标准结构完全一致。ISO 22000标准适用于食品链中所有类型的组织,范围比原有的HACCP要广。

(2)强调沟通的作用。食品安全管理体系的重要原则是沟通。顾客要求、食品监督管理机构要求、法律法规要求以及一些新的危害产生的信息,需通过外部沟通,以获得充分的食品安全相关信息。通过内部沟通可以获得体系是否需要更新和改进的信息。

(3) 体现了对遵守食品法律法规的要求。ISO 22000标准不仅在引言中指出"本标准要求组织通过食品安全管理体系以满足与食品安全相关的法律法规要求",而且标准多个条款都要求与食品法律法规相结合,充分体现了遵守法律法规是建立食品安全管理体系的重要前提之一。

(4) 提出了前提方案、操作性前提方案和HACCP计划的重要性。前提方案是整个食品供应链中为保持卫生环境所必需的基本条件和活动,它与食品企业良好操作规范等同。操作性前提方案是为减少食品安全危害在产品或产品加工环境中引入、污染或扩散的可能性,通过危害分析确定的基本前提方案。HACCP也是通过危害分析确定的,只不过它是运用关键控制点通过关键限值来控制危害的一种控制措施。两者的区别在于控制方式、方法或控制的侧重点不同,但目的都是为了防止、消除食品安全危害或将食品安全危害降低到可接受水平的行动或活动。

(5) 强调了"确认"和"验证"的重要性。"确认"是获取证据以证实由HACCP计划和操作性前提方案中安排的控制措施有效。ISO 22000标准在多处明示和隐含了"确认"要求或理念。"验证"是通过提供客观证据认定规定要求已得到满足,目的是证实体系和控制措施的有效性。ISO 22000标准要求对前提方案、操作性前提方案、HACCP计划及控制措施组合、潜在不安全产品处置、应急准备和响应、撤回等都要进行验证。

(6) 增加了"应急准备和响应"规定。ISO 22000标准要求最高管理者应关注影响食品安全的潜在紧急情况和有关事故,要求组织应识别潜在事故(件)和紧急情况,组织应策划应急准备和响应措施,并保证实施这些措施所需要的资源和程序。

(7) 建立可追溯性系统及对不安全产品实施撤回机制。ISO 22000标准提出了对不安全产品采取撤回的要求,充分体现了现代食品安全的管理理念。要求组织建立从原料供方到直接分销商的可追溯性系统,以确保交付后的不安全终产品,利用可追溯性系统,能够及时、完全地撤回,尽可能消除和降低不安全产品对消费者的伤害。

综上所述,ISO 22000认证具有实用性广、一致性高的优点,但相对于食品行业,和现有的各类HACCP认证,同时存在专业性低、针对性差的缺陷。在我国目前的市场状况下,政府在推行ISO 22000认证时,应审慎地处理与HACCP认证的关系,制定政策时,要注意与现实状况的衔接与配合,从而从制度上保证ISO 22000认证的顺利开展。

第五节　HACCP在食品加工中的应用实例

实例一　HACCP在熟肉制品中的应用

一、建立HACCP工作小组

(1) 企业应建立专门的HACCP工作小组。小组成员组成包括负责产品质量控制、生产管理、卫生管理、检验、产品研制、采购、仓储和设备维护各方面的专业人员,质量管理者代表作为HACCP小组负责人。

(2) 制定、修改、监督实施及验证HACCP计划是HACCP工作小组的职责;负责对企业的HACCP培训;负责编制HACCP管理体系的各种来件等工作。

(3) HACCP 工作小组的成员必须经过以下的培训内容:GMP、SSOP、HACCP 工作原理,本企业 HACCP 实施计划等,以确保 HACCP 小组成员具备建立食品安全保障体系的能力。

(4) HACCP 工作小组必须对所有员工进行 HACCP 基础知识和本岗位 HACCP 计划的培训,以确保所有员工能够理解和正确执行 HACCP 计划。

二、低温熟肉制品产品描述

肉制品的品种较多,主要分为高温加热和低温加热处理两大类。由于低温加热处理的产品易出现食品安全问题,下面选择低温火腿类制品中三文治火腿、低温熏煮肠类制品中维也纳香肠、烤肠为例。

表7-9 为三文治火腿产品的描述结果。三文治火腿所用的原料主要有原料肉、水、辅料和食品添加剂。原料肉为猪肉和鸡肉,根据熟肉制品的蛋白质和脂肪的含量来确定原料肉的用量,三文治火腿产品的蛋白质含量≥7%。水分是产品鲜嫩可口的重要条件,产品质量的档次不同,水的加入量也有所不同,西式火腿类产品的水分含量一般为 65%～75%。大豆蛋白粉有较好的吸水持水性,可以适量的补充产品中蛋白质含量。添加食盐、白糖、味精和香辛料增加产品的风味。淀粉具有增稠、赋予产品形态的作用。产品中加入食品添加剂——亚硝酸盐、复合磷酸盐——分别起到护色、防腐和保持水分的作用。

表7-9　火腿类熟肉制品产品描述

加工类别:低温熟加工;产品类型:低温类熟肉制品

1. 产品名称	三文治
2. 主要配料	精猪肉、水、淀粉、植物蛋白、食盐、白砂糖、味精等
3. 重要的产品特性 　(水活度,pH,防腐剂)	水活度值≤0.98 pH 6.8～7.2
4. 计划用途 　(主要消费对象、分销方法等)	销售对象无特殊规定 批发、零售
5. 食用方法	打开即食
6. 包装类型	聚乙烯塑料包装
7. 保质期	1～90 天
8. 标签说明	需在 0～7℃条件下储存
9. 销售地点	明确注明销售区域
10. 特殊运输要求	要求 0～7℃冷藏运输

根据《熟肉制品卫生标准》(GB 2726)确定产品的重要安全指标包括亚硝酸盐、复合磷酸盐和苯并芘、铅、无机砷、镉、总汞。重要的质量指标为蛋白质含量和 pH 值。火腿类熟肉制品适于广大消费者食用,食用方便,需在 0～7℃的条件下运输、储存和销售,才能保证产品质量。

表7-10 为维也纳香肠和烤肠的产品描述结果。根据《熟肉制品卫生标准》(GB 2726)确定产品的重要安全指标有亚硝酸盐和山梨酸钾。

表 7 - 10　熏煮肠类熟肉制品产品描述

加工类别:低温熟加工;　产品类型:低温类熟肉制品

1. 产品名称	烤肠
2. 主要配料	鸡肉、水、淀粉、植物蛋白、食盐、白砂糖、味精等
3. 重要的产品特性 　（水活度,pH,防腐剂）	水活度值≤0.84 pH 6.8～7.2
4. 计划用途 　（主要消费对象、分销方法等）	销售对象无特殊规定 批发、零售
5. 食用方法	打开即食
6. 包装类型	透明塑料收缩包装
7. 保质期	1～90 天
8. 标签说明	需在 0～7℃条件下储存
9. 销售地点	明确注明销售区域
10. 特殊运输要求	要求 0～7℃冷藏运输

三、绘制与验证工艺流程图

（1）低温熟肉制品工艺流程图（参见图 7 - 3 和图 7 - 4）。

加工类别:低温类熟肉制品

产品:三文治火腿

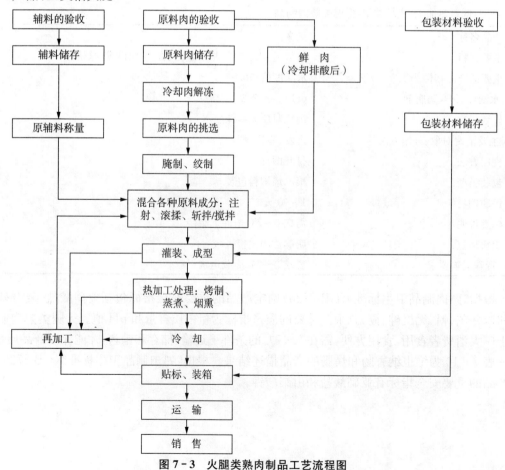

图 7 - 3　火腿类熟肉制品工艺流程图

加工类别:低温类熟肉制品

产品:烤肠

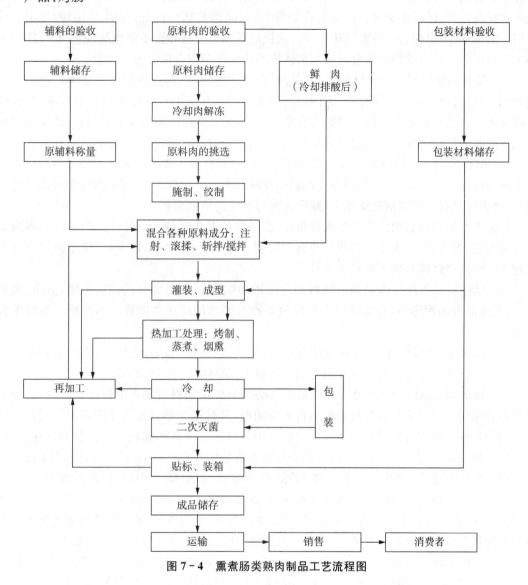

图7-4　熏煮肠类熟肉制品工艺流程图

2. 低温熟肉制品工艺流程说明

熟肉制品加工工艺环节较多,应制定每一个加工环节的标准操作程序,才能保证 HACCP 系统有效的实施。下面结合三文治火腿工艺流程图和烤肠工艺流程图介绍熟肉制品加工工艺规程。

(1) 接收原料肉。原料肉生产厂应具有生产许可证、营业执照、国家定点屠宰证明(猪肉)。原料肉生产厂应提供原料肉的检疫证明、出厂检验合格证,以确保原料肉的标识符合《食品标签通用标准》(GB 7718)的规定。从供应商购买原料肉,还应索取供应商的生产许可证,供应商的原料肉来源必须稳定。对于新的原料肉的来源,应到养殖基地进行实地考察,确认养殖是在良好的条件下进行,严格按有关规定使用兽药。原料肉的运输车应为冷藏车,清洁、无污染并提供车辆消毒证明。对每批原料肉依照原料验收标准验收合格后方可接收。

（2）接收辅料和食品添加剂。辅料和食品添加剂生产厂应具有生产许可证、营业执照。产品应具有出厂检验证明，以确保符合相应的国家标准，无国标的产品应符合相应的行业标准或企业标准，并提供标准文本。产品的标识符合《食品标签通用标准》（GB 7718）的规定。香辛料应无霉变、无虫蛀、无杂物、气味正常。从供应商购买辅料和食品添加剂，还应索取供应商的生产许可证。对每批辅料和食品添加剂依照验收标准验收合格后方可接收。

（3）接收包装材料。包装材料生产厂应具有生产许可证、营业执照。产品应具有出厂检验证明，保证符合相应的国家标准，无国标的产品应符合相应的行业标准或企业标准，并提供标准文本。天然肠衣要求色白、质韧、无霉变、无砂眼等。从供应商购买包装材料，还应同时索取供应商的卫生许可证。对每批包装材料依照包装材料验收标准验收合格后方可接收。

（4）储存原料肉。原料肉一般为用透湿性小的包装材料包装的冷冻肉。经过冷冻后的肉品放置温度在−18℃以下，有轻微空气流动的冷藏间内。应保持库温的稳定，库温波动不超过1℃。冻肉堆垛存放在清洁的垫木上，减少冻肉与空气的接触面积。

冷冻肉长期储存后肉质会产生水分蒸发、脂肪氧化及色泽变化。冷冻肉的储存期限取决于冷藏温度、湿度、肉类入库前的质量和肉的肥度。当温度在−18℃以下时，牛羊肉储存期不超过12个月，猪肉储存期不超过8个月。

（5）储存辅料和食品添加剂。辅料和食品添加剂应储存在常温、通风、干燥、洁净、无异味、无污染的专用库房中，有特殊要求的应放在符合要求的库房中储存。不合格产品应单独存放。

（6）储存包装材料。包装材料应储存在常温、通风、干燥、洁净、无异味、无污染的专用库房中。动物肠衣应储存在有肠衣专用盐的密闭桶中，储存温度为0～20℃。

（7）称量和配制辅料。所使用的计量器具必须与称量辅料所要求的精度相符合，且经过计量器具检定。按配方称取各种辅料和食品添加剂，进行记录后分别置于容器中。对称量后的辅料和食品添加剂进行核对后配制。少量使用的食品添加剂和辅料用水溶解后使用。葱、姜等农作物清洗后使用。花椒、八角等香辛料装入清洁的纱布布包中，煮后的料水用于配料。

（8）原料肉解冻、分切。采取自然解冻，解冻室温度为12～20℃，相对湿度为50%～60%，为加速解冻过程，可以将蒸汽导入解冻室，温度控制在20～25℃，解冻时间为10～15 h。应摊开解冻，以防堆叠造成解冻不均匀，局部温度上升，微生物繁殖，从而导致肉质的腐败。原料肉解冻后不应有堆叠积压现象，应在2 h内用完。肉的切片大小应符合工艺要求。

（9）原料肉修整、挑选。去除异物，应除去筋腱、筋膜、淋巴、骨骼、血管、淤血、干枯肉、毛发、碎骨等。控制修整时间，修整后如果不立即使用应及时转入0～4℃左右的暂存间。

（10）腌制。把切好一定规格的肉块与腌制剂混合均匀，放到0～4℃的冷库进行腌制，肉温不应超过7℃，腌制时间为18～24 h。在腌肉的上层加盖防护层（一般为不锈钢板或100目的纱网），控制氧化。如腌制时间过长，温度过高，造成微生物繁殖增加，易使肉腐败。

（11）绞制。绞肉机的刀刃一定要锋利，且与绞板配合松紧适度。防止肉的温度上升，控制绞制前肉馅的温度，绞制后肉馅温度不宜超过10℃。绞肉机应每隔2 h清洗一次，生产停产后、开工前彻底清洗。

（12）再加工。每批内包装破损的产品，保证无污染、无异物，去除包装材料进行再加工。

（13）搅拌。这个阶段将将需要的香辛料加入，料水的温度≤30℃。按工艺要求，搅拌均匀。搅拌时间、搅拌真空应符合工艺要求。搅拌后出馅温度为2～8℃。搅拌好后，放入专用容器中，并用专用布盖严上口，专用布每日都应清洗。再运送至灌装处，要防止异物掉入。原料肉配比重量符合工艺要求,辅料配比重量符合工艺要求。

(14) 滚揉。用注射器吸入混合腌制液按不同部位注入,然后充分揉搓。滚揉时间:参照计算公式;滚揉真空度:60.8～81.0 kPa;滚揉温度:产品控制在 2～4℃下滚揉;采取间歇滚揉工艺;滚揉速度:10～12 r/min;肉馅停留时间:≤3 h。

(15) 灌装。控制灌装车间温度为 18～20℃。控制肉馅在灌装间停留时间和肉馅温度。要用专用布将灌肠机的上口盖严,防止上口有异物落入。将肠衣皮在温水中充分洗净,并仔细检查肠皮上有无异物,灌装出的肠类制品,尽快按规定间距放到架杆上,防止产品堆积,而压破肠皮,肉馅溢出。一旦肉馅溢出,应及时将案上的肉馅清理干净,并仔细将肠皮、线头等异物摘出,方可做回馅使用。过程中严防刀片、剪刀等工具落入肉馅中。三文治火腿灌装后立即装入定型的模具中,模具应符合食品用容器卫生要求。烤肠灌装后应立即结扎。

(16) 热加工。按规定数量将三文治火腿装入热加工炉进行蒸煮,摆放整齐。按工艺要求控制产品蒸煮的温度、时间及控制产品的中心温度。

烤肠进行烤制加工时,首先,用流动水对肠体进行冲洗;然后,推入烤箱中进行烤制干燥,在烤制过程中要注意时间和温度控制;待烤至表面干爽后,迅速推入蒸煮炉中进行蒸煮,在蒸煮过程中要注意时间、温度、产品中心温度控制,以免发生肠体爆裂;蒸煮成熟后进行烟熏,控制烟熏的时间,烟熏材料采用含树脂少的硬木。也可使用另一种工艺:用自动烟熏炉对产品进行烤制干燥,蒸煮烟熏,其间要注意时间、温度和产品中心温度的控制。

(17) 冷却。将三文治火腿尽快装入冷却池中进行冷却。按工艺要求控制冷却水温度、冷却时间、产品中心温度。冷却后在 0～5℃室温下将模具脱除。

将烤肠进行晾制冷却后装袋,真空包装。有专用晾制间,按工艺要求控制晾制时间。按规格装袋、封口,真空度符合要求。

(18) 二次灭菌。烤肠装入包装袋后进行二次灭菌。按工艺要求控制灭菌温度和时间。

(19) 冷却。灭菌后的烤肠应尽快装入冷却池中进行冷却。按工艺要求控制冷却水温度、冷却时间及产品中心温度。

(20) 贴标、包装。控制包装车间温度≤20℃。贴标签前除去肠体上的污物。去污的用具也应定期清洗消毒。产品感官符合要求,标示内容应符合相应规定。

(21) 成品储存。产品按先后顺序入库、出库,产品码放高度低于 1 m,离地、隔墙存放,0～7℃条件下储存。

(22) 运输、销售。装货物前车厢清洗、消毒,车厢内无不相关物品存在,0～7℃冷藏运输和销售。

四、熟肉食品危害分析

根据文献报道和对企业现场调查发现,熟肉制品中可能存在生物性、化学性和物理性危害。

1. 产品特性的危害分析

肉制品营养成分丰富,含水分较高,采用天然肠衣的产品透气性较强,这些因素都适合微生物的生长繁殖。通过文献报道和对天津肉制品企业既往产品质量检测结果研究显示,熟肉制品的主要卫生问题为微生物超标。一些调查表明,肉制品中存在较为严重的亚硝酸盐超标情况。

消费肉制品的人群非常广泛,其中儿童、老年人和患者经常食用这类产品,这些消费者的抵抗力相对较弱,如果食入微生物和亚硝酸盐含量超标的产品,更容易导致食源性疾病。

根据对产品特性的分析,建议把熟肉制品检测的重点放在微生物指标和亚硝酸盐指标上。

2. 原辅料的危害分析(表 7 - 11,表 7 - 12)

表 7 - 11　火腿类熟肉制品原料和辅料危害分析表

加工步骤	食品安全危害	危害显著(是/否)	判断依据	预防措施	关键控制点
接收原料肉	生物性:病原菌——肠道致病菌和致病性球菌 寄生虫——旋毛虫、弓形虫、猪囊虫等	是	1. 文献报道 2. 工厂检查记录	1. 现场考察后选择产品质量稳定的供应商 2. 向供应商索取每批原料检疫合格证、运输车辆消毒证,卫生许可证、检验合格证明 3. 后工序热处理工艺杀灭病原菌和寄生虫	是
	化学性:兽药、农药、激素、重金属残留;挥发性盐基氮超标	是	1. 文献报道 2. 食品中污染物限量、农药残留量标准(GB 2762、GB 25193、GB 28260) 3. 工厂检查记录	1. 选择供应无公害原料肉的供应商 2. 索取每批原料的检验合格证	否
	物理性:异物——金属、猪碎骨等	是	工厂检查记录	1. 后工序金属探测可消除金属危害 2. 原料肉解冻后自检可消除异物	否
接收辅料	生物性:1. 调味料、蒜泥、生姜里可能带霉菌、致病菌 2. 蛋白粉微生物指标超标	是	1. 文献报道 2. 工厂检查记录	1. 选择质量稳定的供应商 2. 向供应商索取定性产品的检验合格证明 3. 后工序热处理工艺杀灭致病菌	否
	化学性:1. 发酵调味中可能有黄曲霉毒素 2. 食品添加剂不符合规定用途 3. 食品添加剂不符合卫生质量要求	是	1. 文献报道 2. 卫生监督检查记录	1. 向供应商索取调味料检验合格证、食品添加剂卫生许可证和检验合格证 2. 严格按 GB 2760 标准使用添加剂	是
	物理性:异物——沙子、小石子等	是	1. 工厂检查记录 2. 卫生监督检查记录	1. 使用前过滤或过筛 2. 香辛料用多道细小网布包裹后下锅 3. 姜、蒜等辅料清洗后使用 4. 严格按照企业辅料采购标准进行采购	否

续表

加工步骤	食品安全危害	危害显著(是/否)	判断依据	预防措施	关键控制点
接收包装材料	生物性:动物肠衣可能带有致病菌	是	文献报道	后工序热处理工艺杀灭致病菌	否
	化学性: 1. 包装材料中有害化学物质 2. 合成肠衣工艺性能不符合要求,影响产品保存 3. 过白棉线中可能含漂白剂	是	1. 包装材料国家标准 2. 工厂检查记录	1. 现场考察后选择产品质量稳定的包装材料生产厂 2. 索取检验合格证 3. 控制合成肠衣透氧性和透湿性	否
	物理性:	否			
储存原料肉	生物性:病原菌	是	如果温度不能保持处于或低于一个能够有效阻止病原菌生长的水平,病原菌可能在产品中繁殖	1. 储存温度≤-18℃ 2. 储存期不超过12个月 3. 后工序热处理工艺杀灭病原菌	否
	化学性:	否			
	物理性:	否			
储存辅料	生物性:病原菌	是	病原菌繁殖	1. 适宜的储存条件 2. 后工序热处理工艺杀灭病原菌	否
	化学性:	否			
	物理性:	否			
储存包装材料	生物性:动物肠衣带有病原菌	是	病原菌繁殖	1. 储存在专用盐的密闭容器 2. 储存温度≤20℃ 3. 后工序热处理工艺杀灭病原菌	否
	化学性:	否			
	物理性:	否			

3. 生产过程至销售环节危害分析

表7-12　火腿类熟肉制品生产过程危害分析表

加工步骤	食品安全危害	危害显著(是/否)	判断依据	预防措施	关键控制点
解冻冷冻肉	生物性:病原菌	是	解冻过程可能导致病原菌繁殖	1. 控制解冻间温度≤15℃ 2. 控制解冻后存放温度和时间 3. 后工序热处理工艺杀灭病原菌	否
	化学性:产品污染清洗剂、清洗剂等	是	解冻池或解冻架用清洗剂清洗,可能残留	1. 使用食品工业用洗涤消毒剂 2. 洗削后用水彻底冲洗	否
	物理性:	否			

续表

加工步骤	食品安全危害	危害显著（是/否）	判断依据	预防措施	关键控制点
称量和配制辅料	生物性：	否			否
	化学性：食品添加剂超出限量	是	产品检验记录	1. 称量仪器定期检查 2. 仔细核对称量结果并记录 3. 食品添加剂重复称量一次	是
	物理性：	否			
原料肉挑选	生物性：病原菌	是	原料肉滞留时间过长，导致病菌繁殖	1. 加工时间符合工艺要求 2. 后工序热处理工艺杀灭病原菌	否
	化学性：	否			
	物理性：	否			
绞制 搅拌	生物性：病原菌	是	病原菌繁殖	1. 加工时间符合工艺要求 2. 防止肉温上升 3. 绞制前、后的肉馅温度符合工艺要求 4. 后工序热处理工艺杀灭致病菌	否
	化学性： 1. 食品添加剂超标 2. 润滑油和清洗剂残留	是	1. 拌不均时，局部食品添加剂超标 2. 检查显示机械润滑油和清洗剂可能残留在设备中	1. 配料先化成料水混合均匀后，再与原料肉搅拌均匀 2. 搅拌时间和(或)真空度符合工艺要求 3. 用食品工业用润滑油 4. 用食品工业用洗涤消毒剂 5. 消毒后用水彻底冲洗	否
	物理性：异物——设备锈蚀、设备维修可能带入	是	在生产过程中可能发生	1. 设备维修后严格检查 2. 生产后、开工前设备彻底清洗	否
滚揉	生物性：病原菌	是	病原菌繁殖	1. 控制滚揉 2. 控制肉馅温度 3. 控制滚揉时间 4. 真空度符合工艺要求 5. 后工序热处理工艺杀灭致病菌	否
	化学性：润滑油和清洗剂残留	是	工厂检查显示机械润滑油和清洗剂可能残留在设备中	1. 用食品工业用润滑油 2. 用食品工业用洗涤消毒剂 3. 消毒后用水彻底冲洗	否
	物理性：异物——设备锈蚀、设备维修可能带入	是	在生产过程中可能发生	1. 设备维修后严格检查 2. 开工前、后设备彻底清洗	否

续表

加工步骤	食品安全危害	危害显著(是/否)	判断依据	预防措施	关键控制点
灌装成型	生物性:病原菌	是	灌装后积压时病原菌繁殖	1. 控制灌装室温度 2. 肠衣结扎严密 3. 控制灌装后存放时间 4. 后工序热处理工艺杀灭致病菌	否
	化学性:润滑油和清洗剂残留	是	润滑油和清洗剂可能残留在设备中	1. 用食品工业用润滑油 2. 用食品工业用洗涤消毒剂 3. 消毒后用水彻底冲洗	否
	物理性:设备锈蚀、设备维修可能带入	是	在生产过程中可能发生	1. 设备维修后严格检查 2. 开工前、后设备彻底清洗	否
热处理加工	生物性:病原菌	是	1. 热处理的失败使病原菌可能存活和(或)生长 2. 产品检验结果记录	严格执行杀菌工艺要求	是
	化学性:	否			
	物理性:	否			
冷却	生物性:病原菌	是	细菌繁殖	1. 专用冷却间 2. 冷却时间、冷却水温度符合工艺要求 3. 冷却后产品中心温度符合工艺要求 4. 冷却水池(库)定期清洗消毒	是
	化学性:	否			
	物理性:	否			
贴标、装箱	生物性:	否			
	化学性:	否			
	物理性: 异物:金属污染,表面杂质	是	在加工过程中可能发生金属污染	1. 贴标前用金属检测器检测 2. 检查合格	是
产品再加工	生物性:病原菌	是	杀菌不彻底,病原菌可能存活(或)生长	从各个工序返回的产品都要返回到混合各种原料这一工序,在后工序热处理工艺杀灭病原菌	否
	化学性:	否			
	物理性:	否			
成品储存	生物性:病原菌	是	病原菌在适宜条件下繁殖	1. 库房温度:0~7℃ 2. 适宜的储存时间	否
	化学性:	否			
	物理性:	否			

续表

加工步骤	食品安全危害	危害显著(是/否)	判断依据	预防措施	关键控制点
运输	生物性:病原菌	是	病原菌在适宜条件下繁殖	1. 在0~7℃件下储存 2. 严格掌握运输时间	否
	化学性:	否			
	物理性:	否			
销售	生物性:病原菌	是	病原菌在适宜条件下繁殖	在0~7℃条件下储存	否
	化学性:	否			
	物理性:	否			

五、低温熟肉制品 HACCP 计划

在确定火腿类和熏煮肠类熟肉制品的关键控制点后,制订低温熟肉制品 HACCP 计划(见表 7-13)。每一个关键控制点关键限值控制措施的确定,应根据企业的工艺参数和分析确定,确定量化的要求或可测量的指标,表示关键点是否受控。例如,对原料肉验收这一点的关键限值为由供应商提供检疫证明、卫生许可证、检验合格证明书、企业定期进行感官、水分、菌落总数的检测。HACCP 计划对每一关键点建立监控程序,包括监测内容、方法、频率、监测人员,包括对原料肉验收这一点的监控程序由材料验收员对每批货物验收检查,填写原料肉验收记录、检验室定期出具感官、水分、菌落总数的检验报告。通过 HACCP 计划建立纠偏措施,对每一关键点可能发生的偏差均制定了纠偏措施,如对未能提供有效证明的原料进行隔离、退货,例如再次发现该供货原料未能提供有效证明将取消其供货商资格。HACCP 计划建立 HACCP 文件和记录保持系统,对每一关键控制点进行的监控和纠偏均应制订记录表(见表 10-14)。HACCP 计划对关键点制定了验证程序,验证程序包括质量管理等部门对关键点的监控和纠偏进行检查或审查,以确保 HACCP 计划能有效进行。

表 7-13 低温熟肉制品 HACCP 计划表

关键控制点(CCP)	显著危害	关键限值	监控程序 内容	监控程序 方法	监控程序 频率	监控程序 人员	纠偏措施	HACCP记录	验证程序
原料肉验收	生物性化学性	供应商提供原料肉合格证明,原料肉验收合格	肉检疫证明、卫生许可证、肉检验合格证,感官、水分、菌落总数验收合格	检查证件,感官检查、水分分析、菌落总数计数	每批	材料验收员、检验员	对没有三项合格证的原料及时通知责任人对此原料隔离;填写《纠偏措施记录》报采购部和质管部签批后退货处理;如再次发现该供货商原料未能提供有效证明将取消其供货商资格;对检测不合格的原料填写《纠偏措施记录》报质管部签批后退货处理	原料肉接受记录;合格证明;检验室检测报告;纠偏措施记录	质管部每月审查供应商提供的合格证明一次;质管部每月审查检验报告一次;对纠偏处理的产品进行处理结果检查

续表

关键控制点(CCP)		显著危害	关键限值	监控程序				纠偏措施	HACCP记录	验证程序
				内容	方法	频率	人员			
辅料验收	食品添加剂	化学性	供应商提供合格证明	卫生许可证、检验合格证、符合GB 2760	检查证件	每批	材料验收	对没有合格证的产品填写《纠偏措施记录》报采购部和质管部,在规定时间内供应商不能提供合格证明进行退货处理	食品添加剂验收记录;合格证明;纠偏措施记录	质管部每季度审查供应商提供的合格证明一次;对纠偏处理的产品进行处理结果检查
	调味料	化学性	供应商提供合格证明	卫生许可证、检验合格证	检查证件	每批	材料验收员	对没有合格证的产品填写《纠偏措施记录》报采购部和质管部,在规定时间内供应商不能提供合格证明进行退货处理	辅料验收记录;合格证明;纠偏措施记录	质管部每季度审查供应商提供的合格证明一次;对纠偏处理的产品进行处理结果检查
	食品添加剂称量	化学性	符合食品添加剂使用卫生标准(GB 2760)	食品添加剂使用量	称量后复称	每次投料时称量用具每天校对1次	操作工	复称发现与初重不符时,自动作废;称量用具不合格的不准使用	称量记录;称量器具校正记录;纠偏措施记录	配料组长每日检查称量记录;质管部每周抽查一次称量记录;检验室按企业标准抽检成品亚硝酸盐含量
热处理加工	蒸煮烤制	生物性	热处理时间、温度、产品中心温度	热处理炉杀菌温度、恒温时间、产品中心温度	时间记录、温度记录,加工结束时立即抽取3个以上的样品监测产品中心温度	每批产品	操作工	升温、杀菌温度、恒温时间达不到要求时,操作人员按操作规程调整加工工艺;按操作规程调整加工工艺仍不合格者填写《纠偏措施记录》报质管部和生产部,同质管部和生产部对不合格品提出进行再加工或废弃的处理意见;设备维修部进行检查维修质管部应找出造成偏差的原因并避免再次发生	热加工记录;温度计校正记录;纠偏措施记录	质管部每班考核操作人员执行监测活动的情况;质管部每周检查用于监测和验证的温度计的准确性;对纠偏处理的产品进行处理结果检查
二次灭菌		生物性	灭菌时间、温度	灭菌炉杀菌温度、恒温时间、产品中心温度	时间记录、温度自动记录,加工结束时立即抽取3个以上的样品监测产品中心温度	每批产品	操作工	杀菌温度、时间达不到要求时,操作人员按操作规定调整加工工艺;按操作规程调整加工工艺仍不合格者填写《纠偏措施记录》报质管部和生产部,同质管部和生产部对不合格品提出进行再加工或废弃的处理意见;设备维修部进行检查维修;质管部应该找出造成偏差的原因并避免再次发生	二次灭菌记录;温度计校正记录;纠偏措施记录	质管部每天考核操作人员执行监测活动的情况;质管部每周检查用于监测和验证的温度计的准确性;对纠偏处理的产品进行处理结果检查

续表

| 关键控制点(CCP) | 显著危害 | 关键限值 | 监控程序 | | | | 纠偏措施 | HACCP记录 | 验证程序 |
			内容	方法	频率	人员			
冷却	生物性	冷却时间、温度,产品中心温度	冷却时间、冷却温度,冷却后产品中心温度	时间记录、温度记录,冷却结束时立即抽取3个或以上样品监测产品中心温度	每批产品	操作工	冷却水温度、产品中心温度高于控制温度时按操作规程调整加工工艺;按操作规程调整加工工艺仍不合格者填写《纠偏措施记录》报设备维修部,及时检查,排除故障;质管部应找出造成偏差的原因并避免再次发生	冷却记录;温度计校正记录;纠偏措施记录	质管部每天考核操作人员执行监测活动的情况;质管部每周检查用于监测和验证的温度计的准确性;对纠偏处理的产品进行处理结果检查
贴标、包装	物理性	金属异物和异物大小	金属异物	金属探测仪探测	每个产品	操作工	当金属检测器检出产品中有金属异物时,立即再次用金属检测器对此产品进行再检验确认;在产品中金属确认后,填写《纠偏措施记录》报质管部,该产品废弃;当金属检测仪出现异常时,立即停机并报设备维修部门对金属检测仪进行维修或试调整,金属检测仪正常运转后方可投入使用;对事故发生过程中所测产品应再次检查	金属检测记录;纠偏措施记录	每班生产开始时,操作员用标准检测条检测仪器,确认仪器的检测精度;质管部每班检查金属探测仪一次,并记录;每年对金属检测仪检定一次

表 7 - 14　低温熟肉制品 HACCP 记录表

表 7 - 14 - 1　原料肉验收记录

进货日期:　　年　月　日　　　　　　　　　　　　　　编号:

原料肉名称		生产日期	
供货单位		生产单位	
数量		规格	
包装形式			
合格证明	□检疫证　　　□卫生许可证　　　□检验合格证		
检验结果	感官指标:□合格　□不合格 菌落总数(cfu/g):　　　　　　　水分(%):		
结论	□接收　　　　□退货		

验收员:　　　　　　　　　审核者:　　　　　　　　审核日期:　　年　月　日

表 7 - 14 - 2　食品辅料验收记录

进货日期：　　年　月　日　　　　　　　　　　　　　　　　编号：

辅料名称		批次号	
供货单位		生产单位	
数量		质量标准	□有 □无
包装形式			
合格证明	□卫生许可证　　　　□检验合格证 □香辛料芽孢杆菌检验合格证明		
验收结果			
结论	□接收　　　　□退货		

验收员：　　　　　　　　　审核者：　　　　　　　　　审核日期：年　月　日

表 7 - 14 - 3　食品添加剂验收记录

进货日期：　　年　月　日　　　　　　　　　　　　　　　　编号：

食品添加剂名称		批次号	
供货单位		生产单位	
数量		包装形式	
质量标准	□有 □无	符合 GB 2760	□有 □无
合格证明	□卫生许可证　　　　□检验合格证		
验收结果			
结论	□接收　　　　□退货		

验收员：　　　　　　　　　审核者：　　　　　　　　　审核日期：年　月　日

表 7 - 14 - 4　食品添加剂(亚硝酸盐)称量记录

配料班组号：　　　　　　　　　　　　　　　　　　　　年　　月　　日

熟肉制品名称	批号	配方用量	第一次称量	第二次称量	是否合格	纠偏措施	称量者

表 7 - 14 - 5　食品添加剂称量器具校正记录

　　　　　　　　　　　　　　　　　　　　　　　　　　　年　　月　　日

部门	量器编号	显示刻度	偏差值	是否合格	校正者

表 7-14-6 热处理加工记录

部门：　　　　　　班组号：　　　　　　　　　　　　　　　　　年　月　日

产品名称	批号	加工起始时刻(时:分)	杀菌温度/℃	杀菌恒温时间/min	产品中心温度/℃	纠偏措施	监测者	校验者

杀菌温度关键限值：　　　　　　杀菌恒温时间关键限值：　　　　　　产品中心温度关键限值：

表 7-14-7 二次灭菌记录

部门：　　　　　　班组号：　　　　　　　　　　　　　　　　　年　月　日

产品名称	批号	杀菌起始时刻(时:分)	杀菌温度/℃	杀菌恒温时间/min	产品中心温度/℃	纠偏措施	监测者	校验者

杀菌温度关键限值：　　　　　　杀菌恒温时间关键限值：　　　　　　产品中心温度关键限值：

表 7-14-8 冷却记录

部门：　　　　　　班组号：　　　　　　　　　　　　　　　　　年　月　日

产品名称	批号	冷却起始时刻(时:分)	冷却结束时刻(时:分)	冷却水温度/℃	产品中心温度/℃	纠偏措施	监测者	校验者

冷却温度关键限值：　　　　　　冷却水温度关键限值：　　　　　　冷却后产品中心温度关键限值：

表 7-14-9 温度计校正记录

时间	部门	温度计编号	显示温度/℃	偏差值	是否合格	校验者

表 7-14-10 金属检测记录

车间：　　　　　　　　　　　　　　　　　　　　　　　　班组号：

时间	产品名称	批号	结果	纠偏措施	监测者	校验者

表 7-14-11 纠偏措施记录

产品名称：　　　　　　　　　　　　　　　　　　　　　批号：

CCP	偏差情况/问题	纠偏措施	产品处理	责任人	时间

执行者：　　　　　批准者：　　　　　验收者：　　　　　　　　　日期：　年　月　日

实例二　HACCP 在乳品工业中的应用

乳制品比较均衡地含有蛋白质、脂肪、碳水化合物、维生素和矿物质等人体必需的基本营养素,已成为人类日常生活的必需品。由于乳制品具有营养丰富和易受微生物污染的特点,因此,如何避免在原料的收购乳品生产过程和销售环节中产生的品质变化,保证食品安全,就成为乳制品开发必须解决的问题。

一、HACCP 的制定

(1) 准备一个完整的流程图,从原辅料到消费者手中的商品,将原辅料的具体规格、包装系统产品配方和工艺细节都标注清楚。

(2) 确认危害。评估工艺的每一阶段、原料及再加工材料产生危害的严重性伴随的危害和利益关注的程度

(3) 确定可以控制危害的关键控制点(Critical Control Points,CCP),然后选择每一个CCP 点上必须控制的因素。

(4) 设置关键限制量(Critical Limit,CL)。确定工艺过程中需要控制因素的最大最小范围,以保证控制每个 CCP 点的操作(如加热)是控制因素,则必须指出加热的精确时间和温度,以及允许的变化范围;如果控制因素是化学物质,如盐可以控制致病菌的生长,醋酸可以杀死致病菌,酵母可以抑制腐败微生物,使用时必须在 HACCP 中指出盐、醋酸及酵母的浓度和它们的变化范围;协同使用的抑制措施则须确定在最差情况下协同使用的效果。

(5) 建立并实施监测程序。检测每一个 CCP 点,以确定其是否在控制之中应精确地测量CCP 点的最重要的因素,简明、迅速给出结果适当的记录是有效确保安全的必要组成部分。

(6) 指出并记录监测结果。当表明 CCP 点脱离控制时,需采取必要的纠错措施。

(7) 建立记录保持制度。记录监测程序完成情况,以及监测过程中取得的实际值和观察结果。

(8) 建立鉴评程序。定期检查各种记录及监测检查仪器的准确度,以确保整个 HACCP的运行有良好的物质基础。

二、HACCP 中主要控制的几种目标致病菌

在 HACCP 建立的步骤中,危害的确认是建立系统的关键。食品危害的来源主要有致病微生物、微生物产生的毒素、化学残留物(杀虫剂等)、重金属污染物、有害的外界物质等。其中微生物导致危害的可能性远远超过其他来源的危害,1978 年曾有文献指出,食品安全的有关危害评估表明,微生物污染的危害与杀虫剂残留物危害发生的可能性比例是 100 000∶1,可见食品中危害的主要来源是微生物,而给人类带来健康危害的微生物主要是致病菌。因此,保证食品安全的重心应放在减少食品中因各种原因残留的致病菌,包括那些能够产生毒素的微生物。对人体健康危害较严重的致病菌主要有 4 种:肉毒梭状芽孢杆菌、金黄色葡萄球菌、李斯特菌和沙门氏菌等。致病菌污染的途径有很多,如原料、水、机械、生产人员、空气等,都可以给食品生产带来污染,一旦染上的致病菌在适当的条件下生长繁殖或产生毒素,就会给人体造成危害。2005 年,David 等人指出 4 种致病菌,前两种主要来自原料,后两种主要来自环境污染,在建立 HACCP 时应加以考虑,根据目标菌的特点制定相应的 CCP 点。

三、产品工艺配方对建立 HACCP 的影响

在生产过程中,产品的配方对 HACCP 的 CCP 点的制定起着决定性作用。例如,奶粉的低水分活性对微生物有抑制作用;乳糖、蔗糖、微生素、蛋清等成分的比例和巴氏杀菌条件的协同作用可在常温下阻止微生物的生长;农家干酪的 pH 值与冷藏条件可协同抑制致病菌的生长。因此,在没有实验证实配方的改变不会有损安全系数时,不能随意改变具有阻止致病菌在产品货架期内生长的作用配方。例如,用蔗糖取代乳糖,可保持原有的甜度,但由于糖的种类不同,对产品中酵母和霉菌生长繁殖的影响也不同。同样,如果用新鲜的液态蛋清代替蛋清粉来生产配方奶粉,原有的 HACCP 就不适用了,这是因为不同原料中微生物的数量和种类也不同,如果仍采用原有的 HACCP,则 CCP 点的控制就失去针对性,这将会导致产品的货架期及安全性的改变,使产品安全得不到保证。因此,产品配方的改变必须制定相应的 HACCP,产品的安全质量得以保证之后,才能进行商业推广。在实际生产中,为了正确制定和实施HACCP,任何建议的新成分都必须提供详尽的说明材料。

四、危害因素

对灭菌乳制品卫生质量构成的危害主要有三种:

(1) 微生物危害:致病微生物及其毒素,如金黄色葡萄球菌、沙门氏菌、李斯特氏菌污染等。

(2) 化学性危害:如抗生素、农药残留,重金属、亚硝酸盐、硝酸盐残留,蛋白质变性等。

(3) 物理性危害:如杂草、牛毛、乳块、碎屑等。

危害分析过程,主要是收集和确定有关的危害以及导致危害产生和存在的条件,评估危害的严重性和危险性,判定危害的性质、程度和对人体健康的潜在性影响,以确定哪些危害对灭菌乳的安全是最重要的,即识别危害、确认危害的显著性,确定采取的预防控制措施。根据灭菌乳的生产工艺流程图,分别对原料的验收、生产用水、包材的接受、灭菌等 4 个环节,以及生产过程中冷却、净乳、容器管道的 CIP 清洗预热、均质、超高温灭菌等 7 个环节分别进行细致的危害分析,并对各种危害的显著性进行评估。

五、酸奶加工全过程的危害分析

(一)酸奶生产工艺流程

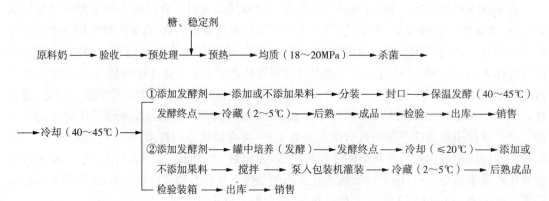

（二）危害分析

1. 原料

酸奶生产的主要原料是优质新鲜牛奶或奶粉,牛奶或奶粉的优劣直接影响酸奶产品的质量。危害因素主要有抗生素残留、新鲜度、干物质含量、掺假、致病菌、杂菌、酵母菌、芽孢等。

2. 辅料

水、蔗糖、添加剂是酸奶生产的辅料,辅料的优劣也直接影响酸奶产品的质量。例如,加糖既可使产品具有一定的甜度,改善风味,又可提高黏度,也有利于酸奶的凝固。危害因素主要有水的硬度、微生物和重金属污染、糖的等级和质量、果料的标准。例如,是否含有一定数量的酵母菌,未经杀菌而加入发酵奶中,即成为污染该酸奶的主要来源。

3. 调配

调配工序中包括称料、拌料、配料,这些是酸奶生产的关键步骤,也直接影响酸奶产品的质量。危害因素主要有称料、配料不准确,拌料不均匀,加料不精细,操作过程中温度、时间控制得不好,配液在机器中停留或保存的时间过长。

4. 均质

经均质处理可防止脂肪上浮,形成均匀的组织状态,增大酸奶的黏度,抑制乳清分离,提高酸奶细腻滑润的口感及稳定性,获得柔和的适口感。危害因素主要有均质的压力,料液的温度,均质过程中是否断料。

5. 杀菌

杀菌除了热处理外,还有钝化酶类,调节黏度的作用。危害因素主要有杀菌温度及时间不到位,造成灭菌不彻底,对乳酸菌的正常发酵构成危害。

6. 冷却

生产酸奶的牛奶热处理后必须快速冷却到 $40\sim44℃$ 。任何延误都会增加污染机会和不良的细菌产生概率。

7. 菌种的制作、保存

菌种的制作、保存是一道关键工序,是酸奶生产中的关键步骤,也直接影响酸奶产品的质量。菌种达不到要求会使酸奶凝固不好,乳清析出过多,产生气泡和异味或不凝固等。危害因素主要有菌种不纯,菌种活力不够,菌种制作中杂菌污染,噬菌体的产生和存在,菌种老化,菌种变异,菌种死亡。

8. 接种

接种过程中要特别注意发酵剂中保加利亚乳杆菌与嗜热链球菌的混合比例,同时发酵剂加入量应符合规定要求,活化菌种活力要高。在该过程中,所添加的各种营养强化剂、风味改良剂、稳定剂以及所用器具等如果受到污染都会使奶产品的最终卫生质量下降。

9. 发酵

发酵过程中对于发酵温度及时间的控制要按规定执行,依据发酵终点判断的 4 个条件判断发酵终点,避免酸度不够或过多。

10. 搅拌

发酵完成的酸牛乳在冷却到 25℃ 以前应尽量减少搅拌,以保持结构的完整性,最好通过一个片式热交换器在尽可能短的时间将酸牛乳冷却至 25℃ 或者更低。

11. 分装、包装以及包装材料

生产卫生条件差,会使酸奶生长霉菌、酵母或芽孢杆菌而使其变质,严重时可出现胀气鼓盖,这样的酸奶不能食用;包装材料在生产、运输、储存的过程中都可能被污染,如不经消毒就使用就会导致酸奶污染。危害因素主要有瓶盖、袋封和罐盖的密封性能差,为了避免产品的后污染,对灌装管道和包装环境的卫生控制是相当重要的,要定期对灌装管道和包装环境进行微生物检测,并控制污染源。

12. 冷却、冷藏和后熟

终止发酵后或搅拌分装结束立即进行冷却,其目的是抑制乳酸菌的生长,降低酶的活性,防止产酸过度,使酸奶逐渐凝固,还能降低和稳定脂肪上浮和乳清析出的速度。一般冷却到10℃左右即可转入冷库冷藏,进行后熟。一般后熟期为 12~24 h,冷藏温度一般为 2~5℃,因为酸奶香味物质的形成是在酸奶发酵之后,所以,后熟也是酸奶生产中的必要工序,否则,酸奶不具有良好的风味。此外,在产品出厂至消费者饮用前必须保持在要求的冷链条件下。过高温度的冷却,会导致酸奶过度发酵,从而造成酸奶酸度过高、风味不佳。

13. 环境卫生管理

其中心任务是搞好环境和工作现场的卫生,严密防止微生物污染。要搞好这个中心任务,必须按照 GMP 进行管理。GMP 涉及了对厂区、车间、库房、实验室等一切与酸奶生产相关区域内的设施、行为的规范要求。实行 GMP 可以有效地保证产品是在一个洁净的环境下进行生产、包装、处理的,并且可以有效地帮助确认产品是否符合出厂要求。但是 GMP 的顺利实行常常与工作人员的思想观念相联系,即每个涉及酸奶的工作人员工作时每个动作、想法都将可能极大地影响到最终产品的质量。对环境卫生可能造成危害的主要因素有:生产不规范,环境温度高,卫生条件差,致使酵母菌和霉菌大量繁殖,而使孢子漂浮于空气中,造成对空气的污染,最终导致对酸奶的污染。

14. 加工设备和加工设备的清洗

加工设备包括配料罐、发酵罐、搅拌机、灌装机及管道等。设备的性能及其维修保养状况以及配套设备的安全程度,都直接影响着产品的质量。机械化程度低的生产设备,卫生条件很差,效率不高,产品粗制滥造,谈不上生产优质价廉的产品。员工操作的熟练程度及专业设备维修保养水平和能力的提高,是搞好产品质量的重要条件。设备带病运转,不能及时发现和排除故障,就会影响产品的质量,增加废品。要及时洗净设备及管道内残留配液,及时清洁工作现场,确保工作现场干净整洁、无积水。清洗不彻底可能造成危害的主要因素有:清洗不彻底会残留奶垢而繁殖大量微生物,这是酸奶生产的主要污染来源。

(二)确定生产中的关键控制点(CCP)

根据 CCP 判断树判断关键控制点。

1. CCP 1(原辅料)

原辅料的采购及验收:验收原料乳时要符合我国规定生鲜牛乳收购的质量标准GB 6914—86。牛乳应为白色或微黄色,不得含有肉眼可见的异物,不得有红色、绿色或其他异色。不能有苦味、咸味、涩味、饲料味、青贮味、霉味等异味。抗生素残留、毒素残留、重金属残留、农药残留和微生物不能超标,致病菌不得检出。

原料奶应选用新鲜、品质好的牛乳,乳中细菌一般应低于 10^4/mL,不含抗菌素和消毒药;鼓励奶农购买高质量的洗涤剂、清洗设备;加强运动过程中的控制,挤奶结束后,快速冷却到4℃以下并采用双层保温罐,及时运输;双重检验,严格把关,禁止劣质牛奶进入车间;引进先进的检测仪器,快速检测抗生素残留及牛奶的凝固点以判断是否加水等;严格对原辅料进行理化、微生物检测,使之达标。

2. CCP 2(发酵剂)

在酸乳的生产中,发酵剂起着至关重要的作用,使用的发酵剂活性的大小及球菌、杆菌的比例将直接关系到产品风味和酸乳产品的组织状态。目前,一次性菌种与传代菌种是我国酸奶生产中比较常用的发酵剂。这两种发酵剂各有其优、缺点,一次性菌种发酵剂的使用较为方便,产品风味很稳定,但是其活力较差,酸乳的发酵时间较长,生产成本高;传代菌种的生产成本低,但是它在技术方面的要求较高,同时,它也容易受到杂菌污染,并且在多次传代中也容易造成球菌和杆菌的比例失调,缺乏稳定的产品风味。原料乳中存在着抗生素或者防腐剂等抑制物是引起酸奶发酵缓慢的原因之一。发酵剂的品质直接影响酸奶的质量。如果发酵剂污染了细菌,将使酸奶凝固不结实,乳清析出过多,并有气泡和异味出现。因此此处为关键控制点。

发酵剂不用时置于低温(4℃)保存;发现有污染时,应对菌种进行分离纯化,提高其纯度,每9天传代一次,可反复使用;注意卫生条件的严密,接种室内要保证定时用紫外线杀菌。

3. CCP 3

在工艺中由于工作人员的疏忽或者是工艺卫生的差别会严重影响酸奶的质量。

保证杀菌时间和温度,选择最佳方式,既要保证牛奶的营养价值和风味,又要彻底杀菌;定期对操作人员进行体检,防止将病菌带入;进入车间以前将手洗净消毒,必须穿戴干净的工作服和工作帽。

4. CCP 4(杀菌)

如果杀菌不彻底,会残留一定数量的微生物,尤其是耐热菌能耐过巴氏杀菌而继续存活,而以后的工序中不再有杀菌工序,因此要严格按巴氏杀菌的规程操作,保证对原料乳彻底杀菌。

5. CCP 6(车间的卫生)

在生产车间由于环境的影响会造成大量细菌和真菌的生长对成品造成危害。

显著性危害是指那些可能发生或一旦发生就会造成消费者不可接受的健康风险的危害。显著性危害通常是通过HACCP体系的关键控制点予以控制的潜在危害。生产过程中的危害分为物理性危害、化学性危害和生物性危害。生物性危害主要包括致病微生物和腐败微生物、病毒、寄生虫3种,来源包括土壤、空气、水、操作人员、动植物、加工设备、包装材料、原辅料等。化学性危害包括天然毒素类、天然过敏原物质类、食品添加剂与助剂类及其他化学污染物(农残、兽残、重金属、润滑油等)。物理性危害包括玻璃、木块、饲料、铁钉、维修设备零件脱落、石块、塑料等杂质污染。因此,要建立关键控制点进行防治。

6. CCP 7(CIP 清洗)

清洗不彻底或温度不够影响成品质量;消毒液残留会导致食物中毒。生产前,设备管道用90~95℃的热水杀菌30 min。专人负责清洗,严格按照要求,确保消毒彻底。

措施关键是清洗,生产设备及管道采用CIP清洗,这就要求车间必须有良好的CIP系统。同时,对CIP化学剂的浓度和CIP周期中的温度进行监测。对发酵罐的消毒应在刚刚将牛乳注入罐中之前进行,随后不应再有冲洗。

(三) CCP 的修正

当CCP出现偏差时会带来潜在的危害因素,而采取正确的行动,把这些危害因素及时排除是HACCP的核心内容。

1. 拒收

原辅料、包装等外购物质验收时如发现腐败变质的则拒绝接收,停止投料生产。

2. 纠偏

出现偏差时,应排除危害。

3. 保留

CCP 出现偏差又未找到原因和纠正方法时,该批成品保留进行分析,找出原因加以纠正。

4. 销毁

对无法纠正的无食用价值的特殊污染品,应予以销毁。

5. 总结

偏离应查明原因,提出修正措施,保留记录,组织人员评估、认可、培养提高,以防偏离再度发生。

六、结果与讨论

HACCP 系统是一种不依赖于对终产品的检验,而侧重于产品全过程监督的管理模式,是一种需要全员参与的预防性质量管理体系。对生产加工过程中的任何环节,尤其是关键控制点的疏于管理都有可能导致该系统的管理失败。因此,确保 HACCP 体系的有效运行和正常运转,必然成为管理的重中之重。通过对灭菌乳的 HACCP 的管理,认为以下几点值得借鉴:

(1) 企业的高层领导。管理人员应对产品的质量改进给予足够的重视,创造实施 HACCP 系统管理必要的外部环境条件。

(2) 生产过程中,职工是该系统的具体执行人,有必要使其清醒地认识到 HACCP 关系到消费者的身体健康、企业的效益和自己的切身利益,能积极主动、尽职尽责配合 HACCP 管理的实施。

(3) 在 HACCP 实施中,要全面贯彻"预防为主"的方针,出现偏差后及时查找原因,立刻纠正,决不能等出了问题、造成损失后再去改进。

(4) 生产企业必须持续、严格地贯彻实施 HACCP 管理体系,才能收到良好的效果,杜绝忽冷忽热现象,做好内部的记录和审查,防止走形式。

(5) 严格执行 HACCP 体系的验证,检查产品说明和生产流程图的准确性;检查 CCP 是否按要求被有效监控;检查监控活动是否按规定的内容和频次进行;检查限值发生偏离后是否执行了纠偏措施;检查仪器设备是否定期校验;检查登记记录是否准确且按时完成,确保 HACCP 管理能落到实处。

(6) 对 HACCP 管理体系必须不断进行完善和改进。HACCP 管理与生产过程密切相关,其中任一环节发生变化,相应的管理措施都必须做出对应的改进,使其具有更强的针对性和可操作性。

(7) 加强教育和培训。这是 HACCP 管理体系具体实施的基础。通过教育和培训,可以使企业拥有一支质量意识高、责任感强、业务技能熟练的专业队伍,这是 HACCP 质量管理体系有效运行的最重要的资源保证。HACCP 必须建立在 GMP 和 SSOP 的基础之上。食品中的显著危害是通过 CCP、GMP 和 SSOP 的有机结合而被有效控制住的,HACCP 中包含的 GMP 和 SSOP 内容也会变得更为有效。即 GMP、SSOP 与 HACCP 是一种局部与整体的关系,前者规定了食品生产企业各方面的最低卫生要求,偏向于概括性的规定;而后者是针对具体产品安全隐患而设立的具体、完善、全面的管理体系。HACCP 管理可以促进乳制品企业质量管理的科学化、规范化。HACCP 对从原料的进厂到成品出厂的每个环节都提出了具体的管理措施和技术要求,可帮助企业建立和完善自身质量管理系统、规范生产经营行为、保证产品质量,以改善目前我国的许多乳制品企业质量意识不强、管理水平较低、技术设备落后的面貌,对推动我国乳制品行业质量管理水平向更高层次发展具有积极意义。

对执行的酸奶 HACCP 计划定期进行评论和总结,是保证其连续生效的重要步骤。这些资料应当与 HACCP 记录和文件同时保存。为了判定 HACCP 体系是否正确,必须对其体系运行进行验证。验证必须说明两方面问题:一是证明 HACCP 的计划严谨科学,足以控制产品本身和工艺过程出现的安全危害;二是证明 HACCP 计划所规定的控制措施能有效实施,整个 HACCP 体系按规定有效地进行。

【单元小结】

危害分析与关键控制点(HACCP)体系,是对可能发生在食品生产过程中的食品安全危害进行识别、评估,进而采取控制的一种预防性食品安全控制方法,是国际公认的现代食品安全控制方式。

HACCP 管理体系具有针对性和预防性、缺陷最小化、指向性、动态性、有效性、广泛性、经济性和实用性、可信性等特点。实施 HACCP 体系,对保障食品安全、促进食品产业健康持续发展具有广泛而深远的意义。HACCP 管理体系适用于食品链内的各类组织。

HACCP 体系由 7 个原理组成,即进行危害分析、确定关键控制点(CCP)、建立关键限值、建立 CCP 的监控系统、建立纠正措施、建立验证程序、建立文件和记录的保持系统。

食品生产企业建立 HACCP 体系一般要经历准备阶段、建立实施阶段和回顾阶段。其中,准备阶段包括管理承诺及制订前提计划两个步骤;建立实施阶段由 5 个预备步骤(组建 HACCP 小组、产品描述、识别预期用途、制定流程图、现场确认流程图)和 HACCP 7 个基本原理的应用共 12 个基础步骤组成。

从传统意义上看,GMP、SSOP 是制订和实施 HACCP 计划的基础和前提条件。从现代意义上看,HACCP 是执行 GMP 法规的关键和核心,SSOP 和其他前提计划是建立和实施 HACCP 计划的基础。实施 SSOP 计划和 HACCP 计划是 GMP 法规的基本要求。

【复习思考题】

1. 名词解释:

HACCP 体系　危害分析　关键控制点(CCP)关键限值　操作限值　纠偏措施

2. HACCP 体系有何特点? 实施 HACCP 体系有何意义?

3. 简述 HACCP 体系的 7 大原理。

4. 实施 HACCP 体系的前提计划有哪些?

5. 阐述 HACCP 体系应控制的危害及控制措施。

6. 如何判定关键控制点和确定关键限值?

7. 试述 HACCP、GMP、SSOP 三者之间的关系。

8. 制订一份 HACCP 计划步骤包括哪些?

单元八　ISO 9000质量管理体系在食品企业的建立

1. 掌握ISO 9000系列标准的主要内容、特点和作用。
2. 了解在食品企业建立食品质量管理体系的步骤和方法。
3. 能够针对某一食品企业生产要求,编写程序文件。

第一节　ISO 9000系列标准概述

ISO 9000系列标准自1987年3月问世以来,受到全世界的广泛关注,现已被80多个国家(地区)所采用。只要是面向世界、面向未来、面向市场的组织,无论是工业、商业或政府,还是欧洲、美洲或亚洲,都不得不关注ISO 9000系列标准,不得不按ISO 9000系列标准去规范自己的经营或管理行为。对那些有战略眼光的经营者或管理者来说,更要自觉地钻研和运用ISO 9000系列标准,以求在市场竞争中取得胜利。

贯彻ISO 9000系列标准有自觉与被动之分。自觉者把ISO 9000系列标准的要求与组织的质量管理相结合,完善自己的质量管理体系,从而提高产品质量,降低成本,获得较大收益。被动者乃是因顾客或政府有强制性的质量认证要求,只有按ISO 9000标准去建立质量管理体系,去申请质量认证。但是,只要认真按照ISO 9000系列标准去做,就都会取得明显的效益,获得收益。ISO 9000系列标准已被称为全世界共同的话题,是一项跨世纪的工程。

一、ISO 9000系列标准的产生

ISO 9000系列标准是国际标准化组织(ISO)所制定的关于质量管理和质量保证的一系列国际标准。自问世以来,在全球范围内得到广泛采用,对推动组织的质量管理工作和促进国际贸易的发展发挥了积极的作用。ISO 9000系列标准是总结各个国家在质量管理与质量保证的成功经验基础上产生的,经历了由军用到民用,由行业标准到国家标准,进而到国际标准的发展过程。

(一) ISO 9000标准产生的背景

第二次世界大战后,美国的军事工业高速发展,质量保证技术也随之发展。1959年,美国国防部制定了第一个质量保证标准,即 MIL—Q—9858《质量大纲要求》。美国的民用工业借鉴其做法,在民品生产中也开展质量保证和质量认证活动,也取得明显的效果。美国把质量保证活动进一步加以规范化,于1979年制定了全国通用的质量管理体系标准 ANSI Z1. 15《质量体系通则》,其内容更严谨,为ISO 9004的起草奠定了基础。其他一些工业国家都借鉴美国的经验,纷纷效仿,制定一系列质量保证规范标准。1979年,英国颁布了三级质量保证规范标准 BS 5750;加拿大、法国、挪威、澳大利亚等国家也都制定了有关质量管理和质量保证的国家标准,如加拿大的 CSA Z—299 系列标准,法国的 NF X50—11,挪威的 NS 5801—5803,澳大利亚的 AS 1822 等。随着国际贸易的不断发展,不同国家、企业之间的技术合作、经验交流和贸易也日益频繁,但由于各国采用的评价标准和质量体系的要求不同,企业为了获得市场,不得

不付出很大代价去满足各个国家的质量标准要求。另外,由于竞争的加剧,有的国家利用严格的标准和质量体系来阻挡商品的进口,这样就阻碍了国际的经济合作和贸易往来。因此,许多质量工作者呼吁制定一套国际上公认的、科学的、统一的质量管理体系标准,作为组织实施质量管理和相关方之间质量管理体系评价及认证的依据,使各国对产品的质量问题有统一认识和共同的语言及共同遵守的规范。在这样的背景下,就导致了ISO 9000族标准的产生。

(二) ISO 9000标准的发展

ISO 9000标准从1987年3月问世以来,经过两次大的修改,一次修订后,形成四个版本。

1. 1987版本

1987版的质量标准还不够成熟。它包含了6个标准,即 ISO 8402:1986《质量、词汇》、ISO 9000:1987《质量管理和质量保证标准——选择和使用指南》、ISO 9001～9003:1987质量体系的三种模式和ISO 9004:1987《质量管理和质量体系要素指南》。1987版质量标准过分强调认证,对质量改进有所忽略,对制造业以外的其他行业质量管理的特殊性考虑不周,对欧洲以外的其他各国质量管理经验吸纳不足,因而受到一些批评。但是,ISO 9000标准一出现,在国际贸易上和国际质量管理界引起了极大反响,被纷纷采用,各组织力争自己早日站在质量管理前列。不少组织纷纷推行并申请认证。到1993年底,仅英国就有2万家组织获得ISO 9000的认证证书。

2. 1994版本

针对1987版的缺陷,质量管理和质量保证技术委员会(ISO/TC 176)在1994年组织专家组保留总体结构和内容的基础上,对1987版本ISO 9000进行了重大补充和完善,对局部技术内容进行了一些修订,提出了一些新的管理概念和术语,并将其正式定义为"ISO 9000族"。

1994版标准特点是增加了大量的新标准,以弥补原来6个标准的不足,使标准总数达到24个。为了克服重复认证给组织带来的负担和麻烦,在世贸组织(WTO)的推动和国际认可论坛(IAF)的努力下,对认可机构实施了同行评审,并在评审获得通过的基础上,由17个国家的16个认可机构签署了区域性多边承认协议。

但1994版ISO 9000族标准还存在一些明显的不足和需要解决的问题,例如,适用范围较窄,它主要是针对生产硬件产品的组织,而对生产软件、流程性材料和服务业的组织使用时有许多不便;标准数量偏多,标准之间、标准的要素之间协调性和相关性不好,也不尽合理;三种质量保证模式在实际应用中带来一定的局限性;过多地强调程序和形成文件,在一定程度上限制了改进的机会;忽视了对产品的质量的保证和组织整体的业绩提高,以及缺少对顾客满意度和不满意信息的监视;等等。

3. 2000版本

针对1994版本中过多的标准,人们提出了意见。ISO/TC 176对1994版ISO 9000族标准进行了规模空前的修改,于2000年12月15日正式发布新版的ISO 9000系列标准,统称为2000版ISO 9000族标准。该版本从结构、逻辑到内容实施重大修订,无论是内容结构、基本思想,还是具体要求都以新的面貌出现,使标准的适用范围更广,能适用于各种类型的组织;突出了持续改进是提高质量管理体系有效性和效率的重要手段;将顾客满意和不满意信息作为评价组织质量管理体系业绩的一种重要手段;内容结构由原20个要素结构改为过程方法模式,逻辑性更强,相关性更好;质量管理的八项原则在标准中得到了充分的体现。2000版标准颁布后,国际标准化组织鼓励各行各业的组织采用新标准来规范组织的质量管理,并通过外部认证来达到增强客户信心和减少贸易壁垒的作用。世界各国纷纷进行等同采用或等效采用以作为认证的标准。我国随即等同采用并于 2000 年 12 月 28 日发布了 GB/T 19000 族标准,从 2001 年 6 月 1 日起实施。

2000 版ISO 9000族标准包括 4 项核心标准:ISO 9000《质量管理体系——基础和术语》、ISO 9001《质量管理体系——要求》、ISO 9004《质量管理体系——业绩改进指南》、ISO 19011《质量和环境管理体系审核指南》。其特点是:

(1) 内容全面,操作性强。ISO 9000:2000 标准吸收了世界各国质量管理研究的成果,明确提出了八项质量管理原则,并以此为基础,全面系统地向使用者提供了为改进组织的过程、提高组织业绩、评价质量管理体系的完善程度所需考虑的质量管理体系要求,旨在指导组织的管理,通过持续改进和追求卓越,最终使组织的顾客和相关方受益,使ISO 9004更趋于全面、更具可操作性。

(2) 采用过程模式结构。ISO 9000:2000 质量体系结构为过程模式结构,质量管理的循环过程由管理职责,资源管理,产品实现,测量、分析、改进四个主要环节构成循环过程。全过程实施过程控制,实际上是对质量管理体系运作过程的描述。这种模式完全脱离了某一具体行业,更具有通用性,也更强调体系的有效性、顾客需要的满足和持续改进等内容。

(3) 具有兼容性。在 2000 版标准中,ISO 9001阐述了用于证实能力的质量管理体系要求,ISO 9004则提供了指导内部管理的质量管理体系指南,两者是一对协调的质量管理体系标准,在编写结构、主题内容及章的层次上均保持标题一致,为标准使用者提供了方便。

(4) 标准的通用化。2000 版标准中覆盖通用产品类别方面,特别是在表述产品/服务作业过程的内容方面,更加通用化。如 2000 版在检验方面不再像 1994 版那样,分成进货、进程、最终三阶段进行描述,在词汇使用方面,尽可能使用"测量"而不用"检验"或"试验",用"纠正或调整"替代原标准中的"返工"或"返修",从而兼顾了不同行业、不同规模组织的特点,克服了偏重加工制造业的倾向,为受影响的使用者的具体行业可能制定的要求提供了一个共同的基础,使得ISO 9000标准适用于所有组织,特别是在服务业的应用更加方便。

(5) 对质量管理体系文件的要求有适当的灵活性。ISO 9000:2000 标准特别强调,在确定质量管理体系文件的范围时,应结合本组织的实际情况。标准规定的程序文件有 6 个,其他文件由组织根据标准规定要求和自身的实际情况做出具体规定。

2000 版ISO 9000族标准更加强调了顾客满意及监视和测量的重要性,增强了标准的通用性和广泛的适用性,促进质量管理原则在各类组织中的应用,满足了使用者对标准应通俗易懂的要求,强调了质量管理体系要求标准(ISO 9001)和指南标准(ISO 9004)的一致性。2000 版ISO 9000族标准将在提高组织的运作能力、增强国际贸易、保护顾客利益、提高质量认证的有效性等方面产生积极而深远的影响。

4. 2008 版本

按照 ISO 致力于国家标准的建设和不断完善的工作原则,根据 ISO 的有关规则,所有标准都需要定期修订,一般为 5~8 年修订一次,以确保标准内容与思路的及时更新,能及时反映和充分体现被广泛接受的质量管理实践的科学成果与思想,以满足世界范围内标准使用者的需要。因此,国际标准化组织(ISO)多年前就开始考虑对 2000 版的ISO 9000族标准进行修正或修订。

(1) ISO 9000的修订。2005 年,ISO 颁布了修订后的国际标准ISO 9000:2005《质量管理体系——基础和术语》,等同转换的国家标准 GB/T 19000—2008《质量管理体系——基础和术语》也于 2009 年 5 月 1 日正式实施。

(2) ISO 9001的修订。2004年,各成员国对ISO 9001:2000进行了系统评审,以确定是否撤销、保持原状、修正或修订ISO 9001:2000。评审结果表明,需要修正ISO 9001:2000。"修正"是指对规范性文件内容的特定部分的修改、增加或删除。在2004年ISO/TC 176年会上,ISO/TC 176认可了有关修正ISO 9001:2000的论证报告,并决定成立项目组对ISO 9001:2000进行有限修正。2008年11月15日,ISO颁布了修正后的ISO 9001:2008标准《质量管理体系——要求》,等同转换的国家标准GB/T 19001—2008《质量管理体系——要求》也于2009年3月1日正式实施。

修正ISO 9001的目的是更加明确地表述2000版ISO 9001标准的内容,并且加强标准与ISO 14001:2004标准的兼容性。ISO 9001:2008既没有引入新的要求,也没对ISO 9001:2000升级或改变ISO 9001:2000标准的意图。

修正后的ISO 9001仍然保持标题、范围不变;继续保持过程方法;仍然适用于各行各业不同规模和类型的组织;尽可能提高与ISO 14001:2004《环境管理体系——要求及使用指南》的兼容性;ISO 9001和ISO 9004《持续性管理——质量管理方法》标准仍然是一对协调一致的质量管理体系标准。

(3) ISO 9004的修订。目前,ISO 9004处于修订过程中,并已进入了DIS阶段,2008年8月,对ISO/DIS 9004标准进行了投票表决,2009年1月底,投票表决结束;2009年2月召开了TG 1.20(负责修订ISO 9004的工作组)会议,对收集的针对ISO/DIS 9004标准的意见进行评议,并着手起草ISO/FDI 9004标准;2009年5月,对ISO/FDI 9004标准进行投票表决,2009年7月,结束投票表决;计划于2009年8月正式发布ISO 9004:2009标准。修订后的ISO 9004:2009标准为组织中复杂的、要求更高和不断变化的环境中获得持续成功提供了管理指南。

二、2008版ISO 9000系列标准的构成

(一) ISO 9000:2008标准的分类

根据ISO指南72:2001《管理体系标准的论证和制定》中的规定,ISO 9000:2008体系标准分为三类:

1. A类标准

向市场提供有关组织的管理体系的相关规范,以证明组织的管理体系是否符合内容和外部要求的标准。

2. B类标准

通过对管理体系要求标准各要素提供附加指导或提供不同于管理体系要求标准的独立指导,以帮助组织实施和完善管理体系的标准。如关于使用管理体系要求标准的指导,关于建立管理体系的指导,关于改进和完善管理体系的指导,专业管理体系指导标准。

3. C类标准

按管理体系的特定部分提供详细信息或按管理体系的相关支持技术提供指导的标准。如关于管理体系的术语、评审、文件提供、培训、监督、测量绩效评价标准等。

(二) ISO 9000:2008标准体系的构成及现状

1. 现行标准和文件(详见表8-1)。

2. 正在制修订的标准和文件(详见表8-2)。

3. ISO 9000族的主要标准(详见表8-3)。

表 8 - 1　ISO 9000:2008 现行标准和文件

序号	编　号	名　称	版次	日　期	类型
1	ISO 9000:2005	质量管理体系——基础和术语	3	2005 - 09 - 15	C
2	ISO 9001:2008	质量管理体系——要求	4	2008 - 11 - 15	A
3	ISO 9004:2000	质量管理体系——业绩改进指南	2	2000 - 12 - 15	B
4	ISO10002:2004	质量管理——顾客满意、组织行为规范指南	1	2007 - 01 - 12	C
5	ISO10001:2007	质量管理——顾客满意、组织处理投诉指南	1	2004 - 07 - 01	C
6	ISO10003:2007	质量管理——顾客满意、组织外部争议解决指南	1	2007 - 01 - 12	C
7	ISO10005:2005	质量管理——质量计划指南	2	2005 - 06 - 01	C
8	ISO10006:2003	质量管理——项目质量管理指南	2	2003 - 06 - 15	B
9	ISO10007:2003	质量管理——技术状态管理指南	2	2003 - 06 - 15	C
10	ISO10012:2003	质量管理体系——测量过程和测量设备的要求	2	2003 - 04 - 14	B
11	ISO/TR10013:2003	质量管理体系——文件指南	2	2001 - 07 - 15	C
12	ISO10014:2006	质量管理——实现财务和经济效益的指南	1	2006 - 07 - 01	B
13	ISO10015:1999	质量管理——培训指南	1	1999 - 12 - 15	C
14	ISO/TR10017:2003	ISO 9001:2000 统计技术指南	2	2003 - 05 - 15	C
15	ISO10019:2005	质量管理体系——咨询师的选择及其服务使用的指南	1	2005 - 01 - 05	C
16	ISO/TS16949:2002	质量管理体系——汽车生产件及相关维修零件组织应用ISO 9001:2000 的特别要求	2	2002 - 03 - 01	A
17	ISO19011:2002	质量和(或)环境管理体系审核指南	1	2002 - 10 - 01	C
18	ISO 小册子:2008	ISO 9000标准的选择和使用	2	2008 - 01	C
19	ISO 小册子	质量管理原则及其应用指南	1	2000 - 11	C
20	ISO 手册:2002	小型组织实施ISO 9001:2000 指南	2	2002 - 07	B

表 8 - 2　ISO 9000:2008 正在制修订标准和文件

序号	编　号	名　称	版次	制修订阶段	类型
1	ISO 9004	组织持续成功管理——一种质量管理方法	3	DIS	B
2	ISO/TR 10004	监视和测量顾客满意指南	1	CD	C
3	ISO 10018	质量管理——人员参与和能力指南	1	2000 - 12 - 15	C
4	ISO/TS 16949	质量管理体系——汽车生产件及其相关维修零件组织应用ISO 9001:2008 的特别要求	3	2007 - 01 - 12	A
5	ISO 手册	小型组织实施ISO 9001:2008 指南	1	2004 - 07 - 01	B

表 8 - 3　ISO 9000:2008 主要标准

序号	ISO 9000族的主要标准	
1	GB/T 19000—2008/ISO 9000:2005	质量管理体系——基础和术语
2	GB/T 19001—2008/ISO 9001:2008	质量管理体系——要求
3	GB/T 19004—2000/ISO 9004:2000	质量管理体系——业绩改进指南(修订中)
4	GB/T 19011—2003/ISO 19011:2002	质量和环境管理体系——审核指南

（三）实施ISO 9000:2008 族标准的作用

ISO 9000族标准是在总结了世界经济发达国家的质量管理实践经验的基础上制定的具有通用性和指导性的国际标准。组织运用ISO 9000族标准建立、实施、保持和持续改进质量管理体系,可帮助组织提高质量管理的有效性,提高产品质量,增强顾客和其他相关方法满意程度。总结其作用为以下几点。

1. 有利于提高组织的质量管理体系运作能力

ISO 9000族标准提供了系统而科学的建立、实施、保持和持续改进质量管理体系的结构框架、要求和指南,鼓励组织采用过程方法,通过识别和管理相互关联的过程,并对这些过程进行系统的管理和连续的监视与控制,以实现顾客接受的产品,达到增强顾客和相关方满意的目的。组织运用ISO 9000族标准建立、实施质量管理体系,可使组织的质量管理活动更为系统、规范、科学,使质量管理活动的有效性得以提高。

2. 有利于提高产品质量、增强竞争能力、提高经济效益

现代科学技术的快速发展,使得产品向高科技、多功能、精细化和复杂化发展,如组织的质量管理体系不健全,则不能适应于内、外部环境的变化和市场竞争的需要,那么组织就无法保证持续地提供满足要求的产品,会影响产品的质量和组织的竞争力。如组织按照ISO 9000族标准实施、保持和不断改进质量管理体系,可以通过质量管理体系的有效运行,使组织不断地提高质量管理水平,提升过程能力和改进产品质量,实现产品质量的持续稳定和提高,增强组织的竞争力,提高组织的经济效益。

3. 有利于组织持续改进质量管理体系业绩

组织面临的内、外环境是不断变化和发展的,因此要求组织实施"动态管理",建立和保持有效的持续改进机制,以使组织保持并不断提高其质量管理体系业绩。ISO 9000族标准提供的正是一个持续改进的质量管理体系运行模式,组织可以按照ISO 9000族标准提供的质量管理体系要求和指南,不断提升产品质量和过程能力,提高组织整体的有效性和效率,从而促使整个质量管理体系的业绩得以提高。

4. 有利于组织持续地满足顾客的需求和期望,增强顾客满意程度

顾客要求产品具有满足其需求和期望的特性,这些需求和期望通常在产品的技术要求或规范中表述,但顾客的需求和期望是不断变化的,当产品技术规范本身不完善或不能全面、及时地反映顾客对产品的要求和期望时,组织按产品的技术要求或规范提供的产品很可能不能持续地满足顾客的需求和期望。就要求组织不断地识别顾客不断变化的需求和期望,通过改进组织的产品和过程来持续地满足顾客不断变化的需求和期望。

ISO 9000族标准将质量管理体系要求和产品要求区分开来,将质量管理体系要求作为产品要求的补充,而质量管理体系要求恰恰为组织持续地改进其产品和过程提供了一条有效途径。组织按照ISO 9000族标准提出的质量管理体系要求,根据不断变化的顾客需求和期望来改进产品和过程,从而持续地满足顾客需求,达到增强顾客满意度的目的。

5. 有利于提高组织的信誉和形象

组织在市场竞争中竞争的不仅仅是资本和技术,也是信誉和形象的竞争。组织通过运用ISO 9000族标准建立、健全质量管理体系,有效地应用质量管理体系来不断提高产品质量和相关方满意程度,向外界证实其持续提供满足要求的产品的能力,以获得顾客和其他相关方的信任,提高组织的信誉和形象。

三、2008 版ISO 9000标准的基本原则

（一）以顾客为关注焦点

组织依存于顾客,因此,组织应当理解顾客当前和未来的需求,满足顾客要求并争取超越

顾客期望。

1. 在ISO 9001标准中的体现

ISO 9001标准中"5.2 以顾客为关注焦点"直接体现了以顾客为关注焦点的原则,要求组织的最高管理者以实现顾客满意为目的,确保顾客的需求和期望得到确定、转化并得到满足;在"7.2 与顾客有关的过程"中对如何确定、评审和沟通与产品有关的要求做出明确规定;"5.3 质量方针"和"5.4.1 质量目标"中要求组织的最高管理者在建立质量方针和质量目标时应作出满足要求的承诺,包括产品要求所需的内容,并在组织内得到沟通和理解,确保组织内的全体成员都能够知道如何为满足顾客的需求和期望而工作;"7.5.4 顾客财产"要求组织应保护好顾客财产,与顾客建立相互信任的关系;"8.2.1 顾客满意"中明确要求组织应监视和测量顾客满意,并可以借助于"8.4 数据分析"提供所需的顾客满意的信息,进一步通过"8.5.2 纠正措施"和"8.5.3 预防措施"达到"8.5.1 持续改进"的目的。

2. 理解要点

1) 对"顾客"的理解

英语 customer 可译为顾客,也可译成客户、用户、买主等。顾客是接收产品的组织或个人,如消费者、委托人、最终使用者、零售商、受益者和采购方。顾客与供方密切相关,供方是提供产品的组织或个人,如制造商、批发商、产品零售商或商贩、服务或信息的提供方。没有供方,就没有顾客;反之,没有顾客,供方也难以存在。供方可以是组织内部或外部的,顾客也可以是供方组织内部或外部的。也就是说,顾客不仅存在于组织外部,也可存在于组织内部。按全面质量管理的观点,"下一道过程"就是"上一道过程"的顾客。对顾客的理解应是广义的,不能仅仅理解为产品的"买主"。

2) 组织与顾客的关系

组织将生产的产品提供给顾客,顾客用货币交换,双方即形成交换关系。虽然也可能有极少数例外,组织无偿提供产品给顾客,但顾客虽未用货币予以交换,却可能用其他方式(如广告效应、感情)回报组织。一个组织不能没有顾客,没有顾客的组织就不可能生存。因此,组织是依存于顾客的。在市场经济条件下,这是组织和顾客之间最基本的关系。

组织和顾客之间进行商品(货币是特殊商品)交换,就必然要遵循等价的原则。受市场供求状况的制约,交换也可能出现暂时的"不等价",但迟早都会趋于等价。从整个社会的角度考察,交换的双方更是完全等价的。再加上交换双方是自由的,顾客可以买也可以不买,组织可以卖也可以不卖,这样就决定了组织和顾客之间的关系是自由的、平等的。任何一方要凌驾于另一方之上,至少在法律上是不允许的。但是,由于组织依存于顾客,组织的产品只有顾客认可了、购买了,组织才能生存下去;而组织又不可能强迫顾客认可和购买,这样就决定了组织应"以顾客为关注焦点",用优质的产品吸引顾客。从这个角度看,组织的地位就应该比顾客"低一等",因此才有"顾客是上帝"的说法。因组织掌握着更多资源,如技术资源、组织资源、人员资源等,事实上,在与顾客打交道时,组织不仅未"低一等",反而"高一等"。这种状况在经济发展还较为落后、保护消费者合法权益的法律还不健全的国家更是如此。不过,这种状况迟早都会改变,组织在与顾客打交道时"高一等"的状况越来越难以维持,与"皇帝女儿不愁嫁"一样会成为历史。自觉地"以顾客为关注焦点",是组织立于不败之地最根本的指导思想。

3) 顾客的需求

"以顾客为关注焦点",本质上是以顾客的需求为关注焦点。人的需求包括多种层次、多个方面,丰富多彩,难以罗列。也正因如此,产品才如此丰富,品种繁多。不同的组织对顾客需求的满足是不同的,某一个组织往往只能满足顾客某一层次、某一方面的需求。从组织的角度看,应该把握住自己的产品针对的是顾客的哪一层次、哪一方面的需求,是当前的需求还是将来的需求,这对掌握顾客需求很重要。在经济学中,需求和需要是有区别的。需要是本身具有的,需求是需要的反映,是需要和实际购买能力相结合的产物,是受条件限制的需要。理解和把握顾客当前的需求,是为了当前直接满足这种需求。理解和把握顾客将来的需求,一是为了激发这种潜在的需求,使其变为未来现实的需求;二是为了进行技术储备、产品开发,以便在将来满足这种需求。随着社会的发展和科技的进步,顾客对产品的需求已呈现五大趋势:即从数量型需求向质量型需求转变;从低层次需求向高层次需求转变;从满足物质需求向满足精神需求转变;从统一化需求向个性化需求转变;从只考虑满足自身需求向既考虑满足自身又考虑满足社会和子孙后代需求转变。对这些趋势,组织应理解和把握。

4) 满足顾客的要求并努力超越顾客的期望

组织"以顾客为关注焦点"就是通过自己的产品去满足顾客的要求并努力超越顾客的期望。顾客的要求是顾客需求的反映,包括:明确表达的;隐含的和应履行的。顾客的期望很大程度上是隐含的,但这与"通常隐含的"要求不同。"通常隐含的"要求往往是不言而喻的。如顾客购买化妆品,绝不会希望化妆品有损身体健康。这一点,顾客虽然没有提出,没有明示,却是组织和顾客都能理解的。顾客的期望往往高于要求,达到顾客的要求,顾客可能便认可了。如果满足了顾客的期望,顾客可能就大大提高了满意程度。如果超越了顾客的期望,顾客可能就会喜出望外。组织"以顾客为关注焦点"最鲜明的表现,就是努力超越顾客的期望。

5) 顾客对组织的回报

组织"以顾客为关注焦点",最终会得到顾客的回报。这种回报即认可组织的产品及产品质量;购买组织的产品;为组织无偿进行宣传;与组织建立稳固的合作关系;支持组织开展的有关活动。

组织和顾客的关系归根结底是平等的,组织和顾客在交往中往往是"双赢"。组织"以顾客为关注焦点",顾客给组织以回报,组织也就成了"赢家",说不定比顾客"赢"得更多。当然,组织"赢"需要有一个过程。组织应真正是"以顾客为关注焦点"并将其落实到产品质量上。组织落实"以顾客为关注焦点"的速度,不能慢于竞争对手,其质量不能低于竞争对手,其深度和广度也应尽量高于竞争对手。

6) 把握本组织顾客的特点

所有的组织都要依存于顾客,但不同的组织顾客是不同的。组织要"以顾客为关注焦点",就应了解自己的顾客,把握其特点。一般来说,顾客的特点可以从以下几个方面去分析:

(1) 是组织顾客还是个人顾客。组织顾客和个人顾客是不同的,组织与前者一般处于合同环境,与后者一般处于非合同环境。

(2) 是成熟顾客还是不成熟顾客。组织提供的老产品,面对的可能是成熟顾客,对成熟顾客,组织当然要更小心慎重一些;对不成熟顾客也不能放任不管,因为不成熟仅仅是暂时现象,你若欺骗了他,他就会"报复"你。

(3) 是一次性顾客还是长期固定的顾客。对长期固定的顾客,组织当然想方设法将他们留住。对一次性顾客仍不能掉以轻心,因他们会将组织的质量状况宣传给别人。特别是那些某一顾客可能只买一次产品的生产组织,例如耐用家电之类,很多年后才会再买,顾客可能是一次性的,更需要这一次性的顾客给组织作无偿宣传。

(4) 顾客的文化背景、地域特征、收入状况、消费习惯。组织开辟一个新的市场,就应当对该市场顾客的各种情况进行深入了解，把握其特点。对特点把握得准确、细致，才能真正"以顾客为关注焦点"。

7) 组织在顾客问题上的错误倾向

(1) 以自我为中心。组织只想自己的发展，忽视顾客的需求，甚至仰仗种种优越条件，从不听取顾客的意见，对顾客抱怨更是不予以理睬。

(2) 以政府或上级为中心。组织"不找市场找市长"，只考虑上级的要求，不研究顾客，终日跑政府，争项目，结果刚上马就宣告破产或亏损。

(3) 过分重视形式。过分追求形式可能导致组织破产。如为了获奖，大肆增加质量费用，而这些费用与顾客的需求却没有多大的关系。

(4) 对顾客的需求把握不准。组织没有认真进行调查，或者顾客需求有了发展却依然抱着老一套不放，或者不顾顾客需求花巨额研究经费研制一些所谓的先进产品，两种情况都可能导致失败。

(5) 没有与顾客沟通的渠道。不少组织只埋头生产经营，与顾客缺乏沟通，组织领导层不知道顾客在想什么，其他人员更不知道。

(6) 把责任推给顾客。产品质量一旦出了问题，不从自身找原因，反而埋怨顾客，将责任推给顾客。

(7) "以顾客为关注焦点"的原则未能落实。一是未体现在组织的方针中；二是未落实到组织质量管理体系的各项工作中；三是组织员工对这些原则不了解或了解得不深刻。

这七种存在的，带有普遍性的问题，都值得组织认真对待。

8) 组织应怎样"以顾客为关注焦点"

(1) 组织领导层在思想上真正解决了"以顾客为关注焦点"的认识问题，违背这一原则的错误认识已经得到切实的纠正。

(2) 组织的方针和发展战略，特别是质量方针和质量目标，充分体现了"以顾客为关注焦点"的原则。

(3) 组织的全体员工对"以顾客为关注焦点"的原则已经理解，并已普遍接受。

(4) 组织的所有工作都真正体现了"以顾客为关注焦点"，特别是质量管理体系的所有方面(方针、程序、要求、过程等)都得以充分体现了"以顾客为关注焦点"，或都是从"以顾客为关注焦点"出发的。

(5) 组织设有与顾客沟通的机构，建有与顾客沟通的渠道，并定期或不定期地进行沟通。

(6) 组织在调查、识别、分析、评价顾客的需求方面，建立行之有效的制度并经常进行。

(7) 组织能获得顾客的意见，并能在组织内部相关部门之间沟通，包括领导层也能得到这方面的信息或报告。

(8) "以顾客为关注焦点"已纳入了组织的管理评审中，定期进行评审并加以改进。

(9) 顾客的满意呈上升趋势。组织在满足顾客需求方面经常有新的举措，包括推出新产品和新的服务项目。对顾客的抱怨及时处理，少有诉诸法庭的事，尽量让顾客满意。

(10) 所有与顾客有关的工作都能得到持续改进，取得显著成效。

(二) 领导作用

领导者应确保组织的目标与方向的一致。他们应当创造并保持良好的内部环境，使员工能充分参与实现组织目标的活动。

1. 在ISO 9001标准中的体现

ISO 9001标准中要求组织的最高管理者"5.2 以顾客为关注焦点",做出建立、实施、保持和改进质量管理体系有效性的"5.1 管理承诺",制订组织的"5.3 质量方针",建立"5.4.1 质量目标",明确组织的"5.5.1 职责和权限",为员工提供所需的资源和培训,并对质量管理体系的充分性、有效性和适宜性进行"5.6 管理评审"。

2. 理解要点

1) 领导在质量管理体系中的地位

"领导"一词在汉语中有两个含义,一是动词,指领导的行为;二是名词,指担任领导的人。标准中强调的是担任领导的人的作用。在 GB/T 19000—2000 中有"最高管理者"术语。最高管理者是指在最高层指挥和控制组织的一个人或一组人。显然,最高管理者是领导,而领导也不仅仅是最高管理者。领导是具有一定权力、负责指挥和控制组织或下属的人员。在质量管理体系中,领导人员具有最重要的地位。组织领导在质量管理体系中的职责和所起的作用体现在以下几点:

(1) 领导是质量方针的制定者。如果领导未能解决对质量的认识问题,没有坚定的质量信念,在指挥质量方针时未能真正"以顾客为关注焦点",那么,即使质量方针中有诸如"质量第一"之类的语言,也难以起到作用。

(2) 领导是质量职能活动和质量任务的分配者。组织的质量职能活动和质量任务未进行分配,就不可能有人去完成,质量方针也就不可能落实。如果分配质量职能活动和质量任务不恰当,也会造成职责不明确,协调不好,使质量职能和质量任务完不成。

(3) 领导是资源的分配者。质量管理体系要建立和运行,需要有必要的资源和相关条件,如人员、设施、工作环境、信息、供方和合作关系、自然资源及财务等资源。资源投入不足难以使质量管理体系取得预期的效果,领导在此负有重要职责。

(4) 领导的带头作用。对员工来说,领导的一言一行都是表率。如果领导不遵守规章制度,不按程序办事,不注重自己的工作质量,就会影响一大片员工,结果规章制度就会形同虚设,程序混乱,工作质量就会下降,组织就难免走向衰败。

(5) 领导在关键时候的决策。组织的质量管理体系在运行中,难免不发生种种矛盾和分歧,如发生质量和数量、进度的分歧时,往往需要领导决策。如果领导不按既定的质量方针处理,牺牲质量以求数量或进度,很可能造成严重后果。不仅如此,上行下效,员工以此为例,很可能一发而不可收。

(6) 领导承担着对质量管理体系进行持续改进的责任。组织要想在竞争中获胜,只有靠持续不断的改进,改进是领导的重要职责,包括改进管理和为改进创造适宜的环境两个方面。如果领导没有这种意识和心态,得过且过,组织就可能在下一次竞争中落后。

2) 创造全员参与的环境

标准中规定,领导的作用主要是创造全员参与实现组织目标的环境。此"环境"不是指自然环境,也不仅仅是指一般的工作环境,而是指人文环境,是组织内部的情况和条件,是心理学和社会学的规定。组织不论大小,都是一个群体,一个社区。员工在组织中的行为是受群体心理制约的,是受社区环境影响的。一个没有良好质量氛围的组织,质量管理体系要正常运行是不可能的。良好质量风气的形成,离不开整个社会的质量风气状况,但主要还是组织领导的责任,创造一种良好的质量环境,其主要步骤如下:

(1) 确定组织的质量方针和目标。这种方针和目标与组织的总目标和经营发展是协调一致的,具有针对性,又有先进性。

（2）将质量方针和目标与组织内部环境统一起来。方针和目标既要适合组织的现状，又要对现状有改进或促进作用。要让全体员工都能知道、了解和理解质量方针和目标，并将其作为自己的工作准则，这样就能形成良好的质量风气。凡有违背质量方针、目标的行为，凡有不遵守质量规章制度的现象，都能受到员工自觉的抵制。

（3）要使全体员工都参与实现方针目标活动。质量管理体系如果没有全员参与，是不可能有效运行的。要使全员参与，领导应带头参与；激励员工参与；扫除员工参与的各种障碍，包括组织障碍和思想障碍；给员工参与创造条件；对员工参与后做出成绩给予评价和奖励。

3）领导应掌握质量管理知识

组织的领导，特别是高层领导，多懂一些质量和质量管理知识是重要的。但从其承担的职责而言，领导并不需要成为质量管理专家，只要求领导掌握以下四个方面的质量管理知识：

（1）有关质量的法律法规。如《产品质量法》《消费者权益保护法》等。领导应知道，产品一旦出了质量问题，对顾客的人身财产造成了伤害，就将对顾客进行赔偿。在法制越健全的国家和地区，这种赔偿金额越大，越不可掉以轻心。在美国，很可能因为顾客索赔诉讼使一家组织破产。

（2）质量成本的基本知识。质量成本是一门比较深的学问，不能要求领导全部掌握，但领导应当懂得质量与成本的关系，懂得质量成本四大科目（预防成本、鉴定成本、内部故障成本、外部故障成本）之间的关系。当组织存在消耗高、效益低问题时，适当增加预防成本，可以大大降低损失，从而大大降低整个成本。

（3）质量管理体系及其审核。领导的最主要职责是制定质量方针，确定质量目标，推动质量管理体系的建立和运行。如果对质量管理体系有关知识不清楚，就难以承担自己的职责。此外，领导对质量管理体系还承担审核和管理评审的任务，因此还要较为详细地了解质量审核和管理评审的知识，掌握其管理技能。

（4）质量管理的基本原则。

（三）全员参与

各级人员都是组织之本，唯有让其充分参与，才能使他们为组织的利益发挥其才干。

1. 在ISO 9001标准中的体现

ISO 9001标准中要求最高管理者应明确"5.5.1 职责和权限"，让每个员工了解自身贡献的重要性及其在组织中的角色；通过"6.2.2 能力、培训和意识"，使员工积极地寻找机会增强自身的能力、意识、知识和经验，以主人翁的责任感去解决各种问题；通过自我评价或"8.2.2 内部审核""5.6 管理评审"使每个员工根据各自的目标评估其业绩状况，使他们不断提高自身创造价值的能力。

2. 理解要点

1）全员性是全面质量管理的一个本质特征

全面质量管理（TQM）有三个本质特征，一是全员参加的质量管理，二是全过程的质量管理，三是全组织的质量管理。全员参与既是 TQM 的一个特点，更是一个优点。只有充分发挥这个优点，才可能真正取得成效。

产品质量是组织各个环节、各个部门全部工作的综合反映。任何一个环节、任何一个人的工作质量都会不同程度地、直接或间接地影响产品质量。因此，把所有员工的积极性和创造性都充分调动起来，不断提高员工素质，人人关心产品质量，人人做好本职工作，全体参与质量管理。经过全体人员的共同努力，才能生产出顾客满意的产品。TQM强调全员参与，反映了时代和科学技术的要求,是人性化管理的体现。事实上,不管组织采取多么严厉的惩罚措施,员工如果消极对待产品质量问题,难免不造成质量事故,使组织遭受不应有的损失。日本产品质量之所以能够达到那么高的水平,与其员工的全员参与是分不开的。

2) 人才是最宝贵的财富

知识经济时代,组织的成功与否更多体现在有无适用的人才上。不能说组织的所有员工都是人才,但人才却是在员工中产生的。组织不仅需要科技开发人才,还需要管理人才、操作人才等。关键性的人才是可以用高薪去"买"来,但却不能"买"到组织所需的全部人才。管理人才、操作人才往往靠组织自己培养。没有全员参与的环境,人才是培养不出来的。不仅要发挥人才的聪明才智,而且要发挥全体员工的聪明才智。员工的聪明才智只有在参与过程中才可能被激发出来,才可能表现出来,否则就只能是自生自灭。全员参与又是组织领导挖掘人才、发现人才的重要途径。

3) 全员参与使组织获益

员工的充分参与,使其个人目标与组织目标相一致,获益的首先是组织。这表现在:

(1) 员工参与质量管理,关心产品质量,可以大大降低质量损失,从而使组织获益。

(2) 员工参与质量改进是一种少投入、多产出的活动,组织从质量改进中获得极大的效益,这是其他方式难以达到的。

(3) 员工参与组织的各项管理活动,可使他们与组织更加紧密地联系在一起,对组织产生认同感,从而热爱组织,组织内部更加团结。

(4) 员工充分参与,使组织内部形成一种良好的人际关系和组织文化,可以大大减少员工之间、管理人员和操作工人之间以及劳资之间的冲突或矛盾,使组织内部融洽亲密。

(5) 员工充分参与,可以极大地鼓励士气,使人人都争先创优作贡献,从而使组织的各项工作都得以顺利完成。

4) 全员参与使员工满意

员工是组织的相关方之一,是组织业绩的受益者。其对组织的典型期望是职业的稳定和工作的满意。组织应当识别其员工在得到工作满意和个人发展等方面的需求和期望。对他们的这种关心有助于确保最大限度地调动其人员的参与意识和能动性。也就是说,组织越是关注员工,员工越能积极参与,从而越能使员工满意。

(1) 全员参与有利于员工展示自己的才干。组织使员工充分参与,可以使员工发挥自己的潜力,展示自己的才干,从而使员工满意。

(2) 全员参与有利于员工的工作得到承认。组织通过各种管理手段,对员工争先创优作贡献取得的成绩进行测量、评价、表彰和奖励。

(3) 全员参与有利于员工获得奖励。对员工争先创优作贡献的成绩及时给以奖励,包括精神奖励和物质奖励,使员工精神更加振奋,有新的追求,从而更愿意发挥自己的才智。

(4) 全员参与有利于员工得到培训。组织要使员工充分参与,则离不开培训。员工通过培训,可以提高受教育程度,使知识得到发展,从而获得更多的工作机会。

5) 全员参与组织,组织应做好的工作

(1) 正确对待所有的员工。从组织领导的思想认识到组织的规章制度,都不能将员工当作"奴隶",而应当把员工视为组织的最宝贵的财富和最重要的资源,尤其在思想管理上应重视起来,这是因为即使有了制度,也有了形式,依然难以使员工满意。

(2) 确定员工参与的方式。全员参与并不是让员工不分主次、不讲程序地参与组织的所有活动。承担不同职责的员工,参与的活动是不同的,参与的方式也应有所不同。如对组织制定政策方针,员工可以通过规定的渠道反映自己的意见。应提倡员工积极参与与自己本职工作相关的管理,把本职工作做好。

(3) 敞开员工参与的渠道。组织应设有跟员工相应的沟通渠道,使员工能够将自己的意见和建议及时向有关领导或管理人员反映。必要时,组织应公开征求员工的意见和建议。

(4) 给员工参与提供机会。通过分解组织的方针目标、设置质量改进课题、开展劳动竞赛、评选优秀员工、员工代表会议等形式吸引员工参与加强质量改进管理活动。

(5) 开展形式多样的群众性质量管理活动。如质量自检、互检活动、QC 小组活动等。组织在进行内部质量审核时,也可以吸收员工代表参与。

(6) 进行有针对性的培训。培训可以增强员工的质量意识,提高他们的参与能力,使他们自觉地参与组织的各项管理活动。

(7) 严肃处理压抑员工参与的人和事。虽然一个组织总不可能完全避免官僚主义现象,但对这种现象,不管涉及的是个别管理人员还是规章制度不完善,都应严肃处理,畅通员工参与的渠道。

(四) 过程方法

将活动和相关的资源作为过程进行管理,可以更高效地得到期望的结果。

1. 在 ISO 9001 标准中的体现

ISO 9001:2008 标准鼓励组织采用过程方法建立、实施和改进质量管理体系;"4.1 总要求"表明了系统地识别组织的所有过程是ISO 9001标准强调的核心;标准的"5 管理职责""6 资源管理""7 产品实现""8 测量、分析和改进"充分体现了运用过程方法形成的以过程为基础的质量管理体系模式。

2. 理解要点

1) 对过程方法的理解

理解过程方法,首先应理解过程,过程是理解过程方法的基础。过程是"一组将输入转化为输出的相互关联或相互作用的活动"(GB/T 19000—2000 中 3.4.1)。产品是过程的结果,程序是为进行某项活动或构成所规定的途径,任何将所接收的输入转化为输出的活动都可视为过程,过程如图 8-1 所示。

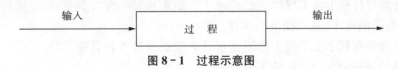

输入　　　　　　　　　　　过　程　　　　　　　　　输出

图 8-1　过程示意图

输入和输出的是产品,过程需要使用资源。资源包括人员、设施、工作环境和信息等。过程有大有小,大过程中包含若干个小过程,若干个小过程组成一个大过程,这个大过程又可能是另一个更大过程的组成部分。对不同员工来说,构成是不同的,例如工人的过程可能只是装一颗螺钉,部门主管的过程可能是整个生产过程,公司经理的过程则是从资本输入到资本输出过程。过程具有分合性,任何一个过程,都可分为若干个更小的过程;而若干个性质相似的过程,又可组成一个大过程。通常,一个过程的输出会直接成为下一个过程的输入,形成过程链(见图 8-2)。

从组织来看,这种过程链既存在于横向形式(从原材料进厂到产品出厂),又存在于纵向形式(从组织的最高管理者到员工),还存在于其他各种形式(从科室到车间然后又到科室)。事

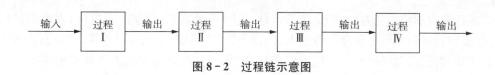

图 8-2　过程链示意图

实上,组织的所有过程通常不是一个简单的按顺序排列的结构,是一个相当复杂的过程网络。过程方法实际上是对过程网络的一种管理办法,它要求组织系统地识别并管理所采用的过程以及过程的相互作用。

2) 怎样运用过程方法进行质量管理

GB/T 19000—2000 标准实际上就是运用过程方法进行质量管理的一种标准模式。这种方法要求:

(1) 识别过程。识别过程包括两层含义,一是将组织的一个大过程分解为若干个子过程;二是对现有的过程进行定义和分辨。过程的分合应视具体情况而定。如流水线上的作业过程,可以分解到每个员工所干的工作为止。

(2) 强调主要过程。组织的过程网络错综复杂,质量管理对主要过程应重点控制。例如,对检验过程就应加强,对关键过程就应设置质量管理点等。

(3) 简化过程。过程越复杂,越容易出问题,应根据实际情况对一些过程进行简化。所谓简化,一是将复杂的过程分解为较为简单的子过程;二是将不必要的过程取消或合并。

(4) 按优先次序排列过程。由于过程的重要程度不同,管理中应按其重要程度进行排列,将资源尽量用于重要过程。

(5) 制定并执行过程的程序。要使过程的输出满足规定的质量要求,应制定并执行程序。没有程序,过程就会混乱,不是使过程未能完成,就是使过程输出出现问题。

(6) 严格职责。任何过程都需要人去控制才能完成。因此,应有严格的职责,确保人力资源投入。

(7) 关注接口。过程和过程之间的接口是最重要的。如果上一个过程的输出和下一个过程的输入在接口处不相容或不协调,就会出问题。过程方法特别强调接口处的管理。

(8) 进行控制。过程运转时应进行控制,防止出现异常。控制时要注意过程的信息,当信息反映有异常倾向时,应立即采取措施,使其回复正常。

(9) 改进过程。通过对过程的测量和分析,发现过程存在的不足及可以改进的机会;对过程进行改进,提高其效益是质量改进的基本手段。

(10) 领导要不断改进工作过程。领导的工作也是一类过程。领导对工作过程的改进,可能对组织业绩影响更大。

3) 对过程方法模式图的理解

从图 8-1 可以看到:

(1) 顾客和其他相关方的要求是组织整个过程的输入。没有这种输入或组织在确定输入时对他们的要求识别错误,就会使组织的过程出现大问题。因此,识别这种输入对组织来说至关重要。

(2) 组织的输出是产品,产品的接受者是顾客和其他相关方。组织应对顾客和相关方的满意程度进行监视,以便评价和确认他们的要求是否得到满足。如果满足不够,则应进行改进。

(3) 组织内部四大"板块"过程。"管理职责"从顾客和其他相关方获得需求和期望,根据这些需求和期望制定质量方针,确定质量目标,进行质量策划,成立组织机构,明确职责权限。"管理职责"的输出是"资源管理",包括人员、设施、工作环境、信息和财务等。"资源管理"输出是产品实现,各种资源经过相互作用形成产品,产品一方面输出到顾客和其他相关方,另一方面又输出到"测量、分析和改进"。通过"测量、分析和改进"的输出,"管理职责"又通过"管理评审"改进自己的过程。这样,质量管理体系就能获得持续改进。

组织的所有员工、所有过程都能在这个模式图中得到反映,找到自己的位置。理解了过程模式图,才能真正理解过程方法,并自觉运用这种方法去进行质量管理。

（五）管理的系统方法

将相互关联的过程作为体系来看待、理解和管理,有助于组织提高实现目标的有效性和效率。

1. 在ISO 9001标准中的体现

ISO 9001标准应用了管理的系统方法思想,标准的"4.1 总要求"依据这一管理思想提出了建立质量管理体系的系统方法的逻辑步骤;在ISO 9001标准中的每个过程从原则角度指明了过程的相互作用和相互影响的关系,如以"7 产品实现"过程为主要过程而实施的"5 管理职责"、"6 资源管理"和"8 测量、分析和改进"的活动要求中明确了过程间相互关系。

2. 理解要点

1）对管理的系统方法的理解

质量管理体系也可称为质量管理系统,全面质量管理（TQM）的"全面"两字,也隐含着系统的意思。系统论是20世纪最重要的科学思想,已广泛渗透到哲学、社会科学和管理科学中。系统论要求将任何一件事或任何一个要素,都看成是一个系统的组成部分。TQM正是在系统论的基础上逐步发展起来的。没有系统思想,就无法理解TQM,也无法理解ISO 9000族标准,更无法使组织的质量管理体系建立起来并有效运行。

管理的系统方法的基本原则是:对系统提出要求;根据要求涉及系统;把系统内的所有要素与系统结合起来;优化系统的机构;对系统进行评价、改进;追求系统的整体最大功效,而不仅仅是追求其中某一要素的最大功效;关注系统中的相互关联的过程;使系统开放,不断接收外界的信息和资源,保持系统的持续运行;充分利用控制论、信息论的方法使系统满足目标的要求。

2）组织如何运用管理的系统方法

组织本身就是一个系统,组织的质量管理体系是组织这个大系统的一个子系统。质量管理中运用管理的系统方法,主要注意以下几个方面:

（1）为质量管理设定方针目标。组织的质量管理要执行什么样的方针,达到什么样的目标,是质量管理体系的基础。

（2）对相互关联或相互作用的过程构成的体系进行识别。这就是过程方法。

（3）建立相应的组织机构,形成管理的组织体系。组织所有的机构都不能游离于组织外,质量管理的职责应形成系统,涵盖所有的过程,不能形成空白点。

（4）对质量管理体系的系统性有深刻的理解。任何一个过程,任何一个员工,甚至任何一项资源都是系统的一部分,其作用虽有主次之分,但都是不可或缺的。系统功能发挥如何,有赖于其组成部分功能的发挥。

（5）对质量管理体系进行系统管理。系统功能不是其组成部分功能的简单相加,有时可能是 $1+1>2$,也可能是 $1+1<2$。进行系统管理,就是追求 $1+1>2$ 的目标。

（6）发现质量问题或出现质量缺陷，切忌片面判断，而应放到系统中来认识，包括认识其危险和原因，从而采取系统的方法予以解决。注意从根本上解决问题。

（7）不断考虑组织新的目标或新的发展战略。组织应不断考虑新目标或新发展战略，并以此对质量管理体系进行改进或创新。系统运营一定时间后，很可能因各种问题的增加而出现运转失效，这时应对系统进行必要的改进。也就是说，质量改进不仅仅是指技术改进，更是指对整个质量管理体系的改进，包括重新设计。

（六）持续改进

持续改进总体业绩应当是组织的永恒目标。

1. 在ISO 9001标准中的体现

ISO 9001标准中要求组织通过制定、评审和实现"5.3 质量方针"及"5.4.1 质量目标"推动组织的发展；通过实施"8.2.2 内部审核"和"5.6 管理评审"来评价组织的质量管理体系存在的问题；通过"8.4 数据分析"方法来提供质量管理体系、过程、产品的信息，以发现需要改进的活动或过程；进而通过采取"8.5.2 纠正措施"和"8.5.3 预防措施"达到持续改进的目的。

2. 理解要点

1）持续改进的意义

持续的质量改进是全面质量管理（TQM）的核心内容之一。日本正是通过不断改进质量，才跻身世界经济强国之列。美国近年来经济强劲，也是在技术上、管理上的不断创新结果。持续质量改进是组织永恒的目标，任何时候都具有重要意义。特别是在当今世界上，质量改进更是组织生命力所在，不能荒废。

（1）经济的全球化使我们在任何地方、任何时候都能感受到竞争的激烈，迫使我们对产品管理、经营和发展战略等进行改进，这一切都可称之为质量改进。

（2）知识经济时代正大步向我们走来，我们只有不断创新，包括产品创新、技术或工艺创新、管理或体制创新等，才能适应知识经济的要求。创新的过程实际上也就是改进的过程。质量改进为组织的创新活动提供了基本方法。

（3）产品质量是竞争的重要手段。顾客总是抛弃质量低的产品，而去追求高质量的产品。质量改进正是使质量低的产品变成高质量产品的过程，是增强组织竞争力的必由之路。

（4）任何一个系统在运行中都会产生各种各样的问题，若不及时加以解决，就会使该系统日趋混乱，最终导致衰亡。任何组织及其下面部门和各级机构等都是一个系统。为了避免问题增多造成混乱，使组织永远充满生机和活力，都应进行持续改进，通过持续改进的方法解决产生的问题。

（5）减少浪费和资源消耗，降低成本，保证组织以更好的效果和效率运行，提高组织的利润和效益，这是我们追求的目标。持续改进不仅可以为顾客提供更高的价值，使他们满意，也可以改进组织的经营状况，使自己更多地获利。

（6）组织的前途和希望往往在其成员身上。员工充分发挥自己的创造性，努力工作，组织才可能得到发展。通过持续改进，为员工做贡献、求进步、争先进、进行创造发明提供机遇，可以使组织士气高涨，生机勃勃。

2）持续改进的原则

持续改进的原则包括：是满足内部和外部顾客的需要；是针对过程进行的；是一种措施（纠正措施、预防措施或创新措施）；是为了提高过程的效率或效果；是一个持续的、不间断的过程；是本组织全体人员包括各管理层都应参与的活动；可以在不同的层次、范围、阶段、时间和人员之中进行；是最高管理者的职责；应建立在数据分析的基础上。

3）持续改进的环境

持续改进的环境有：受到最高管理者的支持和领导；各级管理者以身作则、持之以恒和配置资源；组织内共同的价值观、态度和行为；个人与个人之间、个人与组织之间广泛的交流与合作，以及相互之间的信任；尊重员工的首创精神；进行必要的教育和培训；对改进过程进行鼓励，对成功的改进进行奖励；不断追求新的更高的目标。

4）持续改进的组织管理

（1）由最高管理者授权，组织内部某一部门（通常是质量管理部门）负责质量改进的管理工作。若组织庞大，也可以成立专门的质量改进管理机构。

（2）由负责持续改进的部门提出方针、策略、质量改进方案目标、总的指导思想，支持和广泛协调组织的质量改进活动。

（3）进行质量改进策划，制定质量改进计划，采取指定或其他方式，由组织有关的小组或个人实施。

（4）对实施过程进行监督，给予资源的和道义的支持和帮助，协调相关的事项。

（5）确定持续改进的需要和目标，对持续改进进行测量、评价和奖励。

5）领导在质量改进中的职责

组织中质量持续改进中，领导的职责是：制定持续改进的目标；向被管理者传达持续改进的目的和目标；持续地改进自己的工作过程；培育一种广泛交流、相互合作和尊重个人的环境；采用必要的手段，使组织中的每个人都能够并有权改进自己的工作过程；进行持续改进策划，必要时制定持续改进计划；对持续改进进行鼓励，对其成果进行测量、评定和奖励；及时将持续改进的结果纳入有关的标准、制度和规定之中，巩固已取得的成绩。

6）持续改进的效果

可提高产品或服务质量；降低成本；改进与顾客、供方、员工、所有者和社会包括政府的关系，促进相互的沟通；清除工作场所的障碍；提高组织的竞争力；为员工做贡献、求进步、争先进创造机遇。

（七）基于事实的决策方法

有效决策建立在数据和信息分析的基础上。

1. 在ISO 9001标准中的体现

ISO 9001标准中要求保持质量管理体系重要过程的实施记录，并按"4.2.4 记录控制"进行管理；通过"5.5.3 内部沟通"和"7.2.3 顾客沟通"有效地沟通和传递准确可靠的数据和信息；通过"8.1 测量、分析和改进总则""8.2.1 顾客满意""8.2.2 内部审核""5.6 管理评审""8.2.3 过程的监视和测量"和"8.2.4 产品的监视和测量"等过程提供有关过程、产品、体系的符合性和有效性的信息和数据，并运用"8.4 数据分析"对信息和数据进行基于事实的分析，为组织的管理者做出正确的决策提供依据和保证。

2. 理解要点

1）用事实和数据说话

TQM 是从统计质量管理发展而来的，要求尊重客观事实，尽量用数据说话。真实的数据既可以定性反映客观事实，又可以定量描述客观事实，给人以清晰明确的数量概念，这样就可以更好地分析问题、解决问题，纠正那些凭感觉、靠经验来决策的工作方法。要用事实和数据说话，在管理中就应当做好如下几点：

（1）加强信息管理。信息是组织知识积累方面持续发展的基础资源，并能激励人们进行创新。信息以事实为依据做出决策是必不可少的。组织要对信息进行有效管理，首先要识别对信息的需求，其次要确定信息（包括内部和外部）来源，然后要获得足够的信息，并充分利用，以满足组织管理和决策的需要。

（2）灵活运用统计技术。统计技术可以帮助测量、表述、分析和说明组织管理的业绩和产品质量发生的变差，能够使我们更好地理解变差的性质、程度和原因，从而有助于解决、甚至防止由变差引起的问题，并促进持续改进。1994 版 GB/T 19000 族标准把统计技术作为一个质量体系要素来对待。2000 版虽然没有将其再作为一个质量管理体系要素，却将其作为质量管理体系的一个基础和原则，让其贯穿于整个体系中。

（3）加强质量记录管理。质量记录是质量活动和产品质量的反映，是信息和数据的来源。2000 版 GB/T 19000 族标准强调质量记录，但往往被理解为仅仅为了提供证据。其实，质量记录最主要作用还是为了领导决策提供信息和数据。不做记录，信息就可能遗失或偏误，数据就不能收集，因而也就难以进行统计。加强质量记录的管理，既包含设立质量记录、准确及时记录等要求，也包含充分利用质量记录的要求。

（4）加强计量工作。要使质量记录和有关数据真实反映客观事实，就应有科学的测量方法。对产品进行测量，离不开器具及仪器。如果计量工作跟不上，计量单位和量值不统一，就会发生混乱，数据也就不真实了。不真实的数据比没有数据可能更糟。因此，加强计量工作，建立健全计量管理制度是很重要的。

2）基于事实的决策方法

决策，实际上就是面对几种方案，决定采取哪一种方案的行为。如果方案本身不是基于事实的，即使很完备、很漂亮，但如果选择了它也会导致悲剧性后果。决策方法实际上是对方案反映事实真相的方法。领导的主要工作是决策，想要做出正确决策，应当做到：

（1）不要迷信自己的感受、经验和能力。现实中不进行调查研究、主观主义的领导不乏其例，这是与质量管理的基本原则相违背的。领导要深入调查研究，掌握必要的信息和数据后，才有发言权。哪怕你是董事长、总经理，都要用事实说话。

（2）要有适当的信息和数据来源。当领导一定要头脑清醒，有固定和不固定的信息和数据来源。固定的如各种质量报表、信息报告等。不固定的如非正式渠道的员工投诉、实地检查等。组织的最高管理者每周至少要有一次深入现场的习惯或制度，尽量掌握第一手资料。

（3）对收集来的数据和信息应持正确的态度。数据和信息经多次传递，很可能失真。按信息论的说法，传递过程中受"噪声"干扰越大，信息失真的可能性越大。事实上，不少组织的数据统计，如统计报表、质量指标等，因多种原因都存在不真实的问题，浮夸、瞒报、虚报、收集数据时不负责任、"神仙数字"（编造的数据）等现象随处可见。领导既要依靠这些上报来的数据和信息，又不能绝对化，应当多一些考虑，多一点自己的调查研究，并将两者综合起来。

（4）对数据和信息进行分析。分析的方法可以是逻辑的，可以是直观的，也可以是数理统计的。TQM 常用的一些数理统计方法，如排列图法、直方图法、散布图法、因果图法等，领导应该适当掌握。此外，对一些专用的分析方法，如质量成本分析、市场分析、过程分析、产品质量分析等也应有所了解。

（5）要有正确的决策方法。收集并分析数据和信息，只是正确决策的基础，还不是决策的本身。正确的决策固然离不开真实可靠的数据和信息，也离不开正确的决策方法。领导要想提高自己的决策能力，还需要掌握诸如决策树之类的决策方法。特别是当两个以上方案各有其优、缺点时,更应当运用正确的决策方法,选择最佳的方案。

（6）对决策进行评价并进行必要的修正。决策付诸实施后,领导还要注意收集实施后的数据和信息,对决策进行评价,以发现决策实施后出现的新问题。必要时,还应修正决策甚至改变决策,使决策取得预期的效果。

（八）与供方互利的关系

组织与供方相互依存,互利的关系可增强双方创造价值的能力。

1. 在ISO 9001标准中的体现

ISO 9001标准中"7.4.1 采购过程"体现了组织应考虑与供方或合作伙伴建立伙伴关系或联盟关系,与供方或合作伙伴共享专门的技术和资源,在组织和供方之间通过"7.4.2 采购信息"清晰而开发的沟通采购信息和要求,并通过"7.4.3 采购产品的验证"控制采购产品的质量;组织还应通过"8.4 数据分析"对供方所做出的改进和取得的成果进行评价并给予鼓励。

2. 理解要点

1) 供方是组织的资源

与1994版相比,GB/T 19004—2000的重大改动之一,就是将"供方和合作关系"作为组织的一种"资源",要求组织进行"资源管理",并且还把供方的互利关系作为质量管理八大原则之一。GB/T 19004—2000提升了供方的地位,要求组织与供方奖励"互利"的关系。

（1）供方是组织的"受益者"之一。组织业绩的五大"受益者"之中,供方占一席之地。供方典型的期望或需要是"继续经验"的机会,组织应尽量满足这种期望和需要。

（2）供方是组织的"资源"。任何议价组织,都需要或多或少的供方。特别是诸如汽车、飞机之类的大型制造业,其"采购产品"占其总成本的70%以上,更离不开供方。

（3）供方的业绩影响组织的业绩。供方的产品质量影响组织产品质量,供方质量管理体系的运行,很大程度上决定了其产品质量是否稳定,是否能够满足要求。因此,组织对供方质量管理体系有指导和监督的义务。

（4）双方的合作可以更好地满足顾客和其他相关方的需要。组织将顾客和其他相关方的要求清楚地传达给供方,供方通过组织去满足这些要求,可以使组织和供方有共同的目标。

（5）组织可以从与供方的合作中获得多种效益。如减少投资、扩大规模、降低风险、稳定生产、降低成本、改进设计、后勤保障和共享知识等。供方的技术和管理经验,组织可直接借鉴,更应注重学习和吸收。

（6）供方也可以从与组织的合作中获得多种效益。如保持继续经营的机会,提高技术和管理水平,分享知识等。

2) 建立互利关系的基本要求

标准规定,组织与供方建立互利关系,有下列八项基本要求:

（1）选择数量合适的供方。组织的供方数量不可太多,也不可太少。实际情况是,同一种"采购产品"的供方,至少应有两个供方。有两个供方可以竞争,才会使合作也成为供方的愿望。但不要太多,同一种"采购产品"的供方过多,将给组织增加管理难度和管理成本。

（2）进行双向沟通。组织和供方之间要建立适当的沟通渠道,及时沟通,从而促进问题的迅速解决,避免因延误或争议造成费用的损失。

（3）与供方合作,确认其过程能力。组织可以通过审核的方式,对供方的质量体系进行考察和确认。当然,评价其质量表现、对其提供的样品进行确认性检验等方式也是可行的,要针对具体情况来确定采取何种方法。

（4）对供方提供的产品进行监视。与供方合作并不是对其提供的"采购产品"放任，同样应当进行监视。监视的方式有多种，如驻厂检验、进货检验等。

（5）鼓励供方实施持续的质量改进并参与联合改进。持续的质量改进可以提高供方的业绩，使供方获益，也使组织获益。为此，组织还可以制订联合改进计划，与供方一起进行改进，在改进中增加双方的理解和友谊，并共享知识。

（6）邀请供方参与组织的设计和开发活动。不断创新、不断设计和开发新产品，是组织活力所在。邀请供方参与这一活动，对供方来说获得了继续经营的机会，并能共享组织的知识；对组织来说，可以降低设计和开发的风险以及费用，获得更好的"采购产品"的设计。

（7）共同确定发展战略。与供方合作，共同确定发展战略，可以减少双方的风险，获得更大的发展机会。

（8）对供方获得的成果进行评价和奖励。这种承认和奖励对供方是一个鼓舞，可以促使他们更加努力。

2008版ISO 9000标准的八项基本原则是质量管理的指导思想，组织要进行质量管理，就应该用八大原则来做指导思想，不能让任何一个管理项目或管理要求脱离八大原则，与八大原则背离。如制定质量方针就应当"以顾客为关注焦点"，确定管理职责应当强调"领导作用"和"全员参与"，提出任何一项管理要求就应当运用"管理的系统方法"和"过程方法"等。同时，八大原则也是编写质量手册和程序文件的基础。组织要编写质量手册和程序文件，应使参与编写工作的所有人员充分认识、理解和掌握八大原则，并用八大原则作为指导思想，作为基础要求。质量手册和程序文件编写得好不好，除了其他方面的要求外，是否体现了八大原则应是检查的标准。不能允许任何质量管理体系文件中出现违背、否定、歪曲八大原则的条文。八大原则还是对员工进行质量培训的重要内容，特别是进行质量意识和质量管理体系知识的培训时，首先应深入理解八大原则。知道了这八大原则，员工才能充分认同组织质量方针，才能充分理解质量管理体系文件对自己工作或活动的规定，也才能自觉执行。

四、ISO 9001：2008 标准的主要内容

（一）ISO 9000《质量管理体系——基础和术语》

该标准主要包括两方面内容。

1. 体系的基本原理

该标准阐述了质量管理体系的原理、基本内容、实施步骤、评价、过程方法和改进后的应用等。该标准首先指出"以顾客为关注焦点、领导的作用、全员参与、过程方法、系统管理、基于事实决策、与供方互利关系"八项质量管理原则是标准建立的指导思想和理论基础。这八项原则是在总结质量管理经验的基础上提出的，是一个组织在实施质量管理时必须遵循的准则，是组织改进其业绩的结构框架，能帮助组织获得持续成功。

2. 术语和定义

该标准表述了建立和运行质量管理体系应遵循的12个方面的质量管理体系基础知识。规定了质量管理体系的术语共10个部分87个词条，用较通俗的语言阐明了质量管理领域所用术语的概念。

（二）ISO 9001《质量管理体系——要求》

该标准规定了质量管理体系的要求，可用于组织证实其具有稳定地提供顾客要求和适用法律法规要求产品的能力，也可用于组织通过体系的有效应用，包括持续改进体系的过程及确

保符合顾客与适用法规的要求,来更好地做到使顾客满意。

该标准由概述、范围、引用标准、术语和定义、质量管理体系要求、管理职责、资源管理、测量、分析和改进等部分组成。

（三）ISO 9004《质量管理体系——业绩改进指南》

该标准提供了超出ISO 9001要求的应用指南,描述了质量管理体系应包括的过程,强调通过改进过程的有效性,提高组织的整体业绩。

（四）ISO 19011《质量和环境管理体系审核指南》

该标准是由 ISO/TC 176（质量管理与质量保证标准化技术委员会）与 ISO/TC 207（环境管理技术委员会）联合制定的,以遵循"不同管理体系,可以共同管理和审核"的原则,为审核大纲的管理、环境和质量管理体系的实施及对环境和质量管理体系评审员资格要求提供了指南。标准在术语和内容方面,兼容了质量管理体系和环境管理体系两方面特点,适用于所有运行质量或环境管理体系的组织。

第二节　ISO 9001质量管理体系的建立与实施

组织贯彻ISO 9000标准,就是建立和完善质量管理体系并被确认的过程,这是一项系统、严密、扎实而又艰巨的工作,必须有通盘的策划和计划。

一、ISO 9001质量管理体系的建立

（一）领导决策,统一思想,达成共识

建立和实施质量管理体系关键在领导,领导要做出推行ISO 9000的决定,统一认识,向员工表明最高管理层推进的决心。领导要明确职责和将来可能投入的工作量。

（二）组织落实,建立机构

组织需要成立一个ISO 9000专门机构,从事文件编写、组织实施等工作。

（三）制订工作计划

制订贯彻标准的计划,包括时间、内容、责任人、验证等,要求具体详细、一丝不苟。

（四）提供资源,进行质量意识和标准培训

组织领导应给予提供包括人力、物力、时间等资源。还要对贯彻标准的班子和成员进行培训,在此基础上,有计划地对各级领导、管理人员、技术人员或具体操作人员进行必要的培训,提高每个员工的质量意识。

以上工作中,企业管理层的认识与投入是质量管理体系建立与实施的关键,组织和计划是保证,教育和培训是基础。

（五）建立体系

1. 选择国际标准

质量管理体系的国际标准有两个,一是ISO 9001,是质量管理体系的基本标准,一般用于认证的目的;二是ISO 9004,是质量管理体系较高的标准,一般不以认证为目的,而是以企业业绩改进为目标。组织如果仅希望获得质量管理体系认证或希望快速地改变落后的管理现状,可选用ISO 9001,它比较简单易行;如果组织以提升管理水平和业绩为目标,则应选择ISO 9004。

2. 识别质量因素

找出影响产品或服务质量的决策、过程、环节、部门、人员、资源等因素。

（六）编写体系文件

对照ISO 9001或ISO 9004国际标准中的各个要素逐一地制定管理制度和管理程序。凡是标准要求文件化的要素，都要文件化；标准没有要求的，可根据实际情况决定是否需要文件化。ISO 9001或ISO 9004国际标准要求必须编写的文件包括：

（1）质量方针和质量目标。

（2）质量手册。质量手册是按组织规定的质量方针和适用的ISO 9000族标准描述质量体系的文件，其内容包括组织的质量方针和目标，组织结构、职责和权限的说明，质量体系要素和涉及的形成文件的质量体系程序的描述，质量手册使用指南等。质量手册是最根本的文件，ISO 10013《质量手册编制指南》规定了质量手册的内容和格式。

（3）质量体系程序文件。质量体系程序是为了控制每个过程质量，对如何进行各项质量活动规定有效的措施和方法，是有关职能部门使用的纯技术性文件，一般包括文件控制程序、记录控制程序、内部审核程序、不合格品控制程序、纠正措施程序、预防措施程序等。程序文件应具有系统性、先进性、可行性及协调性。

（4）其他质量体系文件。其他质量体系文件可根据组织具体情况认为有必要制定的文件，包括作业指导书、报告、质量记录、表格等，是工作者使用的更加详细的作业文件。

（5）运作过程中必要的记录。记录既是操作过程中所必需的，也是满足审核要求所必需的。

二、ISO 9001质量管理体系的实施

（一）发布文件

这是实施质量管理体系的第一步，一般要召开"质量手册发布大会"，把质量手册发到每个员工手中，统一意识，提高认识。

（二）全员培训

由ISO 9000小组成员负责对全体员工进行培训，培训的内容是ISO 9000族标准和本组织的质量方针、质量目标和质量手册，以及与各个部门有关的程序文件，与各个岗位有关的作用指导书，包括要使用的记录，便于员工都懂得ISO 9000，提高质量意识，了解本组织的质量管理体系，理解质量方针和质量目标，尤其是让每个人都认识自己所从事的工作的相关性和重要性，确保为实现质量目标做出贡献。

（三）执行文件

质量管理体系要求一切按照程序办事，一切按照文件执行，使质量管理体系符合有效性的要求。

三、ISO 9001质量管理体系的评价

质量管理体系实施的效果如何，必须通过检查才知道。ISO 9001和ISO 9004规定的检查方式有：对产品的检验和试验；对过程的监视和测量；向顾客调查；测量顾客满意度；进行数据分析；内部审核；等等。

（一）顾客反馈

顾客反馈就是通过调查法、问卷法、投诉法了解顾客对组织的意见，从中发现不符合项。

（二）内部审核

内部审核可以正规、系统、公正、定期地检查出不符合项。所有有关管理体系的国际标准

都规定了内部审核的要求。

通过顾客反馈和内部审核,如果发现不符合项目,必须立即采取纠正和预防措施。纠正措施是针对不符合的原因采取的措施,目的就是为了防止不符合的再发生。预防措施是针对潜在的不符合原因采取的措施,目的是防止不符合的发生,两者都是经常性的改进。不论是在顾客反馈或内部审核等处发现的不符合,只要坚持采取纠正和预防措施,就可达到不断改进质量管理体系的目的。

(三)管理评审

管理评审是通过最高管理者定期召开专门评价质量管理体系评审会议来实施的。管理评审时,要针对所有已经发现的不符合项进行认真的自我评价,并针对已经评价出的有关质量管理体系的适宜性、充分性和有效性方面的问题分别对质量管理体系的文件进行修改,从而产生一个新的质量管理体系。

四、ISO 9001质量管理体系的保持和持续改进

保持就是继续运行新的质量管理体系,在运行中经常检查新的质量管理体系的不符合项并改进之,通过这一个周期的管理评审评价新的质量管理体系的适宜性、充分性和有效性,经过改进得到一个更新的质量管理体系,在实施新的质量管理体系过程中,继续进行检查和改进,得到更新的质量管理体系。如此循环运行,不断地进行改进。

第三节 ISO 9001质量管理体系文件的编写

文件的价值在于能够沟通意图、统一行动,其使用有助于满足顾客要求和质量改进;提供适宜的培训;重复性和可追溯性;提供客观证据;评价质量管理体系的有效性和持续适宜性。文件的形成本身不是目的,它应是一项增值的活动。文件是指信息及其承载的媒体。它由两个要素构成的,一是信息;二是承载媒体。媒体可以是纸张、计算机磁盘、光盘或其他电子媒体,照片或标准样品,或组合。信息是文件的实质内容,信息的不同决定了文件的性质不同。

一、"文件化"的质量管理体系

GB/T 19000—2008族标准中规定,质量管理体系是"文件化"的质量管理体系。所谓"文件化",是说质量管理体系的建立、运行、改进的全过程都是在文件指导下进行的,并且都有文件予以记录和证明。这对于我国的组织来说,需要有一个适应的过程。组织可能也制定了不少文件,但那些文件往往是可以"灵活"的。员工、领导者、管理者很少有兴趣和时间去掌握这些正式的制度,而文件的主题实际上就是制度,他们掌握的往往是从"师傅传帮带"得来的非正式要求。领导者、管理者、更没有把文件放在心上,他们一句话,往往就可能使文件失去作用,因而被称为"人治"。"人治"管理并非一无是处,但却与现代组织管理格格不入。GB/T 19000—2008族标准强调"文件化",体现的是一种"法治"精神。它要求质量管理正规化、法制化、计划化,而这"三化"的前提,就是文件化。该标准指出文件具有沟通意图、统一行动,编写和使用文件是具有动态的高增值的活动,文件具有以下五大价值。

(一)文件有助于满足顾客需要和质量改进的实现

产品形成需要人、机、料、法、环五种资源。这五种资源可能都与文件有关,例如材料应有相应的合格证,包括名称等。其中"法",更是离不开文件,加工方法是由作业指导书之类的来

规定的。同样,质量改进也离不开文件。

(二) 文件可作为培训的教材

培训员工依据什么? 依据的就是文件。一项工作怎么做,先做什么,后做什么,有哪些要求,都在文件中有所规定。员工通过学习文件,才能掌握加工方法和相关技能,从而统一步伐。

(三) 文件可以确保重复性和可追溯性

组织的任何一项过程,都不可能只进行一次。如同样的装配过程,在流水线上往往是成千上万次重复的。这样的"重复",不允许其中任何一次"不重复",如少装、错装、漏装、多装等,只有靠文件来保证。文件要求任何人干同一件事,都应按规定"重复"。可追溯性更是成为文件应用文件来保证的,没有记录就不可能追溯。

(四) 文件是一种客观证据

生产过程中,每个工序的操作都有文件记录在案,一查便知,这就是证据。

(五) 文件有助于对质量管理体系进行评价

体系运行是否有效,是否持续适宜,将检测、分析的结果(记录性文件)与规定的质量目标(计划性文件)、程序要求(程序性文件)进行对照,结果便可知。如果没有这些文件,就只能凭印象作一个大致的估计而已。

很显然,组织越大、层次越多、技术越复杂。产品越精密,文件的价值就越高。

二、质量管理体系中使用的文件类型

文件是信息及其承载媒体。任何组织都有自己的一套文件系统,只是有的组织的文件系统显得混乱、零碎、不完整而已,其作用因此而被削弱,甚至因此而产生严重问题。组织质量管理体系中使用的文件主要有以下四种类型。

(一) 质量手册

质量手册是规定组织之类管理体系的文件,它是向组织内部和外部提供关于质量管理体系一系列信息的文件。其内容包括质量方针、质量管理体系的范围,有关的程序文件、质量管理体系所包括的过程顺序和相互作用等。质量手册是纲领性文件,由管理者负责制定和组织实施。

(二) 质量计划

质量计划是对特定项目、产品、过程或合同,规定由谁及何时应使用哪些程序和相关资源的文件。特定情况可以指某一具体产品,也可以指某一具体过程,还可以指某一具体项目或合同。如果说质量手册是组织一般性的"质量计划",那么质量计划就是组织特定情况下的"质量手册",它可以引用质量手册的内容,但质量计划内应有相应的质量目标。

(三) 程序文件

程序是指为进行某项活动或过程所规定的途径,并形成文件的"书面程序"。程序文件的作用,是使所有参与该项活动或过程的部门或人员,都能按其规定统一行动。这种统一行动是使活动或过程达到规定目标的保证,也是降低活动费用、减少质量问题的保证。程序文件是规范性文件,由组织的有关部门负责制定和管理。

(四) 记录性文件

记录是阐明所取得的结果或提供所完成活动的证据的文件,用于将可追溯性形成文件,并提供验证、预防措施和纠正措施的证据。生产过程中,每个工序的操作都有文件记录在案,一查便知,口说无凭,记录性文件就是证据。组织往往不重视记录,因而一旦需要时不能提供,有苦难言。记录性文件是操作性文件,一般由员工个人负责管理。

三、编写文件需考虑的因素

GB/T 19000—2008 族标准虽然强调了文件的作用,但并不意味着组织的文件编写越多、越详细越好。文件过多、过于泛滥,很可能造成灾难性后果,一方面增大组织的成本,另一方面使员工无所适从。因此,组织在编写文件时,一定要从组织的实际出发,不可照搬照抄。否则做无用功,白白编写了不能执行的文件,成为对组织和员工的束缚。下列因素是编写文件应注意的事项,也是建立质量管理体系应认真考虑的,这对组织质量管理体系是否取得成效具有重大影响。

(一)组织的类型

加工制造型组织的文件要多一些,文件内容要复杂一些,服务型组织可能要少一些,内容要简单一些;生产硬件的组织文件内容要复杂一些,生产软件的组织和文件内容要简单一些。

(二)组织的规模

组织规模越大,文件就越多,内容也可能越复杂;规模越小,则反之。

(三)过程的复杂性

生产过程越复杂,文件内容越需要详细;简单的过程,则可简化。

(四)过程的相互作用

过程之间相互作用大,联系紧密,相互影响,则文件要求规定细一点;反之则可简单一些。

(五)产品的复杂性

产品越复杂,控制要求越多,文件内容也就要越详尽;简单产品,如流程性材料,其文件内容就不能照搬复杂产品如汽车类产品的文件的内容。

(六)顾客要求的重要性

与顾客要求直接相关的地方,文件要规定得详尽严格一些;反之,则简略宽松一些。

(七)适用的法规要求

有法律、法规规定的项目,文件应严格,以确保不违反其规定。如果这方面失误,将会给组织造成重大损害。

(八)涉及的人员能力

文件涉及的人员,如果其能力强,规定可以简略一些;反之,则要具体细致。人员的能力,需要经过考核、考试证实。因此,对一些文件的执行,要进行人员培训后才能实施。

(九)需要证实的程度

这主要涉及质量管理体系的审核认证。如果顾客(第二方)或认证机构(第三方)有要求,则文件规定应详尽一些,记录也应严格。

【单元小结】

ISO 9000系列标准是国际标准化组织(ISO)所制定的关于质量管理和质量保证的一系列国际标准。自问世以来,在全球范围内得到广泛采用,对推动组织的质量管理工作和促进国际贸易的发展发挥了积极的作用。ISO 9000系列标准是总结各个国家在质量管理与质量保证的成功经验基础上产生的,经历了由军用到民用,由行业标准到国家标准,进而到国际标准的发展过程。

ISO 9000标准从 1987 年 3 月问世以来,经过两次大的修改,一次修订后,形成四个版本。

一是1987版本，包含了6个标准，即ISO 8402：1986《质量、词汇》、ISO 9000：1987《质量管理和质量保证标准——选择和使用指南》、ISO 9001～9003：1987质量体系的三种模式和ISO 9004：1987《质量管理和质量体系要素指南》。二是1994版本，特点是增加了大量的新标准，以弥补原来6个标准的不足，使标准总数达到24个。为了克服重复认证给组织带来的负担和麻烦，在世贸组织（WTO）的推动和国际认可论坛（IAF）的努力下，对认可机构实施了同行评审，并在评审获得通过的基础上，由17个国家的16个认可机构签署了区域性多边承认协议。三是2000版本，包括4项核心标准：ISO 9000《质量管理体系——基础和术语》、ISO 9001《质量管理体系——要求》、ISO 9004《质量管理体系——业绩改进指南》、ISO 19011《质量和环境管理体系审核指南》，具有内容全面、操作性强、采用过程模式结构、具有兼容性、标准的通用化和对质量管理体系文件的要求有适当的灵活性的特点。四是2008版本，该标准包括4个主要标准、八项基本原则，对提高组织质量管理具有指导意义。

文件的价值在于能够沟通意图、统一行动，其使用有助于满足顾客要求和质量改进；提供适宜的培训；重复性和可追溯性；提供客观证据；评价质量管理体系的有效性和持续适宜性。文件的形成本身不是目的，它应是一项增值的活动。文件是指信息及其承载的媒体，是由两个要素构成的，一是信息，二是承载媒体。媒体可以是纸张、计算机磁盘、光盘或其他电子媒体、照片或标准样品，或组合。信息是文件的实质内容，信息的不同决定了文件的性质不同。

【复习思考题】

1. 简述2000版ISO 9000族标准的特点。
2. 实施ISO 9000：2008族标准的作用是什么？
3. 简述2008版ISO 9000标准的基本原则。
4. 简述编写文件需考虑的因素。
5. 简述ISO 9000：2008标准的分类。

单元九 ISO 22000食品安全管理体系在食品企业的建立

1. 了解ISO 22000系列标准的起源、实施意义及与 HACCP、ISO 9000间的关系。
2. 掌握ISO 22000的基本术语、应用范围、核心内容及实施步骤。
3. 能够进行危害识别,并确定关键控制点。

第一节 ISO 22000食品安全管理体系概述

一、ISO 22000:2005 标准的产生

随着经济全球化的发展、社会文明程度的提高,人们越来越关注食品的安全问题。要求生产、操作和供应食品的组织,证明自己有能力控制食品安全危害和那些影响食品安全的因素。顾客的期望、社会的责任,使食品生产、操作和供应的组织逐渐认识到,应当有标准来指导操作、保障、评价食品安全管理,这种对标准的呼唤,促使ISO 22000:2005 食品安全管理体系要求标准的产生。

ISO 22000食品安全管理体系标准于 2005 年 9 月 1 日正式出版,该标准旨在保证整个食品链不存在薄弱环节,从而确保食品供应的安全。ISO 22000:2005 标准既是描述食品安全管理体系要求的使用指导标准,又是可供食品生产、操作和供应的组织认证和注册的依据。

ISO 22000:2005 表达了食品安全管理中的共性要求,而不是针对食品链中任何一类组织的特定要求。该标准适用于在食品链中所有希望建立保证食品安全体系的组织,无论其规模、类型还是其所提供的产品。它适用于农产品生产厂商、动物饲料生产厂商、食品生产厂商、批发商和零售商。它也适用于与食品有关的设备供应厂商、物流供应商、包装材料供应厂商、农业化学品和食品添加剂供应厂商,涉及食品的服务供应商和餐厅。

ISO 22000:2005 采用了 ISO 9000 标准体系结构,将 HACCP (Hazard Analysis and Critical Control Point,危害分析和关键控制点)原理作为方法应用于整个体系;明确了危害分析作为安全食品实现策划的核心,并将国际食品法典委员会(CAC)所制定的预备步骤中的产品特性、预期用途、流程图、加工步骤和控制措施和沟通作为危害分析及其更新的输入;同时将 HACCP 计划及其前提条件、前提方案动态、均衡地结合。此标准可以与其他管理标准相整合,如质量管理体系标准和环境管理体系标准等。

ISO 22000:2005 是按照ISO 9001:2008 的框架构筑的,同时也覆盖了 CAC 关于 HACCP 的全部要求,并为"先决条件"概念制定了"支持性安全措施"(SSM)的定义。ISO 22000:2005 将 SSM 定义为"特定的控制措施",而不是影响食品安全的"关键控制措施",它通过防止、消除和减少危害产生的可能性来达到控制目的。依据企业类型和食品链的不同阶段,SSM 可被以下活动所替代,如良好操作规范(GMP)、先决方案、良好农业规范(GAP)、良好卫生规范(GHP)、良好分销规范(GDP)和良好兽医规范(GVP)。ISO 22000:2005 要求食品企业建立、保持、监视和审核 SSM 的有效性。

二、实施ISO 22000食品安全管理体系认证的意义

（一）对食品企业的意义

1. 可增强消费者和政府的信心

因食用不洁食品将对消费者的消费信心产生沉重的打击，而食品事故的发生将同时动摇政府对食品企业安全保障的信心，故加强对企业的监管是必要的。

2. 能减少法律和保险支出

若消费者因食用食品而致病，可能向企业投诉或向法院起诉该企业，既影响消费者的信心，也增加企业的法律和保险支出。

3. 可增加市场机会

良好的产品质量将不断增强消费者信心，特别是在政府的不断抽查中，总是保持良好的企业，将受到消费者的青睐，形成良好的市场机会。

4. 可降低生产成本，减少食品废弃

因产品不合格使企业产品的保质期缩短，使企业频繁回收其产品，提高企业生产费用。如美国300家肉和禽肉生产企业在实施 HACCP 体系后，沙门氏菌在牛肉上降低了 40%，在猪肉上降低了 25%，在鸡肉上降低了 50%，所带来的经济效益不言而喻。

5. 可提高产品质量的一致性

HACCP 的实施使生产过程更规范，在提高产品安全性的同时，也大大提高了产品质量的均匀性。

6. 提高员工对食品安全的参与

HACCP 的实施使生产操作更规范，并促进员工对提高公司产品安全的全面参与。

7. 可降低商业风险

如日本雪印公司金黄色葡萄球菌中毒事件，使全球牛奶巨头日本雪印公司一蹶不振，该事例充分说明了食品安全是食品生产企业的生存保证。

（二）对消费者的意义

1. 可减少食源性疾病的危害

良好的食品质量可显著提高食品安全的水平，更充分地保障公众健康。

2. 增强卫生意识

HACCP 的实施和推广，可提高公众对食品安全体系的认识，并增强自我卫生和自我保护的意识。

3. 增强对食品供应的信心

HACCP 的实施，使公众更加了解食品企业所建立的食品安全体系，对社会的食品供应和保障更有信心。

4. 提高生活质量（健康和社会经济）

良好的公众健康对提高大众生活质量，促进社会经济的良性发展具有重要意义。

（三）对政府的意义

1. 可改善公众健康

HACCP 的实施将使政府在提高和改善公众健康方面，能发挥更积极的影响。

2. 可增强食品监控的有效性

HACCP 的实施将改变传统的食品监管方式，使政府从被动的市场抽检，变为政府主动地

参与企业食品安全体系的建立,促进企业更积极地实施安全控制的手段,并将政府对食品安全的监管从市场转向企业。

3. 可减少公众健康支出

公众良好的健康,将减少政府在公众健康上的支出,使资金能流向更需要的地方。

4. 确保贸易畅通

非关税壁垒已成为国际贸易中重要的手段。为保障贸易的畅通,对国际上其他国家已强制性实施的管理规范须学习和掌握,并灵活地加以应用,避免其成为国际贸易的障碍。

5. 提高公众对食品供应的信心

政府的参与将更能提高公众对食品供应的信心,增强国内企业竞争力。

三、ISO 22000标准的目的和范围

（一）标准的目的

（1）组织实施ISO 22000标准准则后,能够确保在按照产品的预期用途食用时对消费者来说是安全的。

（2）通过与顾客的沟通,识别并评价顾客要求中的食品安全的内容以及它的合理合法性,并能与组织的经营目标相统一,从而证实组织就食品安全要求与顾客达成了一致。

（3）组织应建立有效的沟通渠道,识别食品链中需沟通的对象和适宜的沟通内容,并将其中的要求纳入组织的食品安全管理活动中。

（4）组织应建立获取与食品安全有关的法律法规的渠道,获取适宜的法律法规,并将其中的要求纳入组织的食品安全管理活动中。

（5）组织应识别相关方的要求,将其要求作为食品安全管理体系策划和更新的输入。

（二）标准的范围

ISO 22000标准的所有要求都是通用的,无论组织的规模、类型,还是直接介入食品链的一个或多个环节或间接介入食品链的组织,只要其期望建立食品安全管理体系就可采用此标准准则。这些组织包括:饲料加工者,种植者,辅料生产者,食品生产者,零售商,食品服务商,配餐服务商,提供清洁、运输储存和分销服务的组织及间接介入食品链的组织,如设备、清洁剂、包装材料及其他食品接触材料的供应商。

四、ISO 22000标准的用途和特点

（一）ISO 22000标准的用途

1. ISO 22000标准用作食品安全管理体系的建立和第一方审核

任何类型的组织都可按照ISO 22000要求,建立食品安全管理体系。组织建立的食品安全管理体系可以ISO 22000作为内部审核准则,对体系的符合性和有效性进行评价。

2. ISO 22000标准用作第二方食品安全管理体系审核

一些组织在选择或评价供方,进行产品和服务采购时,按ISO 22000标准的要求,对供方进行食品安全管理体系审核,以满足本标准要求作为合格供方评价的重要条件之一。

3. ISO 22000标准用作第三方食品安全管理体系审核

第三方认证机构对组织建立的食品安全管理体系进行认证审核时,ISO 22000用作认证审核的准则之一,只有符合本标准的要求,才能获得认证证书。

4. 其他用途

如在采购合同中引用,规定对供方食品安全体系要求;为法规引用,作为强制性要求。

(二)ISO 22000标准的特点

(1)本着自愿性原则,面向所有食品链的组织,其通用性强。

(2)与其他标准如ISO 9001、ISO 14000、HACCP 等,有较强的兼容性。

(3)标准强调满足食品安全有关的法律法规和其他要求。

(4)标准关注持续改进和食品风险的预防。

(5)食品安全管理体系是建立在 HACCP 计划和操作性前提方案的基础上的。

五、食品安全管理的原则

食品安全管理体系(ISO 22000)融合了几个关键原则,它们是交互式沟通、体系管理、过程控制、HACCP 原理和前提方案。核心是危害分析,并将之与国际食品法典委员会(CAC)所制定的实施步骤、HACCP 的前提条件——前提方案和相互沟通均衡地结合。在明确食品链中各组织的角色和作用的条件下,将危害分析所识别的食品安全危害评鉴并分类,通过 HACCP 计划和操作性前提方案的控制措施组合来控制,能够很好地预防食品安全事件的发生。

第二节　食品安全管理体系相关术语

一、食品卫生管理术语

(1)食品卫生:在食物链的所有环节,保证食品的安全性和适宜性所必须具有的一切条件和措施。

(2)清洁:去除泥土、残留食物、污物、油脂或其他不应有的物质。

(3)卫生标准操作程序 SSOP:为达到食品卫生要求而规定的活动及其顺序。

(4)污染:在食品和食品环境带进或出现污染物。

(5)污染物:任何有损于食品的安全性和适宜性的生物或化学物质、异物或者非故意加入食品中的其他物质。

(6)消毒:通过化学试剂或物理方法使环境的微生物数量减少到不能损害食品的安全性和适宜性的水平。

二、食品安全管理术语

(1)食品安全:对食品在按照预期用途被加工和(或)食用时不会伤害消费者的保证。

(2)食品安全性:当根据食品的用途进行烹调或食用时,食品不会对消费者带来损害的保证。

(3)食品安全方针:由公司的最高管理者正式发布的公司总的食品安全宗旨和方向。

(4)安全支持性措施(SSM):除关键控制点外,为满足食品安全要求所实施的预防、消除或降低危害发生可能性的特定活动。

(5)危害分析:对危害以及导致危害存在条件的信息进行收集和评估的过程,以确定出食品安全的显著危害。

(6)HACCP 计划:根据 HACCP 原理制定的,确保在 HACCP 管理体系中对显著危害进行控制的文件。

（7）HACCP 体系：通过关键控制点控制相应食品安全危害的体系。

（8）关键限值：区分可接收或不可接收的判定值。

（9）关键控制点：能够施加控制，并且该控制对防止、消除某一食品安全危害或将其降低到可接受水平是必需的某一步骤。

（10）危害：食品中所含有的对健康有潜在不良影响的生物、化学或物理因素或食品存在条件。

（11）潜在危害：理论上可能发生的危害。

（12）显著危害：由危害分析所确定的，须通过 HACCP 体系的关键控制点予以控制的潜在危害。

（13）验证：通过提供客观证据对规定要求已得到满足的认定，包括方法、程序、试验和其他评估的应用，以及为确定符合 HACCP 计划的监视。

（14）确认：通过提供客观证据对特定的预期用途或应用要求已得到满足的认定，包括 HACCP 计划中要素的科学性、有效性的证据。

（15）监视：为确定关键控制点是否处于控制或 SSM 方案是否得以遵循，而对控制参数策划的一系列观察或测量。

（16）流程图：生产或制造某特定食品所用步骤或操作顺序的系统表述。

（17）控制措施：为防止或消除危害或将危害降低到可接受的水平所需的活动。

（18）终产品：产品不再进一步加工或转化的产品。

（19）前提方案（PRP）：在整个食品链中为保持卫生环境所必需的基本条件和活动，以适合生产、处理和提供安全终产品和人类消费的安全食品。

（20）纠正：为消除已发现的不合格所采取的措施。

（21）HACCP 审核：针对 HACCP 管理体系，为获得审核证据并对其进行客观的评价，以确定满足审核准则的程度所进行的系统的、完整的并形成文件的过程。

（22）原料：产品的构成材料，如初级产品、添加剂、加工助剂、包装材料以及影响食品安全的类似材料。

（23）控制：遵循正确程序且满足标准的状态。

（24）更新：为确保应用最新信息而进行的即时和（或）有计划的活动。

（25）SSM 方案：控制已确定危害发生的安全支持性措施的实施和有效运行。

（26）偏离：不符合关键限制值。

第三节　ISO 22000：2005 食品安全管理体系标准条款的理解

一、ISO 22000：2005 标准条款 4.1 的理解

（一）标准条款

> 4.1　总要求
> 　　组织应按本标准的要求建立有效的食品安全管理体系，并形成文件，加以实施和保持，必要时进行更新。

组织应确定食品安全管理体系的范围。该范围应规定食品安全管理体系中所涉及的产品或产品类别、过程和生产场地。

组织应：

a）确保在体系范围内合理预期发生的与产品相关的食品安全危害得到识别、评价和控制，以避免组织的产品直接或间接伤害消费者。

b）在整个食品链内沟通与产品安全有关的适宜信息。

c）在组织内就有关食品安全管理体系建立、实施和更新进行必要的信息沟通，以满足本标准的要求，确保食品安全。

d）定期评价食品安全管理体系，必要时更新，以确保体系反映组织的活动并包含须控制的食品安全危害最新信息。

组织应确保控制所选择的任何可能影响终产品符合性且源于外部的过程，并应在食品安全管理体系中加以识别，形成文件。

（二）理解分析

此项条文是对组织建立、实施、保持并持续改进食品安全管理体系的总体性要求。要求组织按ISO 22000标准的要求建立、实施、保持并持续改进文件化的食品安全管理体系。为确保食品安全管理体系要求的实现，组织应：

（1）识别和评价合理预期发生的食品安全危害，对这些危害进行控制，并且在控制过程中不能以任何方式伤害消费者。

（2）在食品链范围内沟通与产品安全有关的适宜信息。

（3）在组织内就有关食品安全管理体系的建立、实施和更新进行必要的信息沟通，以确保满足标准要求的食品安全。

（4）对食品安全管理体系定期评价，必要时进行更新，确保体系反映组织的活动，并纳入有关须控制的食品安全危害的最新信息。

组织应识别在食品安全管理体系中有哪些产品和过程来源于组织外部，并对这些过程进行控制，将控制措施形成文件。

二、ISO 22000:2005 标准条款 4.2 的理解

（一）标准条款 4.2.1

4.2　文件要求

4.2.1　总则

食品安全管理体系文件应包括：

a）形成文件的食品安全方针和相关目标的声明（见5.2）。

b）本标准要求的形成文件的程序和记录。

c）组织为确保食品安全管理体系有效建立、实施和更新所需的文件。

（二）条款 4.2.1 的理解分析

体系文件是食品安全管理体系运行的依据，起到沟通意图、统一行动的作用。此项条款是对食品安全管理体系文件编制的总要求。

（三）标准条款 4.2.2

4.2.2 文件控制

食品安全管理体系所要求的文件应予以控制。记录是一种特殊类型的文件,应依据 4.2.3 的要求进行控制。

文件控制应确保所有提出的更改在实施前加以评审,以明确其对食品安全的效果以及对食品安全管理体系的影响。

应编制形成文件的程序,规定以下方面所需的控制:

a) 文件发布前得到批准,以确保文件是充分与适宜的。

b) 必要时对文件进行评审与更新,并再次批准。

c) 确保文件的更改和现行修订状态得到识别。

d) 确保在使用处获得适用文件的有关版本。

e) 确保文件保持清晰、易于识别。

f) 确保相关的外来文件得到识别,并控制其分发。

g) 防止作废文件的非预期使用,若因任何原因而保留作废文件时,确保对这些文件进行适当的标志。

（四）条款 4.2.2 的理解分析

（1）文件控制要求建立和实施文件控制程序和职责,确保以下几方面适宜:

① 文件发布前,由授权人员对文件的充分性、适宜性进行审核和批准。审核是保证文件的正确性,批准意味着从行政上赞同文件的实施。

② 对使用中的文件进行适时评审,以保持文件的适宜性。对使用中的文件应定期进行评审。如在每年的管理评审前进行,也可根据需要适时进行。

③ 必要时更改文件并再批准。食品安全管理体系文件更改必须有规定的申请、更改、审批手续。文件的更改可能对食品安全带来影响,须在实施更改前,评估更改对食品安全的效果及对食品安全管理体系的影响。

④ 识别文件的现行修订状态。修订状态可直接在被更改的文件上标识,也可通过控制清单,如标准目录、文件目录等进行标识。

⑤ 对食品安全管理体系的有效运行起关键作用的场合需要使用文件时,都能得到并使用相应文件和资料的有效版本。

⑥ 为使文件清晰易懂,便于识别和检索,应就文件的编号,文件的编写要求,文件的格式,文件的归档、编目、发放、回收等做出适当规定。

⑦ 应将外来文件的收集、审查、批准、归档、编目、标识、发放、使用、评审、更新、补充和作废等做出规定,以保持外来文件的适应性。建立如参加标准化协会等渠道,以便及时收集到文件和资料的最新版本或修改信息。

⑧ 为了防止使用作废文件,应及时将作废或失效文件从使用场所撤回。对于因特殊目的而保留的任何作废文件,都必须进行标识,以防误用。

（2）文件控制实施的要点:

① 内部文件的控制包括文件的取号、编写、审批、归档、标识、发放、使用、借阅、内部文件更改、作废、评审及保密控制等。

② 外来文件的控制包括收集、审查、批准、归档、发放、使用、评审、更新、补充和作废等。

（五）标准条款4.2.3

> 4.2.3　记录控制
> 应建立并保持记录，以提供符合要求和食品安全管理体系有效运行的证据。记录应保持清晰、易于识别和检索。应编制形成文件的程序，规定记录的标识、储存、保护、检索、保存期限和处理所需的控制。

（六）条款4.2.3的理解分析

1. 食品安全记录的作用

（1）满足法律法规、ISO 22000标准的要求，为食品安全管理体系取得的结果提供客观证据。

（2）利用记录追溯相关活动。

（3）为采取纠正和预防措施提供客观证据。

2. 食品安全记录的范围

食品安全记录包括组织内部的，也有来自供应商、客户及食品安全监督管理部门等其他相关方。组织除控制ISO 22000标准要求的记录外，还应对增加的一些记录进行控制。

3. 食品安全记录的要求

食品安全记录应真实、准确、清晰，容易辨认，不得随意涂改，即使笔误必须更改时，也只能是画线更改，并在画线处签署更改者姓名。

4. 食品安全记录的管理

（1）应根据食品安全记录的控制，制定文件化的程序做出规定。制定食品安全记录控制程序时，应考虑法规对食品安全记录的要求。

（2）规定食品安全记录的保存期限时应考虑的因素包括：法律、法规的相关要求；产品的保存期/货架期；顾客/合同要求；设备报废时间；人员在职时间；有效的追溯期；认证审核周期等。

三、ISO 22000:2005 标准条款5.1的理解

（一）标准条款5.1

> 5　管理职责
> 5.1　管理承诺
> 最高管理者应通过以下活动，对其建立、实施食品安全管理体系并持续改进其有效性的承诺提供证据。
> a）表明组织的经营目标支持食品安全。
> b）向组织传达满足与食品安全相关的法律法规、本标准以及顾客要求的重要性。
> c）制定食品安全方针。
> d）进行管理评审。
> e）确保资源的获得。

（二）条款5.1的理解分析

组织最高管理者应承诺建立和实施食品安全管理体系，并通过持续改进，使食品安全管理体系不断发展和完善。这些承诺至少通过以下四项活动予以证实：

（1）以书面方式确定支持食品安全的经营目标、确定食品安全方针。

（2）组织的最高管理者采取培训、会议、墙报宣传、文件等必要措施，确保将有关满足客户、法律、法规、ISO 22000标准要求的重要性传达给组织各级人员，要求各级人员在工作中严格遵守。

（3）定期进行管理评审，确保食品安全管理体系的适宜性、有效性和充分性。

（4）组织的管理者应针对每一项食品安全活动要求提供充分的资源，使食品安全管理体系有效运行，达到满足食品安全的需要。资源包括经培训的人员、资金、设施、设备、技术、方法、工作环境、信息等。

四、ISO 22000：2005 标准条款 5.2 的理解

（一）标准条款5.2

5.2 食品安全方针

最高管理者应制定食品安全方针，形成文件并对其进行沟通。

最高管理者应确保食品安全方针：

a）与组织在食品链中的作用相适应。

b）既符合法律法规的要求，又符合与顾客商定的对食品安全的要求。

c）在组织的各层次进行沟通、实施并保持。

d）在持续适宜性方面得到评审（5.8）。

e）充分体现沟通（5.6）。

f）由可测量的目标来支持。

（二）标准条款5.2的理解分析

（1）食品安全方针的定义。由组织的最高管理者正式发布的该组织总的食品安全宗旨和方向。

（2）食品安全方针内容上的要求。最高管理者应批准发布组织的食品安全方针。食品安全方针是组织总方针的组成部分，并与总方针保持一致。食品安全方针在内容上应做到"一个适应，两个符合，一个沟通"：

① 与组织在食品链中的作用相适应（一个适应）。

② 符合与顾客商定的食品安全要求，符合法律法规的要求（两个符合）。

③ 充分体现沟通（一个沟通）。在整个食品链中及在组织内部的沟通对食品安全，特别是对识别、确定、控制食品安全危害起着至关重要的作用。为了确保沟通的有效性，应在方针中充分体现沟通。

（3）食品安全方针实施上的要求。

① 食品安全方针应由组织的最高管理者批准发布。

② 应将食品安全方针形成文件。

③ 最高管理者应采取培训、会议、告示、宣传等措施，确保食品安全方针在组织的各层次得到沟通，使员工认识到方针与其活动的关联性，以便有效的实施并保持方针。

④ 为确保食品安全方针的适宜性和有效性，应定期对其进行评审。

⑤ 必要时，对食品安全方针进行修正，以适应内外部条件和要求的变化。

⑥ 组织应依据食品安全方针，建立具体的食品安全目标。建立的食品安全目标应符合：目标可以是定性的，也可以是定量的，但必须可测量；应注意目标与方针之间的关联性，并保持

一致;目标除直接包括食品安全要求外,也可包括满足食品安全要求所需的内容,可涉及资源、文件等。

五、ISO 22000:2005 标准条款 5.3 的理解

（一）标准条款 5.3

> 5.3　食品安全管理体系策划
> 最高管理者应确保:
> a) 对食品安全管理体系进行策划,以满足 4.1 的要求,同时实现支持食品安全的组织目标。
> b) 在对食品安全管理体系的变更进行策划和实施时,保持体系的完整性。

（二）标准条款 5.3 的理解分析

（1）食品安全管理体系策划的目的。进行食品安全管理体系的策划,以实现ISO 22000 4.1条款的总要求和食品安全目标。

（2）策划的要求。

① 策划结果应确保食品安全管理体系总要求（见标准 4.1 条款）的实现。

② 策划的内容是标准 4.1 条款所提出的各项活动。

③ 策划要围绕食品安全目标的实现进行,食品安全目标是策划的依据之一。

④ 策划的结果应形成适于操作的文件。

⑤ 当对食品安全管理体系进行更改策划时,应确保更改不会给食品安全带来负面影响;确保食品安全管理体系在更改前、更改中和更改后均能始终适合其当时所处的环境;确保食品安全管理体系的完整性。

六、ISO 22000:2005 标准条款 5.4 的理解

（一）标准条款 5.4

> 5.4　职责和权限
> 最高管理者应确保规定各项职责和权限并在组织内进行沟通,以确保食品安全管理体系有效运行和保持。
> 所有员工都有责任向专门人员报告与食品安全管理体系有关的问题。应授予指定人员明确的职责和权限,采取措施并予以记录。

（二）标准条款 5.4 的理解分析

（1）最高管理者应确保:将组织内的部门设置及各部门的职责、权限及相互关系以文件的形式加以规定;将部门内岗位设置及各岗位的职责、权限和相互关系以文件的形式加以规定;用培训、制定文件等适当的方式,让每位员工明白自己的职责、权限及与其他部门（岗位）的关系,从而保证全体员工各司其职,相互配合,有效地开展各项活动,确保食品安全管理体系有效的运行和保持。

（2）所有员工有责任向指定人员汇报与食品安全管理体系有关的问题。指定人员接到汇报后,应适时采取措施并记录所采取的措施。指定人员是指由组织任命的负责处理问题的人员。组织应明确指定人员的职责和权限,并明确员工向指定人员汇报问题的途径。

七、ISO 22000:2005 标准条款 5.5 的理解

（一）标准条款 5.5

> 5.5　食品安全小组组长
>
> 组织的最高管理者应任命食品安全小组组长,无论其在其他方面的职责如何,应具有以下方面的职责和权限:
> a) 管理食品安全小组(7.3.2),并组织其工作。
> b) 确保食品安全小组成员的相关培训和教育。
> c) 确保建立、实施、保持和更新食品安全管理体系。
> d) 向组织的最高管理者报告食品安全管理体系的有效性和适宜性。
> 注:食品安全小组组长的职责可包括与食品安全管理体系有关事宜的外部联络。

（二）标准条款 5.5 的理解分析

1. 食品安全小组组长的任命

组织的最高管理者从管理层成员中指定一名食品安全小组组长,书面明确其职责和权限。指定食品安全小组组长并不是为了减轻或转移最高管理者的食品安全职责,而是为了减少最高管理者有关食品安全管理体系的大量事务性工作,强化最高管理者对食品安全管理体系的推动。

2. 食品安全小组组长可专任或兼任

如果食品安全小组组长兼负其他职责,则这些职责不应与食品安全小组组长的职责发生利益冲突。食品安全小组组长应至少具备食品安全的基本知识,不必要求其必须具备专家水平,但小组中其他成员应能够提供相应专家意见。

3. 食品安全小组组长的职责和权限

(1) 管理食品安全小组并组织领导其工作。

(2) 确保食品安全小组成员得到相关培训和教育。

(3) 确保食品安全管理体系得到建立、实施、保持和更新。

(4) 向最高管理者报告食品安全管理体系的有效性和适宜性。

(5) 就食品安全管理体系有关事宜与外部各方面进行联络。如组织对供方食品安全管理体系的评价,与认证机构的联络等。

八、ISO 22000:2005 标准条款 5.6 的理解

（一）标准条款 5.6.1

> 5.6.1　外部沟通
>
> 为确保在整个食品链中能够获得充分的食品安全方面的信息,组织应制定、实施和保持有效的措施,以便与下列各方进行沟通:
> a)供方和承包方。
> b)顾客或消费者,特别是在产品信息(包括预期用途、特定储存要求以及保质期等信息的说明)、问询、合同或订单处理及其修改,以及顾客反馈信息(包括抱怨)等方面进行沟通。
> c) 立法和执法部门。
> d) 对食品安全管理体系的有效性或更新具有影响或将受其影响的其他组织。外部沟通

应提供组织的产品在食品安全方面的信息,这些信息可能与食品链中其他组织相关。这种沟通尤其适用于那些需要由食品链中其他组织控制的已知的食品安全危害。沟通记录应保持。应获得来自顾客和立法与监管部门的食品安全要求。指定人员应具有规定的职责和权限以进行有关食品安全信息的对外沟通。通过外部沟通获得的信息应作为体系更新(见8.5.2)和管理评审的输入(见5.8.2)。

(二)标准条款5.6.1的理解分析

1. 外部沟通的作用

确保整个食品链中相关组织获得充分的食品安全方面的信息。

2. 外部沟通的内容

组织实施外部沟通的范围是对其食品安全生产产生影响的其他组织,不是食品链内的所有组织。沟通内容对保障产品的食用安全应具有必要性。

(1)与供方和分包商进行沟通。与供方和分包商进行沟通,确保供方和分包商向组织提供充分的原料、辅料、包装材料方面的食品安全危害信息。

(2)与顾客或消费者进行沟通。与顾客或消费者进行沟通,有助于组织满足与顾客达成与食品安全有关的要求。沟通的内容包括产品信息、问询、合同或订单处理及其修改,及包括抱怨的顾客反馈。

(3)与食品主管部门进行沟通。与食品主管部门进行沟通,便于及时获得食品安全方面的法规、标准和其他要求,并将这些要求应用到食品生产中去。

(4)与对组织食品安全有影响的相关方,及受组织食品安全影响的相关方进行交流(科研机构、社会团体)。通过与这些组织的沟通,多方面了解食品安全信息,确保食品安全。

3. 外部沟通的要求

(1)外部沟通应能确保给组织的产品提供充分食品安全方面的信息。当已知的食品安全危害是由食品链中的其他组织控制时,应要求这些组织给本组织提供充分的食品安全危害方面的信息,沟通时要做好记录。

(2)应通过外部沟通,获得顾客和立法与监管部门对食品安全的要求。

(3)应指定专门人员进行食品信息的外部沟通,明确这些人员的职责和权限。外部沟通获得的信息应作为体系更新和管理评审的输入。

(4)组织应制定、实施和保持与外部进行沟通的措施,并形成适当文件。文件中应就外部沟通中信息的接收、成文、处理、答复及记录,作出规定。

(三)标准条款5.6.2

5.6.2　内部沟通

组织应制订、实施和保持有效的安排,以便与有关的人员就影响食品安全的事项进行沟通。

为保持食品安全管理体系的有效性,组织应确保食品安全小组及时获得变更的信息,包括但不限于以下方面:

a)产品或新产品。

b)原料、辅料和服务。

c)生产系统和设备。

d）生产场所、设备位置和周边环境。

e）清洁和消毒程序。

f）包装、储存和分销系统。

g）人员资格水平或职责及权限分配。

h）法律法规要求。

i）与食品安全危害和控制措施有关的知识。

j）组织遵守的顾客、行业和其他要求。

k）来自外部相关方的有关问询。

l）表明与产品有关的食品安全危害的抱怨。

m）影响食品安全的其他条件。

食品安全小组应确保食品安全管理体系的更新（见8.5.2）包括上述信息。最高管理者应确保将相关信息作为管理评审的输入（见5.8.2）。

（四）标准条款5.6.2的理解分析

1. 内部沟通的作用

内部沟通指在确保组织内进行的各种运作和程序都能获得充分的相关信息和数据。内部沟通结果是信息分析过程的重要信息来源。

2. 内部沟通的要求

（1）食品安全小组应及时获得变更的信息，以保持食品安全管理体系的有效性。这些变更的信息包括：产品或新产品；原料、辅料和服务；生产系统和设备；生产场所，设备位置，周边环境；清洁和消毒程序；包装、储存和分销系统；人员资格水平或职责及权限分配；法律法规要求；与食品安全危害和控制措施有关的知识；组织遵守的顾客、行业和其他要求；来自外部相关方的有关问询；表明与产品有关的食品安全危害的抱怨；影响食品安全的其他条件。食品安全小组应将这些信息体现在食品安全管理体系的更新上。最高管理者应确保将食品安全管理体系的更新情况形成报告，作为管理评审的输入。

（2）对新产品的开发和投放，原料和辅料、生产系统和设备、顾客、人员资格水平和职责的预期变化要进行明确地沟通，这是非常重要的。应特别关注新的法律法规要求、突发或新的食品安全危害及其处理方法的新知识。

（3）食品安全小组在内部沟通中，扮演着关键的角色。应确保食品安全小组得到其所需要的任何信息。

（4）组织应制定、实施和保持内部沟通的措施，并形成适当的文件。文件中应就内部沟通中信息的接收、成文、处理、答复及记录作出规定。

（4）沟通的手段可采用多种手段，如简报、会议、布告、联络单、意见箱、调查表、内部刊物、备忘录、电子媒体、口头交流等。沟通的正式化程度及书面沟通的需要程度取决于组织的规模、活动的性质以及人员素质等因素。

九、ISO 22000：2005 标准条款 5.7 的理解

（一）标准条款5.7

5.7　应急准备和响应

最高管理者应建立、实施并保持程序，以管理可能影响食品安全的潜在紧急情况和事故，并应与组织在食品链中的作用相适宜。

（二）标准条款5.7的理解分析

1. 应急准备和响应的目的

尽可能减少或消除由于紧急情况或意外事故所造成的对食品安全的破坏。

2. 应急准备和响应的对象

应急准备和响应的对象是潜在的事故或紧急情况。潜在的事故或紧急情况有火灾、生物恐怖主义、阴谋破坏、直接环境的突然污染、新出现的危害、操作过程中的失误、"商业"风险或消费者关注的问题、食品危害不科学的媒体宣传等。应急准备和响应的措施是针对食品安全控制措施的失效情况所采取的补充措施和抢救行动，及针对可能随之引发的食品安全危害的紧急情况所采取的措施。

3. 应急准备和响应的要求

（1）确定可能发生的事故或紧急情况。

（2）做好预防措施和应急准备。针对可能发生的事故或紧急情况，做好预防措施和应急准备，预防事故的发生和减少事故发生后对食品安全的影响。为了做好应急准备和响应，组织须制定应急程序。

4. 应急准备和响应程序的试验和评审

（1）定期试验和评审可行时，组织应对应急准备和响应的程序进行定期试验，以验证其有效性和完整性。试验的方法包括实际演练、电脑模拟等。组织应对试验的结果进行评价，必要时修改应急程序。

（2）在事件和紧急情况发生后，组织应根据实际的应急情况，评审应急程序，必要时进行修订，以提高应急能力。对应急程序的评审是要看其能否正确确定潜在事故和制定合适的应急计划，能否对紧急事故做出及时响应，以减少可能伴随的食品安全危害。

十、ISO 22000：2005 标准条款 5.8 的理解

（一）标准条款5.8

5.8　管理评审

5.8.1　总则

最高管理者应按策划的时间间隔评审食品安全管理体系，以确保其持续的适宜性、充分性和有效性。评审应包括评估食品安全管理体系改进的机会和变更的需求，包括食品安全方针。

管理评审的记录应予以保持（见4.2.3）。

5.8.2　评审输入

管理评审输入应包括但不限于以下信息：

a）以往管理评审的跟踪措施。

b）验证活动结果的分析（见8.4.3）。

c）可能影响食品安全的环境变化（见5.6.2）。

d）紧急情况、事故（见5.7）和撤回（见7.10.4）。

e）体系更新活动的评审结果（见8.5.2）。

f) 包括顾客反馈的沟通活动的评审(见 5.6.1)。

g) 外部审核或检验。

注:撤回包括召回。

提交给最高管理者的资料的形式,应能使其理解所含信息与已声明的食品安全管理体系目标之间的关系。

5.8.3 评审输出

管理评审输出的决定和措施应与以下方面有关:

a) 食品安全保证(见 4.1)。

b) 食品安全管理体系有效性的改进(见 8.5)。

c) 资源需求(见 6.1)。

d) 组织食品安全方针和相关目标的修订(见 5.2)。

(二)标准条款 5.8 的理解分析

(1) 管理评审的目的。

① 确保食品安全管理体系的持续适宜性、充分性、有效性。

② 识别对食品安全管理体系,包括食品安全方针、目标进行改进的机会和修改的要求。

(2) 管理评审的对象为食品安全管理体系。

(3) 应由最高管理者组织实施管理评审。

(4) 管理评审的输入。管理评审前应充分准备有关信息资料,一般包括:以往管理评审跟踪措施的实施情况;验证活动结果的分析情况;可能影响食品安全的环境变化情况,包括与组织食品安全和法律法规有关的发展变化;紧急情况、事故和撤回的情况;体系更新活动的评审结果;对沟通活动(包括顾客反馈)的评审情况;外部审核或检验的情况;改进建议。改进建议指相关方特别是组织内员工改进文件、体系要素等方面的建议。

评审输入信息提交给最高管理者的形式应能便于最高管理者使用,使其能与食品安全管理体系的目标相联系,以便考核目标是否可实现。

(5) 一般每年定期进行一次管理评审较适宜。

(6) 管理评审的方式由最高管理者负责。管理评审一般以会议的形式进行。会议由最高管理者主持,相关部门负责人参加,与会者就评审输入的内容进行比较和评价。

(7) 管理评审的输出包括食品安全保证,食品安全管理体系有效性的改进,资源需求,组织食品安全方针和相关目标的修订。

(8) 管理评审的后续管理,如对管理评审结论中的纠正措施进行跟踪验证,验证的结果应记录并上报最高管理者。

(9) 管理评审的结果应予以记录并保存。如管理评审计划、各种输入报告、管理评审报告、纠正措施及其验证报表等。

十一、ISO 22000:2005 标准条款 6.1 的理解

(一)标准条款 6.1

6 资源管理

6.1 资源提供组织应提供充足资源,以建立、实施、保持和更新食品安全管理体系。

（二）标准条款 6.1 的理解分析

（1）资源包括人员、资金、设施、设备、技术、方法、工作环境、信息等。

（2）组织应确定并提供所需的资源，保证建立、实施、保持和更新食品安全管理体系。

（3）确定和提供资源主要是最高管理者的职责，但也是整个组织的职责。

（4）应适当规定提供资源的途径：在各层次的策划中，应识别和确定资源的需要并做好配置计划；在管理评审的输出中，应包括资源需求的措施和行动；等等。

十二、ISO 22000：2005 标准条款 6.2 的理解

（一）标准条款 6.2

6.2　人力资源

6.2.1　总则

食品安全小组和其他从事影响食品安全活动的人员应是能够胜任的，并受到适当的教育和培训，具有适当的技能和经验。

当需要外部专家帮助建立、实施、运行或评估食品安全管理体系时，应在签订的协议或合同中对这些专家的职责和权限予以规定。

6.2.2　能力、意识和培训

组织应：

a）确定其活动影响食品安全的人员所必需的资格和能力。

b）提供必要的培训或采取其他措施以确保人员具有这些必要的能力。

c）确保对食品安全管理体系负责监视、纠正、采取纠正措施的人员受到培训。

d）评价上述 a)、b)和 c)的实施及其有效性。

e）确保这些人员认识到其活动对实现食品安全的相关性和重要性。

f）确保所有影响食品安全的人员理解有效沟通（见 5.6）的要求。

g）保持 b)和 c)中规定的培训和措施的适当记录。

（二）标准条款 6.2 的理解分析

（1）人员能力的基本要求。食品安全小组和其他从事影响食品安全活动的人员应具有适应其承担职责的能力。这种能力是以教育、培训、技能和经验四个方面为基础的。需注意的是，当组织需要聘请外部专家帮助建立、实施、运行或评价食品安全管理体系时，应以协议或合同的方式对这些专家的职责和权限作出规定。

（2）保证人员能力的措施。

① 识别人员的能力需求。根据任职条件、法律法规的要求、组织发展的需要，识别人员的能力需求。

② 提供培训或采取其他措施满足对人员的能力需求。对不能满足能力要求的人员，可以提供培训以满足要求，也可采取其他措施，如将这些人员调离，换上能胜任的人员等。对负责食品安全管理体系监视、纠正、纠正措施的人员，必须进行培训。

③ 评价所采取措施的有效性。采取的措施是否有效？主要看采取措施后，人员是否具备了所需的能力。通过对人员能力的度量，评价所采取措施的有效性。评价方式有考核、业绩评定、管理人员的评价、观察等。

（3）确定培训需求；制订培训计划；实施培训；培训后的考核，培训后要进行考核，考核内

容有理论考核、实际操作技能考核等；考核形式有问答、问卷、技术演示等；根据培训考核的结果发上岗证或重新培训。

（4）培训的内容必须使员工意识到自己的工作对食品安全的重要性和对食品安全可能的影响，必须使员工认识到有效沟通的必要性，并熟悉掌握有效沟通的要求。

培训的内容一般包括：岗位文件、岗位职责；食品安全知识、技能培训；食品安全意识培训；管理知识培训；等等。

（5）培训的对象为所有人员，包括兼职、临时雇用、分包方人员。

（6）通过对经过培训人员能力变化的度量进行培训有效性的评价。评价方式包括：培训后的考核，包括理论考核、实际操作考核等；受培训者的自我评价；管理人员对受培训者的评价；受培训者的业绩评定；等等。

（7）培训方式有内培、外培、实习、自学考试、学术交流等。

（8）应保存每个员工的教育、培训、技能、经验和资格鉴定的记录。

十三、ISO 22000：2005 标准条款 6.3 的理解

（一）标准条款 6.3

> 6.3　基础设施
> 组织应提供资源，以建立和保持实现本标准要求所需的基础设施。

（二）标准条款 6.3 的理解分析

1. 设施的内涵

设施是指为建立和保持食品安全管理体系所需要的设施。组织应根据所生产产品的性质和相关方的要求，参考国际（法典）、国内相关的食品卫生规范和食品链其他环节的要求，提供基础设施。基础设施的具体要求见标准 7.2 条款。

设施可包括但不限于：建筑物和相关设施的布局和建设；包括工作空间和员工设施在内的厂房布局；空气、水、能源和其他基础条件的提供；包括废弃物和污水处理的支持性服务。

2. 设施的识别、提供和维护

组织应根据所生产产品的性质和相关方的要求，参考国际（法典）、国内相关的食品卫生规范和食品链其他环节的要求，识别、提供并维护相应的设施。

十四、ISO 22000：2005 标准条款 6.4 的理解

（一）标准条款 6.4

> 6.4　工作环境
> 组织应提供资源，以建立、管理和保持实现本标准要求所需的工作环境。

（二）标准条款 6.4 的理解分析

1. 工作环境的含义

工作环境是指"作业时所处的一组条件"，这些条件包括物理的、社会的、心理的和环境的因素。如热、卫生、振动、噪声、温度、湿度、污染、光、清洁度、空气流动、绿化等物理因素；企业文化建设、制定安全规则和指南、工作方法、运用人体工效学、进行职业策划和开发、宗教信仰要求、员工健康与福利、动物福利等人的因素。

2. 控制工作环境的必要性

良好的工作环境对食品生产是必需的。同时，工作环境影响员工的能动性、满意程度、发展和表现，直接或间接地影响食品安全，因此必须做好工作环境的识别与管理。

3. 工作环境的识别与管理

组织应根据所生产产品的性质和相关方的要求，参考国际（法典）、国内相关的食品卫生规范和食品链其他环节的要求，识别并管理对食品安全有影响的工作环境因素。

十五、ISO 22000:2005 标准条款 7.1 的理解

（一）标准条款 7.1

> 7.1　总则
> 组织应策划和开发实现安全产品所需的过程。
> 　组织应实施和运行所策划的活动及其变更并确保其有效，包括前提方案、操作性前提方案和（或）HACCP 计划。

（二）标准条款 7.1 的理解分析

（1）组织应策划和开发实现安全产品所需的过程，应明确过程的三要素——输入、输出、活动。并在必要时，对策划的过程进行更改。

标准 7.2～7.8 条款说明了这些过程的策划要求，标准 7.9～7.10 条款说明了这些过程的实施要求。

（2）组织应实施、运行策划的活动如前提方案、操作性前提方案、HACCP 计划的更改，并通过确认、监视和验证确保其得以有效实施。

十六、ISO 22000:2005 标准条款 7.2 的理解

（一）标准条款 7.2

> 7.2　前提方案（PRP(s)）
> 7.2.1　组织应建立、实施和保持前提方案（PRP(s)），以助于控制：
> a) 食品安全危害通过工作环境引入产品的可能性。
> b) 产品的生物性、化学性和物理性污染，包括产品之间的交叉污染。
> c) 产品和产品加工环境的食品安全危害水平。
> 7.2.2　前提方案（PRP(s)）应：
> a) 与组织在食品安全方面的需求相适宜。
> b) 与组织运行的规模和类型、制造和（或）处置的产品性质相适宜。
> c) 在整个生产系统中实施，无论是普遍适用还是适用于特定产品或生产线。
> d) 获得食品安全小组的批准。
> 组织应识别与以上相关的法律法规要求。
> 7.2.3　当选择和（或）制订前提方案（PRP(s)）时，组织应考虑和利用适当信息（如法律法规要求、顾客要求、公认的指南、国际食品法典委员会的法典原则和操作规范，国家、国际或行业标准）。
> 　注：附录 C 提供了法典的相关出版物清单。

在制定这些方案时,组织应考虑如下信息:

a) 建筑物和相关设施的构造与布局。

b) 包括工作空间和员工设施在内的厂房布局。

c) 空气、水、能源和其他基础条件的提供。

d) 包括废弃物和污水处理在内的支持性服务。

e) 设备的适宜性及其清洁、保养和预防性维护的可实现性。

f) 对采购材料(如原料、辅料、化学品和包装材料)、供给(如水、空气、蒸汽、冰等)、清理(如废弃物和污水处理)和产品处置(如储存和运输)的管理。

g) 交叉污染的预防措施。

h) 清洁和消毒。

i) 虫害控制。

j) 人员卫生。

k) 其他有关方面。

应对前提方案的验证进行策划(见7.8),必要时应对前提方案进行更改(7.7)。应保持验证和更改的记录。

文件需规定如何管理前提方案中所包括的活动。

(二) 标准条款7.2的理解分析

1. 建立、实施和保持前提方案的目的

组织建立、实施和保持前提方案(PRP(s)),以助于控制:食品安全危害通过工作环境进入产品的可能性;产品的生物、化学和物理污染,包括产品之间的交叉污染;产品和产品加工环境的食品安全危害水平。

2. 制订前提方案的要求

前提方案(PRP(s))应:与组织在食品安全方面的需求相适宜;与运行的规模和类型、制造和(或)处置的产品性质相适宜;无论是普遍适用还是适用于特定产品或生产线,前提方案都应在整个生产系统中实施;获得食品安全小组的批准。

3. 前提方案的内容

制订前提方案时,应考虑的内容包括:建筑物和相关设施的布局和建设;包括工作空间和员工设施在内的厂房布局;空气、水、能源和其他基础条件的提供;废弃物和污水处理的支持性服务;设备的适宜性及其清洁、保养和预防性维护的可实现性;对采购材料(如原料、辅料、化学品和包装材料)、供给(如水、空气、蒸汽、冰等)、清理(如废弃物和污水处理)和产品处置(如储存和运输)的管理;交叉污染的预防措施;清洁和消毒;虫害控制;人员卫生。

4. 建立、实施和保持前提方案的注意事项

(1) 在制订前提方案时,组织应识别与其前提方案有关的法律法规和其他要求(如顾客要求、公认的指南、国际食品法典委员会的法典原则和操作规范等),并在制订前提方案时,对这些法律法规和其他要求予以考虑和利用。

(2) 应在文件中规定如何管理前提方案中包括的活动。

(3) 应对前提方案实施效果的验证进行策划,必要时,应根据前提方案需求变化,对前提方案进行改进。更改时,注意是否会带来对食品安全的危害。

(4) 应保持前提方案验证和更改的记录。

十七、ISO 22000:2005 标准条款 7.3 的理解

（一）标准条款 7.3.1

> 7.3.1　总则
> 应收集、保持和更新实施危害分析需要的所有相关信息，形成文件，并保持记录。

（二）标准条款 7.3.1 的理解分析

7.3 条款是进行危害分析前应做好的准备工作。其中的 7.3.1 条款（即本条款）是讲准备工作的总原则。

1. 准备工作的总原则

（1）应收集、保持和更新实施危害分析的所有相关信息，并将这些信息形成文件。

（2）应保存收集、保持和更新信息的记录。

2. 准备工作的内容

（1）成立食品安全小组。

（2）进行产品描述。

（3）描述终产品的预期用途。

（4）绘制流程图、描述过程步骤和控制措施。

（三）标准条款 7.3.2

> 7.3.2　食品安全小组
> 应任命食品安全小组。
> 食品安全小组应具备多学科的知识和建立与实施食品安全管理体系的经验。这些知识和经验包括但不限于组织的食品安全管理体系范围内的产品、过程、设备和食品安全危害。
> 应保持记录，以证实食品安全小组具备所要求的知识和经验（见 6.2.2）。

（四）标准条款 7.3.2 的理解分析

1. 食品安全小组的任务

（1）确保食品安全管理体系的策划、实施、保持和更新。

（2）负责制订和批准前提方案 PRP。

（3）进行危害分析，制订操作性前提方案 OPRP，制订 HACCP 计划，在必要时对它们进行修改。

（4）监督实施、监控 HACCP 计划，并对食品安全管理体系进行验证。

（5）对控制措施组合进行确认；对验证结果进行评价和分析。

（6）协助人力资源部对全体人员进行食品安全方面的培训等。

2. 食品安全小组的要求

（1）食品安全小组应由具有不同专业知识的人员组成，这些人员应具备建立、实施食品安全管理体系的经验。能证明人员能力（知识、经验等）的证据，如学历证明、从业经验证明、技术职称证书等，都要作为记录保存。

（2）食品安全小组的知识和经验至少应覆盖组织食品安全管理体系范围内的产品、过程、设备和食品安全危害。

（3）食品安全小组包括企业内各个主要部门的代表，可以来自维护、生产、卫生、质量控

制、研究开发、采购、运输、销售以及直接从事日常操作的人员。

（4）在较大的公司，可组成食品安全管理组并下设独立的分组管辖各产品组或车间。管理组注重于协调、组织、策划和验证食品安全管理体系，分组则注重体系的实施和现场检查等执行方面的职责。

（五）标准条款 7.3.3

7.3.3　产品特性

7.3.3.1　原料、辅料和与产品接触的材料

应在文件中对所有原料、辅料和与产品接触的材料予以描述，其详略程度应足以实施危害分析（见 7.4）。适宜时，描述内容包括以下方面：

a）化学、生物和物理特性。

b）配制辅料的组成，包括添加剂和加工助剂。

c）产地。

d）生产方法。

e）包装和交付方式。

f）储存条件和保质期。

g）使用或生产前的预处理。

h）与采购材料和辅料预期用途相适宜的有关食品安全的接收准则或规范。

组织应识别与以上方面有关的食品安全法律法规要求。

上述描述应保持更新，需要时，包括按照 7.7 要求进行的更新。

7.3.3.2　终产品特性

终产品特性应在文件中予以规定，其详略程度应足以进行危害分析（见 7.4），适宜时，描述内容包括以下方面的信息：

a）产品名称或类似标志。

b）成分。

c）与食品安全有关的化学、生物和物理特性。

d）预期的保质期和储存条件。

e）包装。

f）与食品安全有关的标志和（或）处理、制备及使用的说明书。

g）分销方式。

组织应确定与以上方面有关的食品安全法规要求。

上述描述应保持更新，需要时，包括按照 7.7 的要求进行的更新。

（六）标准条款 7.3.3 的理解分析

1. 原辅料以及与产品接触的材料的特性的描述

应以文件的形式对所有原辅料和与产品接触的材料的特性进行描述。描述详略程度，应以能保证实施危害分析时的需要为原则。适用时，特性描述的内容包括：化学、生物和物理特性；配制辅料的组成，包括添加剂和加工助剂；产地；生产方法；包装和交付方式；储存条件和保质期；使用或生产前的预处理；原料和辅料的接收准则或规范。接收准则和规范中，应关注与原料和辅料预期用途相适宜的食品安全要求。

2. 终产品特性的描述

应以文件的形式对终产品的特性进行描述。描述详略程度，应以能保证实施危害分析时的需要为原则。适用时，终产品特性描述的内容包括：产品名称或类似标识；成分；与食品安全有关的化学、生物和物理特性；预期的保质期和储存条件；包装；与食品安全有关的标识和处理、制备及使用的说明；分销方法。

3. 特性描述时的注意事项

（1）在对产品特性进行描述时，应识别与描述的内容相关的法律法规的要求。

（2）产品特性描述的详略程度，应以能保证实施危害分析时的需要为原则。

（3）产品特性的描述应随着其组成内容的变化而变化。必要时，应按照标准条款7.7的要求进行更新。

（七）标准条款7.3.4

7.3.4　预期用途

应考虑终产品的预期用途和合理的预期处理，以及非预期但可能发生的错误处置和误用，并将其在文件中描述，其详略程度应足以实施危害分析（见7.4）。

应识别每种产品的使用群体，适用时，应识别其消费群体；并考虑对特定食品安全危害易感的消费群体。上述描述应保持更新，需要时，包括按照7.7要求进行的更新。

（八）标准条款7.3.4的理解分析

1. 预期用途的内容

（1）预期用途包括预期的储藏条件、食用或制作方式、消费群体等。在终产品的特性描述中，应将预期用途、合理预期的处理及非预期但可能发生的错误处置和误用情况包括在内。

（2）预期用途中要说明产品的适用人群，对其中的易感人群（不宜使用本产品的人群）应特别的说明。产品用途不同，其危害分析结果和危害的控制方法是不同的。

2. 预期用途描述时的注意事项

（1）产品用途不同，其危害分析结果和危害的控制方法是不同的。因此预期用途的描述要详尽。

（2）预期用途描述的详略程度，应以能保证实施危害分析时的需要为原则。

（3）必要时，应按照标准条款7.7的要求对预期用途的描述进行更新。

（九）标准条款7.3.5

7.3.5　流程图、过程步骤和控制措施

7.3.5.1　流程图

应绘制食品安全管理体系所覆盖产品或过程类别的流程图。流程图应为评价可能出现、增加或引入的食品安全危害提供基础。

流程图应清晰、准确和足够详尽。适宜时，流程图应包括：

a）操作中所有步骤的顺序和相互关系。

b）源于外部的过程和分包工作。

c）原料、辅料和中间产品投入点。

d）返工点和循环点。

e）终产品、中间产品和副产品放行点及废弃物的排放点。

根据7.8要求，食品安全小组应通过现场核对来验证流程图的准确性。经过验证的流程图应作为记录予以保持。

7.3.5.2 过程步骤和控制措施的描述

应描述现有的控制措施、过程参数和(或)其实施的严格程度,或影响食品安全的程序,其详略程度足以实施危害分析(见7.4)。

还应描述可能影响控制措施的选择及其严格程度的外部要求(如来自执法部门或顾客)。

上述描述应根据7.7的要求进行更新。

(十)标准条款7.3.5的理解分析

1. 流程图的作用

流程图是用简单的方框或符号,清晰、简明地描述从原料接收到产品储运的整个加工过程,及有关配料等辅助加工步骤。流程图的绘制,为评价食品安全危害可能的出现、增加或引入提供了基础。

2. 流程图的内容

组织应绘制食品安全管理体系覆盖的产品或过程的流程图。流程图的内容包括:操作中所有步骤的顺序和相互关系;源于外部的过程和分包工作;原料、辅料和中间产品投入点;返工点和循环点;终产品、中间产品和副产品放行点及废弃物的排放点。

3. 流程图绘制的注意事项

(1)流程图应清晰、准确和详尽列出加工的所有步骤和环节。

(2)为有助于危害识别、危害评价和控制措施评价,除了绘制产品流程图外,还可绘制其他的图表或车间示意图或用文字进行描述(如气流、人流、设备流、物流等),以显示其他控制措施的相关位置及食品安全危害可能引入和重新分布的情况。

(3)流程图绘制完成后,食品安全小组应通过现场核对来验证所绘制流程图的准确性。验证无误的流程图应作为记录予以保存。

4. 过程步骤和控制措施的描述要求

所谓过程步骤和控制措施描述也就是平常所说的工艺描述,即对过程流程图中的每一步骤的控制措施进行描述。描述的详略程度,应以保证实施危害分析时的需要为原则。

工艺描述的内容包括过程参数及其实施的严格度、工艺控制方法及要求、工作程序,还包括可能影响控制措施的选择及其严格程度的外部要求(如来自顾客或主管部门)。

十八、ISO 22000:2005 标准条款 7.4 的理解

(一)标准条款7.4

7.4 危害分析

7.4.1 总则

食品安全小组应实施危害分析,以确定需要控制的危害,确定为确保食品安全所要求的控制程度,并确定所要求的控制措施组合。

7.4.2 危害识别和可接受水平的确定

7.4.2.1 应识别并记录与产品类别、过程类别和实际生产设施相关的所有合理预期发生的食品安全危害。识别应基于以下方面:

a)根据7.3收集的预备信息和数据。

b) 经验。

c) 外部信息,尽可能包括流行病学和其他历史数据。

d) 来自食品链中,可能与终产品、中间产品和消费食品的安全相关的食品安全危害信息。

e) 应指出可能引入每一食品安全危害的步骤(从原料、加工和分销)。

7.4.2.2　在识别危害时,应考虑:

a) 特定操作的前后步骤。

b) 生产设备、设施和(或)服务和周边环境。

c) 在食品链中的前后关联。

7.4.2.3　针对每个识别的食品安全危害,只要可能,应确定终产品中食品安全危害的可接受水平。确定的水平应考虑已发布的法律法规要求、顾客对食品安全的要求、顾客对产品的预期用途以及其他相关数据。确定的依据和结果应予以记录。

7.4.3　危害评估

应对每种已识别的食品安全危害(7.4.2)进行危害评估,以确定消除危害或将危害降至可接受水平是不是生产安全食品所必需的;以及是否需要将危害控制到规定的可接受水平。

应根据食品安全危害造成不良健康后果的严重性及其发生的可能性,对每种食品安全危害进行评估。应描述所采用的方法,并记录食品安全危害评估的结果。

7.4.4　控制措施的选择和评估

基于7.4.3的危害评价,应选择适宜的控制措施组合,使食品安全危害得到预防、消除或降低至规定的可接受水平。

在选择的组合中,应对7.3.5.2中所描述的每个控制措施,评审其控制确定食品安全危害的有效性。

应按照控制措施是需要通过操作性前提方案还是通过 HACCP 计划进行管理,对所选择的控制措施进行分类。

应使用符合逻辑的方法对控制措施选择和分类,逻辑方法包括与以下方面有关的评估:

a) 针对实施的严格程度,控制措施对确定的食品安全危害的控制效果。

b) 对控制措施进行监视的可行性(如适时监视以便于立即纠正的能力)。

c) 相对其他控制措施,该控制措施在系统中的位置。

d) 控制措施作用失效的可能性或过程发生显著变异的可能性。

e) 一旦该控制措施的作用失效,结果的严重程度。

f) 控制措施是否有针对性地建立并用于消除或显著降低危害水平。

g) 协同效应(即两个或更多措施作用的组合效果优于每个措施单独效果的总和)。

属于 HACCP 计划管理的控制措施应按照 7.6 实施,其他控制措施应作为操作性前提方案按照 7.5 实施。应在文件中描述所使用的分类方法学原理和参数,并记录评估的结果。

(二)标准条款 7.4 的理解分析

1. 危害、显著危害的定义

(1)危害:食品中所含有的对健康有潜在不良影响的生物、化学或物理因素或食品存在状况。

(2)显著危害:可能发生及一旦发生将使消费者导致不可接受的健康风险的危害。

2. 危害分析的目的

　　通过实施危害分析,以确定需要控制的危害、确保食品安全所需的控制程度(危害的可接受水平)及所需的控制措施的组合。

　　3. 危害识别和可接受水平的确定

　　(1) 危害的识别。组织应识别出流程图中每个步骤中的所有潜在危害,危害识别时应全面考虑产品本身、生产过程和实际生产设施涉及的生物性、化学性和物理性三个方面的潜在危害。危害识别可基于的信息:通过 7.3 预备步骤收集的信息和数据;本组织的历史经验,如本组织曾发生的食品安全危害;外部信息,尽可能包括流行病学和其他历史数据;来自食品链中,可能与终产品、中间产品和消费食品的安全相关的食品安全危害信息。

　　(2) 危害识别的要求包括:应指出每个食品安全危害可能被引入的步骤(从原料、生产和分销);危害应当以适当的术语表达,如生物危害的生物种类(如大肠埃希氏菌)、物理危害的物体种类(如玻璃、骨头渣)、化学危害的化学构成(如铅,水银或通常化学分类如杀虫剂);特定潜在危害有三个来源:特定产品、特定操作和特定环境。

　　(3) 可接受水平的确定。可接受水平指的是为确保食品安全,在组织的终产品进入食品链下一环节时,某特定可接受水平危害所需要达到的水平;它仅指下一环节是实际消费时,食品用于直接消费的可接受水平。终产品的可接受水平应通过以下一个或多个来源获得的信息进行确定:由销售国政府权威部门制定的目标、指标或终产品准则;与食品链下一环节组织(经常是顾客)沟通的规范,特别是针对用于进一步加工或非直接消费的终产品;考虑与顾客达成一致的可接受水平和/或法律规定的标准,食品安全小组制定的可接受的最高水平;缺乏法律规定的标准时,通过科学文献和专业经验获得。

　　4. 危害评价

　　(1) 危害评价的作用。对识别出的危害进行评价,以确定需要组织进行控制的危害。

　　(2) 危害评价的标准和方法。根据危害发生的可能性和危害后果的严重性来确定危害是不是显著危害。一般根据工作经验、流行病学数据、客户投诉及技术资料的信息来评估危害发生的可能性;用政府部门、权威研究机构向全社会公布的风险分析资料、信息来判定危害的严重性。

　　(3) 危害评价的要求。应描述危害评价的方法;记录食品安全危害评价的结果。

　　5. 危害分析的工具

　　一般用美国 FDA 推荐的一份标准化表格——《危害分析工作单》——进行危害分析,并确定关键控制点 CCP。《危害分析工作单》见表 9 - 1。

表 9 - 1　危害分析工作单

产品名称:　　　　　　　　　　　　　　产品描述:

企业名称:　　　　　　　　　　　　　　销售与储存方法:

企业地址:　　　　　　　　　　　　　　预期用途和消费者:

加工步骤	确定潜在危害	是否存在显著危害	对潜在危害的判定依据	预防措施	是否为关键控制点
	生物性危害:				
	化学性危害:				
	物理性危害:				

　　6. 控制措施的选择和评价

　　食品安全小组应针对已评价出的危害选择适宜的控制措施(或控制措施组合),对控制措施的有效性进行评价,对控制措施进行分类的方法和参数形成文件,应保存控制措施评价结果的记录。

(1) 应对所选择的控制措施进行分类,以决定是否需要通过操作性前提方案 OPRP 或 HACCP 计划对其进行管理。选择和分类应使用包括评价以下方面的逻辑方法:针对实施的严格程度,控制措施对确定的食品安全危害的控制效果;对该控制措施进行监视的可行性;相对其他控制措施,该控制措施在系统中的位置;预期对危害控制有显著影响的控制措施运行失效的可能性,或对危害产生影响的重大生产变化的可能性;一旦该控制措施的作用失效,后果的严重程度;控制措施是否有针对性地建立并用于消除或显著降低危害水平;协同效应(即两个或更多措施作用的组合效果优于每个措施单独效果的总和)。必须说明的是,控制措施的分类不是绝对的。只要最终的控制措施组合能够预防、消除或减少食品安全危害至规定的接受水平即可。

(2) 应对控制措施的有效性进行评价。

十九、ISO 22000：2005 标准条款 7.5 的理解

(一) 标准条款 7.5

7.5　操作性前提方案的建立操作性前提方案应形成文件,其中每个方案包括如下信息:

a) 由每个方案控制的食品安全危害(见 7.4.4)。

b) 控制措施(见 7.4.4)。

c) 监视程序,以证实实施了操作性前提方案。

d) 当监视显示操作性前提方案失控时,所采取的纠正和纠正措施(分别见 7.10.1 和 7.10.2)。

e) 职责和权限。

f) 监视的记录。

(二) 标准条款 7.5 的理解分析

(1) 操作性前提方案的内容包括:由操作性前提方案控制的食品安全危害;食品安全危害的控制措施;能够证实操作性前提方案(OPRP(s))实施的相关监视程序;当监视显示操作性前提方案失控时,采取的纠正和纠正措施;职责和权限;监视的记录。

(2) 操作性前提方案涉及的项目一般要为下列项目编制操作性前提方案并实施:

① 食品接触或与食品接触物表面接触的水(冰)的安全。

② 与食品接触的表面(包括设备、手套、工作服)的清洁度。

③ 防止发生交叉污染。包括食品与不洁物、食品与包装材料、人流与物流、高清洁度区域食品与低清洁度区域食品、生食与熟食之间的交叉污染。

④ 手的清洗与消毒设施以及卫生间设施的维护与卫生保持。

⑤ 防止食品被污染物污染。

⑥ 有毒化学物质的标记、储存和使用。

⑦ 雇员的健康与卫生控制。

⑧ 虫害的防治。

⑨ 产品包装、储存、运输和销售。操作性前提方案中应包括供排水网络图、人流物流图、捕灭鼠虫设备布置图。

(3) 操作性前提方案文件化说明操作性前提方案需要形成文件,文件的形式可以是作业

指导书,也可以是程序或计划。

二十、ISO 22000:2005 标准条款 7.6 的理解

（一）标准条款 7.6.1

> 7.6.1　HACCP 计划
>
> 应将 HACCP 计划形成文件;并针对每个已确定的关键控制点(CCP),包括如下信息:
>
> a) 该关键控制点(见 7.4.4)所控制的食品安全危害。
>
> b) 控制措施(见 7.4.4)。
>
> c) 关键限值(见 7.6.3)。
>
> d) 监视程序(见 7.6.4)。
>
> e) 当超出关键限值时,应采取的纠正和纠正措施(见 7.6.5)。
>
> f) 职责和权限。
>
> g) 监视的记录。

（二）标准条款 7.6.1 的理解分析

1. HACCP 计划说明

组织应编制包括程序或作业指导书的 HACCP 计划,对关键控制点进行管理。本条款给出了 HACCP 计划的框架要求。HACCP 计划是针对关键控制点实施的管理措施,HACCP 计划应包括:关键控制点所控制的食品安全危害;控制措施;关键限值;监视程序;关键限值超出时,应采取的纠正和纠正措施;职责和权限;监视的记录。

2. HACCP 计划的格式

一般按美国 FDA 推荐的一份标准化表格——《HACCP 计划表》——来编制 HACC 计划。《HACCP 计划表》见表 9-2。

表 9-2　HACCP 计划表

产品名称:　　　　　　　　　　　　产品描述:

企业名称:　　　　　　　　　　　　销售与储存方法:

企业地址:　　　　　　　　　　　　预期用途和消费者:

关键控制点	显著危害	关键限值	监控				纠偏行动	验证	记录
			对象	方法	频率	人员			

批准:　　　　　　　　　　　　　　日期:

（三）标准条款 7.6.2

> 7.6.2　关键控制点(CCPs)的确定
>
> 应对需 HACCP 计划控制的每种危害,针对确定的控制措施确定关键控制点(见 7.4.4)。

（四）标准条款 7.6.2 的理解分析

1. 确定关键控制点(CCPs)应注意的问题

（1）要区分关键控制点（CCPs）和控制点（CP）。控制点（CP）是指食品加工中，能够控制生物、化学、物理因素的步骤或工序。而只有某一点或某些点被用来控制显著食品安全危害时，才有可能被认为是关键控制点。可以说，关键控制点肯定是控制点，但并不是所有的控制点都是关键控制点。

（2）要明确关键控制点和危害的关系。

（3）显著危害所介入的那个步骤，不一定是 CCP 点，这是因为随后的步骤或工序可能控制该显著危害。CCP 应是最有效的控制显著危害的点。

（4）应该根据已确定的控制措施确定关键控制点 CCP。如果控制措施的识别和评定不能确定关键控制点 CCP，潜在的危害须由操作性前提方案控制。

（5）在某些产品加工中可能识别不出关键控制点。

（6）CCP 点不要太多，太多就失去了重点，反而会削弱影响食品安全的 CCP 的控制。根据美国 FDA 的推荐，一般只须控制 3～5 个 CCPs。

2. 确定关键控制点（CCPs）的原则

如果显著危害在这一点（或这一步骤/过程）不能得到控制，那么以后就没有控制该显著危害的方法了，则该点（步骤/过程）一定是关键控制点 CCP。

3. 确定关键控制点（CCPs）的方法

CCP 判断树是确定 CCP 的一种有用的工具。CCP 判断树针对每一种危害设计了一系列逻辑问题，HACCP 小组按顺序回答判断树中的问题，便能决定某一步骤是不是 CCP。但需注意的是，判断树不能代替专业知识。

（五）标准条款 7.6.3

7.6.3　关键控制点的关键限值的确定

应对每个关键控制点所设定的监视确定其关键限值。

关键限值的建立应确保终产品（见 7.4.2）的安全危害不超过已知的可接受水平。

关键限值应是可测量的。

关键限值选定的理由和依据应形成文件。

基于主观信息（如对产品、过程、处置等的视觉检验等）的关键限值，应有指导书、规范和（或）教育及培训的支持。

（六）标准条款 7.6.3 的理解分析

1. 关键限值与操作限值

（1）关键限值与操作限值的定义。

① 关键限值 Critical Limit（CL）：区分可接受和不可接受的判定值。

② 操作限值 Operating Limit（OL）：操作限值是比关键限值更严格的限值，是操作人员用以降低偏离关键限值风险的标准。

（2）设立操作限值的意义

偏离关键限值时，不可能避免的就要采取纠偏措施。纠偏措施不仅很复杂，还可能造成停产、产品返工甚至销毁。因此避免关键限值的偏离是很重要的，设立操作限值就是为了避免关键限值的偏离，进而最大限度地避免损失，确保产品安全。

操作限值比关键限值更严格，当控制超出操作限值（但未超过关键限值）时，现场可马上进行加工调整（加工调整：使加工回到操作限值以内而采取的措施），在参数偏离关键限值之前，使生产加工重回到正常状态,而不需要采取纠偏措施。

2. 确定关键限值的目的

确定关键限值的目的是保证关键控制点受控,以确保终产品食品安全危害不超过其可接受水平。关键控制点确定后,应为每个关键控制点建立关键限值。

3. 确定关键限值的注意事项

(1) 关键限值要合理、适宜、实用,要具有直观性、可操作性,要易于监测。关键限值可以是一个控制点,也可以是一个控制区间,也即关键限值是一个或一组最大值或最小值。

(2) 关键限值要适宜不要过严,否则即使没有发生影响到食品安全危害的情况,也要采取纠偏行动,导致生产效率下降和产品的损伤;不要过松,否则就会使产生不安全产品的可能性增加。

(3) 应仅基于食品安全的角度来考虑建立关键限值。当然企业还要综合考虑能源、工艺、产品风味等问题。

(4) 要保证关键限值的监测能在合理的时间内完成。

(5) 偏离关键限值时,最好只需销毁或处理较少产品就可采取纠偏措施。

(6) 最好不打破常规方式。

(7) 不违背法规和标准。

(8) 不要混合同于前提方案 PRP 或操作性前提方案 OPRP。

(9) 基于感官检验确定的关键限值,应形成作业指导书/规范,由经过培训、考核合格的人员进行监视。

(10) 每个 CCP 必须有一个或多个关键限值。

4. 关键限值的类型

在实际工作中,要用一些物理的(时间、温度、纯度、大小)、化学的(pH 值、水活度、盐分)、感观的参数作为关键限值,而不要用费时费钱、操作复杂的微生物学指标(如不要把"不得检出致病菌"作为关键限值)。

5. 关键限值确定的依据

确定关键限值要有科学依据,需要参考的资料证据有:食品销售地国家法律法规;食品销售地国家标准、行业标准;实验室的检验结果;相关专业的科技文献;公认的惯例;客户、专家、消费者协会的建议;等等。

(七) 标准条款 7.6.4

7.6.4　关键控制点的监视系统

应对每个关键控制点建立监视系统,以证实关键控制点处于受控状态。该系统应包括所有针对关键限值的、有计划的测量或观察。

监视系统应由相关程序、指导书和记录构成,包括以下内容:

a) 在适当的时间范围内提供结果的测量或观察。

b) 所用的监视装置。

c) 适用的校准方法(见 8.3)。

d) 监视频次。

e) 与监视和评价监视结果有关的职责和权限。

f) 记录的要求和方法。

　　监视的方法和频率应能够及时确定关键限值何时超出,以便在产品使用或消费前对产品进行隔离。

（八）标准条款 7.6.4 的理解分析

1. 监视系统的作用

（1）跟踪加工过程,发现可能偏离关键限值的趋势并及时采取调整措施。

（2）当一个 CCP 发生偏离时,查明何时失控(通过查看监视记录,找出最后符合关键限值的时间)。

（3）提供监控记录,用于验证。

2. 监视系统建立时的注意事项

（1）对每个关键控制点应建立监视系统,监视系统应包括所有针对关键限值的、有计划的测量或观察。

（2）监视的方法和频率,应能保证及时发现关键限值的偏离,以便在产品使用或消费前对产品进行隔离。

（3）应建立和保持由程序、指导书和表格构成的文件化的监视系统。

3. 监视系统的组成

监视系统由监视的对象、监视的方法、监视的设备及其校准方法、监视的地点(位置)、监视的频次、监视的实施者以及监视结果的评价人员、监视的记录、监视结果的评价组成。

（九）标准条款 7.6.5

　　7.6.5　监视结果超出关键限值时采取的措施。

　　应在 HACCP 计划中规定超出关键限值时所采取的策划的纠正和纠正措施。这些措施应确保查明不符合的原因,使关键控制点控制的参数恢复受控,并防止再次发生(见 7.10.2)。

　　为适当地处置潜在不安全产品(见 7.10.3)应建立和保持形成文件的程序,以确保对其评价后再放行。

（十）标准条款 7.6.5 的理解分析

1. 纠正和纠正措施的组成

在 HACCP 计划中应规定偏离关键限值时所采取的纠正和纠正措施(也叫纠偏措施)。

纠正和纠正措施由两个方面组成:纠正、消除产生偏离的原因,使 CCP 重新恢复受控,并防止再发生;隔离、评估和处理在偏离期间产生的产品。

应建立潜在不安全产品处置的程序,对偏离期间所产生的产品,应按程序进行处置。处置后的产品经评价合格后才能放行。

2. 纠正和纠正措施实施时的注意事项

（1）纠正和纠正措施应明确负责采取纠偏措施的责任人、具体的纠偏方法、对受关键限值偏离影响的产品的处理、对纠偏行动的记录。

（2）对于有操作限值的 CCP,当 CCP 偏离操作限值,而没有偏离关键限值时,只需采取调整使 CCP 重新回到操作限值即可。当 CCP 偏离操作限值,同时又偏离关键限值时,应按照 HACCP 计划中的规定采取纠正和纠正措施。

（3）应对采取的纠正和纠正措施做好记录,记录的内容包括:偏离的描述、产品的评估、采取纠正和纠正措施、负责采取纠偏措施人员的姓名、及必要的对纠偏措施的验证的结果。

二十一、ISO 22000:2005 标准条款 7.7 的理解

(一) 标准条款 7.7

> 7.7　预备信息的更新、规定前提方案和 HACCP 计划文件的更新
> 制定操作性前提方案(见 7.5)和(或)HACCP 计划(见 7.6)后,必要时,组织应更新如下信息:
> a) 产品特性(见 7.3.3.)。
> b) 预期用途(见 7.3.4)。
> c) 流程图(见 7.3.5.1)。
> d) 过程步骤(见 7.3.5.2)。
> e) 控制措施(见 7.3.5.2)。
> 必要时,应对 HACCP 计划(见 7.6.1)以及描述前提方案(见 7.2)的程序和指导书进行修改。

(二) 标准条款 7.7 的理解分析

编制操作性前提方案和(或)HACCP 计划后,根据需要,适时对下列信息进行更新:产品特性;预期用途;流程图;过程步骤;控制措施。必要时,还须对 HACCP 计划以及描述前提方案的程序和指导书进行修改。

引起更新的原因有很多,其中危害分析导致最初预计的和(或)先前运用的情况发生变化,如控制措施的取消或增加,是原因之一。

二十二、ISO 22000:2005 标准条款 7.8 的理解

(一) 标准条款 7.8

> 7.8　验证的策划
> 验证策划应规定验证活动的目的、方法、频次和职责。验证活动应确定:
> a) 前提方案得以实施(见 7.2)。
> b) 危害分析(见 7.3)的输入持续更新。
> c) HACCP 计划(见 7.6.1)中的要素和操作性前提方案(见 7.5)得以实施且有效。
> d) 危害水平在确定的可接受水平之内(见 7.4.2)。
> e) 组织要求的其他程序得以实施且有效。
> 该策划的输出应采用与组织运作方法相适宜的形式。
> 应记录验证的结果,且传达到食品安全小组。应提供验证的结果以进行验证活动结果的分析(见 8.4.3)。
> 当体系验证是基于终产品的测试,且测试的样品不符合食品安全危害的可接受水平时(见 7.4.2),受影响批次的产品应作为潜在不安全产品,按照 7.10.3 的规定进行处置。

(二) 标准条款 7.8 的理解分析

1. 验证的目的

应策划验证活动,以保证:前提方案得以实施;危害分析的输入持续更新;HACCP 计划中

的要素和操作性前提方案得以实施且有效;危害水平在确定的可接受水平之内;组织要求的其他程序得以实施,且有效。

2. 验证的策划与实施

(1) 在进行验证的策划和实施时,要明确验证的目的、验证的项目、验证的内容及标准、验证的方法、验证的地点(阶段)、验证的频次、验证的实施者(职责)、验证所需的资源和装置、验证需要的文件和记录、验证结果的利用等。

(2) 策划的输出应形成适于组织运作的文件,可以是表格、程序或作业指导书。应按这些文件的要求实施验证。

3. 验证中的注意事项

(1) 应记录验证的结果,并将验证结果传达到食品安全小组以进行验证结果的分析。

(2) 当体系验证基于终产品的测试,且测试的样品不符合食品安全危害的可接受水平时,受影响批次的产品应按照标准条款7.10.3潜在不安全产品处置。

4. 验证的项目

验证的项目一般包括:前提方案与操作性前提方案的验证、HACCP计划的验证、CCP的验证、食品安全管理体系内部审核、最终产品的微生物检测。

二十三、ISO 22000:2005 标准条款 7.9 的理解

(一) 标准条款 7.9

> 7.9 可追溯性系统
>
> 组织应建立且实施可追溯性系统,以确保能够识别产品批次及其与原料批次、生产和交付记录的关系。
>
> 可追溯性系统应能够识别直接供方的进料和终产品初次分销的途径。
>
> 应按规定的期限保持可追溯性记录,以便对体系进行评估,使潜在不安全产品得以处理;在产品撤回时,也应按规定的期限保持纪录。可追溯性记录应符合法律法规要求、顾客要求,例如可以是基于终产品的批次标志。

(二) 标准条款 7.9 的理解分析

1. 建立可追溯性系统的目的

组织通过容器和产品上的标识(如批次编码、日期、品名等)和有关的记录,识别产品批次及其与原料批次、生产和交付记录的关系。

组织应保证市场终端——批发商(代理商)——仓库——生产——采购——供应商——产地的过程中,产品的信息能够被追溯。

2. 可追溯性系统的要求

(1) 可追溯性系统应能够识别直接供方的进料和终产品首次分销途径。

(2) 可追溯性标识、记录应符合法律法规、顾客的要求。如产品包装上的批次标识、日期标识、保存期标识必须符合国家的有关标准。

(3) 可追溯性记录的保存期,应足以满足体系评价、潜在不安全产品的处置和撤回的需要。可追溯性记录的保存期应考虑法律法规、顾客、保质期的要求。

3. 可追溯性的管理

(1) 明确可追溯性要求。组织应明确规定需追溯的产品、追溯的起点和终点、追溯的范

围、标识及记录的方式。

（2）采用唯一性标识。为使产品具有可追溯性，应采用唯一性标识来识别产品的个体或批次。

（3）记录唯一性的标识。通过记录可以了解到产品过程条件、人员状态等，一旦发现问题，可以迅速查明原因，采取相应措施。

（4）建立专门的控制系统。一般由食品质量安全部门负责建立和实施可追溯性管理网络以实现对产品的可追溯性控制。

二十四、ISO 22000：2005 标准条款 7.10 的理解

（一）标准条款 7.10.1

> 7.10.1 纠正
>
> 当关键控制点的关键限值超出（见 7.6.5）或操作性前提方案失控时，组织应确保根据产品的用途和放行要求，识别和控制受影响的产品。
>
> 应建立和保持形成文件的程序，规定：识别和评价受影响的终产品，以确定对它们进行适宜的处置（见 7.10.3）；评审所实施的纠正。
>
> 超出关键限值的条件下生产的产品是潜在不安全产品，应按 7.10.3 要求进行处置。不符合操作性前提方案条件下生产的产品，评价时应考虑不符合原因和由此对食品安全造成的后果；必要时按 7.10.3 的进行处置。评价应予以记录。
>
> 所有纠正应由负责人批准并予以记录，记录还应包括不符合的性质及其产生原因和后果及不合格批次的可追溯性信息。

（二）标准条款 7.10.1 的理解分析

1. 纠正的要求

（1）应建立和保持形成文件的程序对纠正进行管理。

（2）应确保关键控制点超出或操作性前提方案失控时，受影响的终产品得到识别和控制。

（3）应评审所采取的纠正的有效性。

（4）纠正应得到相关负责人的批准。要做好纠正记录，记录包括不符合的性质及其产生原因和后果，以及不合格批次的可追溯信息。

2. 关键限值失控的纠正

（1）使 CCP 重新恢复受控。当发生失控时，应及时纠正，以使偏离的参数重新回到关键限值的范围内。组织应对纠正的有效性进行评审。

（2）隔离、评估和处理在偏离期间生产的产品。按 ISO 22000 中的 7.10.3 条款的要求隔离、评估和处理在偏离期间生产的产品。

3. 操作性前提方案失控的纠正

（1）使操作性前提方案重新恢复受控。当发生失控时，应及时纠正，以使失控的操作性前提方案重新恢复受控。组织应对纠正的有效性进行评审。

（2）对于在操作性前提方案失控条件下生产的产品，应根据不符合原因及其对食品安全造成的后果对其进行评价，并在必要时，按 ISO 22000 之 7.10.3 的要求处置。评价结果要予以记录。

（三）标准条款7.10.2

> 7.10.2　纠正措施
>
> 通过监视操作性前提方案和关键控制点所获得的数据,应由指定的具备足够知识(见6.2)和权限(见5.4)的人员进行评价,以启动纠正措施。
>
> 当关键限值超出(见7.6.5)和不符合操作性前提方案时,应采取纠正措施。
>
> 组织应建立和保持形成文件的程序,规定适宜的措施以识别和消除已发现的不符合的原因;防止其再次发生;并在不符合发生后,使相应的过程或体系恢复受控状态,这些措施包括:
>
> a) 评审不符合(包括顾客抱怨)。
>
> b) 评审监视结果可能向失控发展的趋势。
>
> c) 确定不符合的原因。
>
> d) 评价采取措施的需求,以确保不符合不再发生。
>
> e) 确定和实施所需的措施。
>
> f) 记录所采取纠正措施的结果。
>
> g) 评审采取的纠正措施,以确保其有效。
>
> 纠正措施应予以记录。

（四）标准条款7.10.2的理解分析

1. 纠正与纠正措施的区别

纠正是针对已发现的不合格采取的措施,可涉及返工或降级。

纠正措施是针对已发现不合格的原因采取的措施,采取纠正措施是为了防止再发生。

纠正可以和纠正措施一同采取,也可以分开采取。

2. 纠正措施的要求

（1）应授权有能力的人员评价操作性前提方案和关键控制点监视的结果,以便启动纠正措施。

（2）在关键限值、操作性前提方案失控时,必须采取纠正措施。

（3）应建立并保持纠正措施的文件化的程序。

（4）对任何不符合都要进行紧急处理,以使相应的过程或体系恢复受控状态。

3. 纠正措施控制程序的建立和实施

应建立并保持纠正措施的文件化的程序,程序中应规定:

（1）应对收集来的各种不合格信息进行分析、评审,包括对可能表明向失控发展的监视结果的趋势进行评审,以确定不合格信息的正确与完整。

（2）调查问题产生的原因,分析它们之间的因果关系,从中找出主导因素和根本原因,适合时可借助统计技术。原因有孤立的、偶然的和系统的,对于系统原因,要考虑采取纠正措施的需要。

（3）导致不符合的原因是多方面的,因此,需要评价所采取的措施对不符合的影响效果。纠正措施的实施是要发生费用的,因此还应根据问题的严重性以及对食品安全产生的影响,确定是否采取纠正措施,以及采取怎样的纠正措施。纠正措施应与所遇到的问题的严重性以及对食品安全产生的影响相适应,应避免大问题不抓,小问题大做文章。对于小问题,有时只需口头告诫,当即改正就行了。

（4）针对分析的原因,制定纠正措施,纠正措施应明确实施的责任部门、实施的步骤、完成日期和进度。要保证采取的纠正措施不带来新的食品安全危害。采取纠正措施时应考虑效率和有效性，实施过程中，应对纠正措施进行监控以确保纠正措施的及时性和有效性。

（5）对纠正措施的有效性进行跟踪评审，每项纠正措施完成后，都要对其有效性进行评审，评审其是否能够防止类似不合格继续发生。

（6）对纠正措施的结果，包括原因分析、纠正措施的内容、完成情况、评审的结果等，都应进行记录。

（五）标准条款 7.10.3

> 7.10.3　潜在不安全产品的处置
>
> 7.10.3.1　总则
>
> 除非组织能确保如下情况，否则应采取措施处置所有不合格产品，以防止不合格产品进入食品链。
>
> a）相关的食品安全危害已降至规定的可接受水平。
>
> b）相关的食品安全危害在进入食品链前将降至确定的可接受水平（见 7.4.2）。
>
> c）尽管不符合，但产品仍能满足相关规定的食品安全危害的可接受水平。
>
> 可能受不符合影响的所有批次产品应在评价前处于组织的控制之中。
>
> 当产品在组织的控制之外，并继而确定为不安全时，组织应通知相关方，并启动撤回（见 7.10.4）。
>
> 注："撤回"包括召回。
>
> 处理潜在不安全产品的控制要求、相关响应和授权应形成文件。
>
> 7.10.3.2　放行的评价
>
> 受不符合影响的每批产品应在符合下列任一条件时，才可作为安全产品放行：
>
> a）除监视系统外的其他证据证实控制措施有效。
>
> b）证据表明，针对特定产品的控制措施的组合作用达到预期效果（即符合 7.4.2 确定的可接受水平）。
>
> c）抽样、分析和（或）其他验证活动的结果证实受影响批次的产品符合确定的相关食品安全危害的可接受水平。
>
> 7.10.3.3　不合格品的处理
>
> 评价后，当产品不能放行时，产品应按如下方式之一进行处理：
>
> a）在组织内或组织外重新加工或进一步加工，以确保食品安全危害得到消除或降至可接受水平。
>
> b）销毁和（或）按废物处理。

（六）标准条款 7.10.3 的理解分析

（1）潜在不安全产品/不合格品控制的目的是防止潜在不安全产品进入食品链。

（2）潜在不安全产品/不合格品的处理步骤。建立和保持潜在不安全产品/不合格品控制的文件，对潜在不安全产品的控制要求、相关响应以及处理的职责和权限作出规定。

① 识别不合格品/潜在不安全产品。一旦发现不合格品/潜在不安全产品，应及时作出标识以示与合格品的区别，并做好必要的隔离。应保证可能受不符合影响的所有批次产品应在评价前处于组织的控制之中。

② 记录不合格品/潜在不安全产品的状况。应做好不合格品/潜在不安全产品的状况记录，状况记录可涉及时间、地点、批次、产品编号、缺陷/潜在不安全情况描述、所用设备等。做

好记录后,应及时向职能部门通报。

③ 评审不合格品/潜在不安全产品。评审不合格品/潜在不安全产品,决定应作哪种处置(见本条文(3)条款),作出记录。不合格品/潜在不安全产品评审的方式视组织的具体情况而定,有的组织只需有关人员做出评审结论即可,而有的组织则由多个部门集体进行。不论怎样,评审人员都应具备相应能力。

④ 实施所决定的处置方式。实施所决定的处置方式、处置的结果应予以记录。

(3) 不合格品/潜在不安全产品的处置方式。

① 对不合格品/潜在不安全产品进行评价。评价时,如满足如下要求,产品均可放行:相关的食品安全危害已降至规定的可接受水平;相关的食品安全危害在产品进入食品链前将降至确定的可接受水平;尽管不符合,但产品仍能满足相关食品安全危害规定的可接受水平。

② 对不合格品/潜在不安全产品进行评价。评价时,如果符合下列任一条件,潜在不安全产品可以放行:除监视系统外的其他证据证实控制措施有效;针对特定产品的控制措施的组合作用达到预期效果(即达到按照ISO 22000标准中的 7.4.2确定的可接受水平)。如罐装产品,虽然作为关键控制点的初温发生偏离,但杀菌过程却能充分满足要求;抽样、分析和(或)其他验证活动证实受影响批次的产品符合相关食品安全危害确定的可接受水平。

(七) 标准条款 7.10.4

> 7.10.4　撤回
>
> 为能够并便于完全、及时地撤回确定为不安全批次的终产品:
>
> a) 最高管理者应指定有权启动撤回的人员和负责执行撤回的人员。
>
> b) 组织应建立、保持形成文件的程序,以便:
>
> ——通知相关方(如:立法和执法部门、顾客和(或)消费者);
>
> ——处置撤回产品及库存中受影响的产品;
>
> ——安排采取措施的顺序。
>
> 撤回的产品在被销毁、改变预期用途、确定按原有(或其他)预期用途使用是安全的或为确保安全重新加工之前,应被封存或在监督下予以保留。
>
> 撤回的原因、范围和结果应予以记录,并向最高管理者报告,作为管理评审(见 5.8.2)的输入。
>
> 组织应通过应用适宜技术验证并记录撤回方案的有效性(例如模拟撤回或实际撤回)。

(八) 标准条款 7.10.4 的理解分析

1. 撤回的对象

撤回的对象包括已交付的、确定为不安全批次的终产品。

2. 撤回的要求

(1) 最高管理者应指定有权启动撤回的人员和负责执行撤回的人员。要健全这些人员的通信联络表。

最好成立"产品撤回小组",小组人员可包括:负责生产的主管领导、生产部门、销售部门、品质管理部门的人员和法律顾问。

(2) 组织应建立、保持撤回的文件化程序。程序中应规定:如何通知相关方;如何处置撤回产品及库存中受影响的产品;采取措施的顺序。

(3) 被撤回产品在处置(销毁、改变预期用途、确定按原有(或其他)预期用途使用是安全的或重新加工以确保安全)之前,应在监督下予以保留。

（4）要做好撤回记录,记录的内容包括撤回的原因、范围和处理的结果。应将撤回的原因、范围和处理的结果向最高管理者报告,作为管理评审的输入。

（5）对撤回的产品进行评价,并按照ISO 22000标准中的7.10.3条款处理。

需注意的是,如果与健康危害直接相关的一种或一批产品撤回,那么应对在类似生产条件下生产的以及可能对公众健康带来类似危害的其他产品进行安全评定或者也需要将其召回。

（6）组织应通过模拟撤回或实际撤回等手段验证并记录撤回方案的有效性。

二十五、ISO 22000:2005 标准条款 8.1 的理解

（一）标准条款8.1

8　食品安全管理体系的确认、验证和改进

8.1　总则

食品安全小组应策划和实施对控制措施和(或)控制措施组合进行确认所需的过程,并验证和改进食品安全管理体系。

（二）标准条款8.1的理解分析

1. 食品安全管理体系的确认、验证和改进的总要求

食品安全小组应对确认控制措施和控制措施组合所需的过程进行策划,策划的输出应形成文件并严格实施。食品安全小组应验证和改进食品安全管理体系。

2. 策划和实施确认、验证和改进活动的要点

（1）策划时,应明确:确认、验证和改进活动的对象及应用程度;确认的对象是控制措施和控制措施组合。验证和改进的对象是食品安全管理体系;确认、验证和改进活动的方法。方法包括统计技术;确认、验证和改进活动的准则;确认、验证和改进活动的地点(阶段);确认、验证和改进活动的频次;确认、验证和改进活动的实施者;确认、验证和改进活动需要的资源和装置;确认、验证和改进活动需要的文件和记录;确认、验证和改进活动结果的利用;等等。

（2）策划的输出应形成文件并严格实施。

二十六、ISO 22000:2005 标准条款 8.2 的理解

（一）标准条款8.2

8.2　控制措施组合的确认

对于包含在操作性前提方案中和 HACCP 计划中的控制措施实施之前以及变更后(见8.5.2),组织应确认(见3.15):

a）所选择的控制措施能使其针对的食品安全危害实现预期控制。

b）控制措施及其组合时有效,能确保控制已确定的食品安全危害,并获得满足规定的可接受水平的终产品。

当确认结果表明不能满足一个或两个上述要素时,应对控制措施和(或)其组合进行修改和重新评估(见7.4.4)。

修改可能包括控制措施(即过程参数、严格程度和(或)其组合)的变更和(或)原料、生产技术、终产品特性、分销方式、终产品预期用途的变更。

（二）标准条款 8.2 的理解分析

1. 确认的目的

（1）证实各控制措施或控制措施的组合能使相应的食品安全危害达到预期的控制水平。

（2）证实控制措施的整体结合能使最终产品满足已确定的可接受危害水平。

2. 确认的项目

（1）操作性前提方案 OPR 的确认。对操作性前提方案 OPRP 进行确认，确保 OPRP 从技术和科学的角度都是可靠的，能将相应的食品安全危害控制在预期的水平。确认由食品安全小组成员进行。

（2）HACCP 计划的确认。对 HACCP 计划进行确认，以证实其能使相应的食品安全危害达到预期的控制水平。确认由食品安全小组成员进行。HACCP 计划的确认主要对其组成部分做科学或技术上的评估，确认的内容包括：危害分析是否识别了全部危害，CCP 点的设定是否合适，关键限值的设定是否科学（对已经得到的信息、实验数据进行重新核对），监控程序是否对 CCP 实施有效的监控，纠偏程序、验证程序和记录保持系统是否有效。

3. 确认的方法

（1）参考他人已完成的确认或历史知识；科学研究/专家的认同。

（2）用试验模拟过程条件或试生产。

（3）收集正常操作条件下生物、化学和物理危害的数据；厂内观察和测量。

4. 确认的时机

操作性前提方案 OPRP 和 HACCP 计划实施之前，以及变更后要进行确认。

5. 确认结果的处理

（1）当确认结果表明不能对食品安全危害进行预期的控制时，应对操作性前提方案 OPRP 和 HACCP 计划（包含控制措施和（或）其组合）进行修改、重新评价和确认。修改可能包括控制措施（即生产参数、严格度和（或）其组合）的变更，和（或）原料、生产技术、终产品特性、分销方式、终产品预期用途的变更。

（2）确认证实控制措施组合的设计不适宜，且经考虑重新设计不可行时，应当考虑通过适当的信息或标签将信息提供给顾客或消费者。

（3）确认通过后，操作性前提方案 OPRP 和 HACCP 计划可以正式运作。

二十七、ISO 22000:2005 标准条款 8.3 的理解

（一）标准条款 8.3

8.3 监视和测量的控制

组织应提供证据表明采用的监视、测量方法和设备是适宜的，以确保监视和测量程序的成效。

为确保结果有效，必要时，所使用的测量设备和方法应：

a）对照能溯源到国际或国家标准的测量标准，在规定的时间间隔或在使用前进行校准或检定。当不存在上述标准时，校准或检定的依据应予以记录。

b）进行调整或必要时再调整。

c）得到识别，以确定其校准状态。

d）防止可能使测量结果失效的调整。

e）防止损坏和失效。

校准和检定结果记录应予以保持。

此外，当发现设备或过程不符合要求时，组织应对以往测量结果的有效性进行评估。当测量设备不符合时，组织应对该设备以及任何受影响的产品采取适当的措施。这种评估和相应措施的记录应予以保持。

当计算机软件用于规定要求的监视和测量时，应确认其满足预期用途的能力。确认应在初次使用前进行，必要时可再确认。

（二）标准条款 8.3 的理解分析

（1）组织应提供证据证明所采用的监视、测量设备和方法是适宜的。测量设备是测量的基础，其能力和状态直接影响测量结果的正确性，因此组织应确定需使用的测量设备。测量方法是测量的前提，正确的制定和选择适宜的标准方法和操作过程，对测量结果的准确性至关重要。

（2）监视、测量设备和方法实施方面的要求。

① 首次使用前，要对监视和测量装置进行校准。使用过程中要定期校准（即首次校准和周期校准）。校准时，应对照能溯源到国家/国际基准的装置，校准计量器具。若不存在上述基准，则应记录校准的依据（组织自编的校准规程或供方提供的校准规程上面有对标准器和有关校准依据的说明）。当国家或国际无所需测量设备的校准标准时，组织应制定校准规程并按其校准或检定，并保持记录。

② 根据需要，对监测设备进行调整和再调整。调整时应遵守操作规程。

③ 标识监测设备的校准状态。一般在监测设备上贴校准状态标签，让使用者了解监测设备的状态（合格、限制使用、停用等）和有效期限。

④ 采取措施，防止调整时校准失效。如对操作人员进行资格确认，编制调整作业指导书，对校准点进行铅封等。

⑤ 采取措施，防止监测设备在搬运、维护和储存时损坏或失效。如提供适宜的环境条件、采取防护措施等。

（3）监视和测量装置失准时的处理。一旦发现监测设备偏离校准状态（失准），应对以往检测结果的有效性进行评价并做好记录，并对设备和受影响的产品采取适当的措施。

① 对被检产品，并非一定要重新检测，但对其有效性必须评定。评定的追溯时间一般应计算到上次核准的时间。如评定认为应该对被检产品进行重检，则应按评定要求的范围追回被检产品进行重新监测。

② 对设备和受影响的产品采取的适当措施，包括：必要时，追回测量过的产品重新进行测量；对设备进行故障分析、修理并重新校准。

二十八、ISO 22000：2005 标准条款 8.4 的理解

（一）标准条款 8.4.1

8.4　食品安全管理体系的验证

8.4.1　内部审核

组织应按照策划的时间间隔进行内部审核，以确定食品安全管理体系是否：

a) 符合策划的安排、组织所建立的食品安全管理体系的要求和本标准的要求。

b) 得到有效实施和更新。

审核方案策划应考虑拟审核过程和区域的状况和重要性,以及以往审核(见8.5.2和5.8.2)产生的更新的措施。应规定审核的准则、范围、频次和方法。审核员的选择和审核的实施应确保审核过程的客观性和公正性。审核员不应审核自己的工作。

应在形成文件的程序中规定策划、实施审核、报告结果和保持记录的职责和要求。

负责受审核区域的管理者应确保及时采取措施,以消除所发现的不符合情况及原因,不能不适当地延误。跟踪活动应包括对所采取措施的验证和验证结果的报告。

(二)标准条款8.4.1的理解分析

1. 审核的概念

为获得审核证据并对其进行客观的评价,以确定满足审核准则的程度所进行的系统的、独立的并形成文件的过程。

按实施者和目的不同,可分为第一方审核(即内部审核),第二方审核和第三方审核。

2. 内部审核的目的

确定食品安全管理体系是否:

(1) 符合策划的安排、组织所建立的食品安全管理体系的要求和ISO 22000标准的要求。

(2) 得到正确的实施和保持。

3. 内部审核的实施

组织应建立和实施内部审核的程序文件。程序文件应对内审的策划(策划的内容包括审核的范围、频次、方法和能力等)、内审的实施、内审结果的报告、内审记录的控制的职责和要求做出规定。

组织应定期开展食品安全管理体系的内部审核。一般要求内部审核的时间间隔不超过12个月。

(1) 组织要进行内部审核方案的策划,策划时要考虑拟审核过程和区域的状况和重要性,以及以往审核产生的更新措施。审核方案的内容包括审核准则、审核范围、审核频次、审核方法、审核时间、审核人员的能力要求、资源需求等。

(2) 审核实施计划是安排审核日程、审核人员分工等内容的文件。每次审核时,都应编制审核实施计划。审核实施计划是年度审核方案的细化。

审核实施计划包括审核目的、审核范围、审核准则、审核组成员及其分工、审核时间及进度安排。

(3) 审核期间发现不符合项,部门的管理者必须针对该不符合项适时采取纠正和纠正措施。审核组成员应对纠正措施进行跟踪和验证,并提出验证的报告。

4. 实施中的注意事项

(1) 审核人员应是非从事受审活动的人员,并独立于受审核部门。

(2) 向管理者报告审核结果,审核结果应作为管理评审的输入。

(3) 应对纠正措施的实施进行验证并报告验证结果。

(4) 做好审核记录的保存与控制。内审记录有审核方案、审核实施计划、检查表、审核报告、不符合报告和纠正措施报告。

（三）标准条款 8.4.2

8.4.2　单项验证结果的评价

食品安全小组应系统地评价所策划验证(见 7.8)的每个结果。

当验证证实不符合策划的安排时,组织应采取措施达到规定的要求。该措施应包括但不限于评审以下方面:

a) 现有的程序和沟通渠道(见 5.6 和 7.7)。

b) 危害分析的结论(见 7.4)、已建立的操作性前提方案(见 7.5)和 HACCP 计划(见 7.6.1)。

c) 前提方案(见 7.2)。

d) 人力资源管理和培训活动(见 6.2)的有效性。

（四）标准条款 8.4.2 的理解分析

(1) 实施应按ISO 22000标准之 7.8 条款策划的验证。

(2) 对验证的结果应进行评价,以确定验证结果的正确与完整。当验证表明不符合时,组织应采取措施达到要求。采取措施时,应至少考虑对下列方面进行评审,看看是否这些方面出现了问题:现有的程序和沟通渠道;危害分析的结论、已建立的操作性前提方案和 HACCP 计划;前提方案;人力资源管理和培训活动的有效性。

（五）标准条款 8.4.3

8.4.3　验证活动结果的分析

食品安全小组应分析验证活动的结果,包括内部审核(见 8.4.1)和外部审核的结果。应进行分析,以便:

a) 证实体系的整体运行满足策划的安排和本组织建立食品安全管理体系的要求。

b) 识别食品安全管理体系改进或更新的需求。

c) 识别表明潜在不安全产品高事故风险的趋势。

d) 确定信息,用于策划与受审核区域状况和重要性有关的内部审核方案。

e) 提供证据证明已采取纠正和纠正措施的有效性。

分析的结果和由此产生的活动应予以记录,并以相关的形式向最高管理者报告,作为管理评审的输入(见 5.8.2);也应用作食品安全管理体系更新的输入(见 8.5.2)。

（六）标准条款 8.4.3 的理解分析

1. 验证活动结果分析的目的

食品安全小组应对验证活动的结果(包括内部审核和外部审核的结果)进行分析,以便:

(1) 证实体系的整体运行满足策划的安排和本组织建立的食品安全管理体系的要求。

(2) 识别食品安全管理体系改进或更新的需求。

(3) 识别表明潜在不安全产品高事故风险的趋势。

(4) 建立信息,便于策划与受审核区域状况和重要性有关的内部审核方案。

(5) 证明已采取的纠正和纠正措施的有效性。

2. 验证活动结果的分析之要求

(1) 分析的结果和由此产生的活动应予以记录,并以相关的形式向最高管理者报告,作为管理评审的输入。

（2）分析的结果应作为食品安全管理体系更新的输入。

二十九、ISO 22000:2005 标准条款 8.5 的理解

（一）标准条款 8.5.1

8.5.1 持续改进

最高管理者应确保组织通过以下活动，持续改进食品安全管理体系的有效性：沟通（见5.6）、管理评审（见 5.8）、内部审核（见 8.4.1）、单项验证结果的评价（见 8.4.2）、验证活动结果的分析（见 8.4.3）、控制措施组合的确认（见 8.2）、纠正措施（见 7.10.2）和食品安全管理体系更新（见 8.5.2）。

注：GB/T 19001 阐述了质量管理体系有效性的持续改进。GB/T 19004 在 GB/T 19001 基础之上提供了质量管理体系有效性和效率持续改进的指南。

（二）标准条款 8.5.1 的理解分析

（1）持续改进的目的。提高食品安全管理体系的有效性，也就是提高食品安全管理体系实现所策划的结果的能力。

（2）在实施食品安全管理体系的持续改进时，组织应充分利用下列活动与方法：

① 通过内外部沟通、内部审核、单项验证结果的评价、验证活动结果的分析、控制措施组合的确认，不断寻求改进的机会，并做出适当的改进活动安排。

② 在管理评审中评价改进效果，确定新的改进目标和改进措施。

③ 实施纠正措施和食品安全管理体系更新以实现改进。

（三）标准条款 8.5.2

8.5.2 食品安全管理体系的更新

最高管理者应确保食品安全管理体系持续更新。

为此，食品安全小组应按策划的时间间隔评价食品安全管理体系，应考虑评审危害分析（见 7.4）、已建立的操作性前提方案（见 7.5）和 HACCP 计划（见 7.6.1）的必要性。

评价和更新活动应基于：

a）5.6 中所述的内部和外部沟通信息的输入。

b）与食品安全管理体系适宜性、充分性和有效性有关的其他信息的输入。

c）验证活动结果分析（见 8.4.3）的输出。

d）管理评审的输出（见 5.8.3）。

体系更新活动应以适当的形式予以记录和报告，作为管理评审的输入（见 5.8.2）。

（四）标准条款 8.5.2 的理解分析

（1）最高管理者对于及时更新食品安全管理体系负有领导责任，更新的具体执行由食品安全小组落实。本标准对更新的输入做了具体规定，并明确规定应有输出记录，并向最高管理者报告。

（2）食品安全小组应在定期分析下列信息的基础上，对食品安全管理体系作出评价，以决定是否对其进行更新，以便将最新信息应用到现有食品安全管理体系中。必要时，还需要对危害分析、OPRP、HACCP 计划进行评审，以决定是否对他们进行更新。

第四节　如何在食品企业建立ISO 22000食品安全管理体系

一、前提方案

前提方案是针对组织运行的性质和规模而制定的程序或指导书,用以改善和保持运行条件,从而更有效地控制食品安全危害。因此,组织首先应确定设计其前提方案的适用法规、指南、相关准则和要求等,再根据这些要求结合组织的产品性质制订相应的前提方案。

前提方案分为基础设施和维护方案和操作性前提方案两类。

(一)基础设施和维护方案

基础设施和维护方案用于阐述食品卫生的基本要求和良好操作规范、良好农业规范、良好卫生规范等。适用时,基础设施包括:

(1)建筑物和设施的布局、设计和建设。

(2)空气、水、能源和其他条件的供应。

(3)设备,包括维护、卫生设计、单元维护和清洁的可达性。

(4)废弃物和排水出来的支持性服务。

(二)操作性前提方案

操作性前提方案是为了控制食品安全危害引入的可能性和食品安全危害在产品或生产环境中污染或扩散的可能性,通过危害分析确定的、必需的前提方案。包括:

(1)人员卫生。

(2)清洁和消毒。

(3)虫害控制。

(4)交叉污染的预防措施。

(5)包装程序。

(6)对采购材料、供给、清理和产品处理的管理。

二、实施危害分析的预备步骤

(一)成立食品安全小组

以落实食品安全管理体系的要求。

(二)产品特性的描述

以确保描述提供的信息足以识别和评价其中的危害。

(三)预期用途

预期用途是通过与产品使用者和消费者沟通,包括合同、订单或口头方式及经验和市场调查所获得的信息来识别的。

(四)流程图、过程步骤和控制措施

组织应根据食品安全管理体系覆盖的范围,绘制出该体系范围内过程流程图,这样有助于识别通过其他预备步骤可能识别不出的、可能产生、引入危害和危害水平增加的情况。

对流程图中的步骤进行描述,以便所提供的信息能评价和确认控制措施应用强度的效果。描述应包括过程参数、应用强度和加工差异性。

三、危害分析

（1）危害识别和可接受水平的确定。危害分析中，食品安全小组应首先识别产品本身、生产过程和实际生产设施涉及的合理预期发生的食品安全危害。

（2）危害评价。危害评价是按照已经确定的"初步"清单，识别需组织进行控制的危害。

（3）控制措施的制订和评价。

四、操作性前提方案的设计和再设计

操作性前提方案的制订可仿照 HACCP 计划的制订。

五、HACCP 计划的设计和再设计

（1）HACCP 计划。

（2）关键控制点的识别。

（3）关键限值的确定。

（4）监控系统。

（5）监控结果超出关键限值时采取的措施。

六、预备信息、规定前提方案文件和 HACCP 计划的更新

组织应更新如下信息：产品特性、预期用途、流程图、过程步骤、控制措施。

七、验证策划

验证是对组织实施的食品安全管理体系的能力提供信任的一种工具。验证策划的输出形式可以是表格、程序或作业指导书等形式。

八、食品安全管理体系的运行

（一）可追溯性系统

组织建立可追溯系统，确保能够识别产品批次及其原料批次、加工和分销记录的关系。

（二）纠正措施和纠正

监视得到的数据应由具备足够知识和具有权限的指定人员进行评价，以采取纠正措施。对于不符合关键控制点，或不符合操作性前提方案进行纠正，确保关键控制点恢复受控，或操作性前提方案所管理的控制措施恢复受控，并评审所采取的纠正。

（三）潜在不安全产品的处理

不符合关键控制点或不符合操作性前提方案的产品均为不合格品。对潜在不安全产品应通过组织进一步加工或重加工，或通知顾客采取适当的措施进行处理，直到满足可接受水平时才能放行；或者销毁或按废品进行处理。当不安全产品发生交付时，应采取召回的方式，以防止危害的扩散。

（四）召回

为控制交付后食品的安全，组织应建立相应的程序，以识别和评价待召回产品，并通知相关方，防止食品安全危害的扩散。

九、监视和测量

组织应决定用什么方法和步骤进行监测,只有这样才能保证监控和确认活动的有效性。

十、食品安全管理体系的验证

（一）验证结果评价

通过检测终产品进行验证时,若发现不合格,应将所有相关批次产品作为潜在不安全产品处理的方法进行处理。

（二）验证结果分析

验证结果分析是食品安全小组的职责,是对食品安全管理体系的全面分析,为更新该体系提供依据,对不安全产品的风险发生趋势要进行分析。

十一、控制措施组合的确认

为确保控制措施组合的有效性,应对产品危害控制内容进行确认。

十二、改进

在保证实现食品安全的要求下,组织应不断改进食品安全管理。

第五节　ISO 22000食品安全管理体系文件的编写

一、食品安全管理体系文件内容上的要求

食品安全管理体系文件在内容上要包括:文件化的食品安全方针、目标;ISO 22000:2005标准明确规定要编制的文件化程序和记录;确保食品安全管理体系有效建立、实施和更新所需的文件及记录。

二、主要的食品安全管理体系文件

ISO 22000标准关于食品安全管理体系文件的表述中,没有强求将其形成专门手册的形式,也没有刻意要求组织将体系文件分成三个层次,但依据ISO 9000的成功经验,在具体实施中,为便于运作并具有可操作性,可把食品安全管理体系文件分成三个层次,即管理手册、程序文件和其他作业文件。

（一）食品安全管理手册

食品安全管理手册是阐明组织的食品安全方针并描述其食品安全管理体系的文件。至少包括:食品安全管理体系的范围;文件化程序或引用程序文件;对食品安全管理体系中各要素及其作用进行描述。

（二）食品安全管理体系程序文件

食品安全管理体系程序文件是描述开展食品安全管理体系活动过程的文件。ISO 22000标准中,要求形成文件的程序是:

（1）4.2.2　文件控制。

（2）2.3　记录控制。

（3）5.7　应急准备和响应。

（4）7.6.4　关键控制点的监视系统。

（5）7.6.5　监视结果超出关键限值时采取的措施。

（6）7.10.1　纠正。

（7）7.10.2　纠正措施。

（8）7.10.4　撤回。

（9）8.4.1　内部审核。

为确保对食品安全管理体系进行有效管理，组织还可根据自身的需要增加其他程序文件，包括前提方案、操作性前提方案、原辅料及产品接触材料的信息、终产品特性、HACCP 计划、作业指导书、图样、报告、表格等。

（三）食品安全管理体系文件的范围和详细程度

食品安全管理体系文件的范围和详细程度取决于组织的类型、规模、工作的复杂程度、采用的工作方法，以及开展这项活动人员的水平、能力、技巧和培训。

（四）文件的存在形式

文件可存在于任何媒体，可以是纸张、照片、样件、磁盘等形式。

【单元小结】

顾客的期望、社会的责任，使食品生产、操作和供应的组织逐渐认识到，应当有标准来指导操作、保障、评价食品安全管理，这种对标准的呼唤，促使ISO 22000:2005 食品安全管理体系要求标准的产生。

ISO 22000食品安全管理体系标准于 2005 年 9 月 1 日正式出版，该标准旨在保证整个食品链不存在薄弱环节从而确保食品供应的安全。ISO 22000:2005 标准既是描述食品安全管理体系要求的使用指导标准，又是可供食品生产、操作和供应的组织认证和注册的依据。

ISO 22000:2005 表达了食品安全管理中的共性要求，而不是针对食品链中任何一类组织的特定要求。该标准采用了ISO 9000标准体系结构，将 HACCP(Hazard Analysis and Critical Control Point,危害分析和关键控制点)原理作为方法应用于整个体系；明确了危害分析作为安全食品实现策划的核心，并将国际食品法典委员会(CAC)所制定的预备步骤中的产品特性、预期用途、流程图、加工步骤和控制措施和沟通作为危害分析及其更新的输入；同时将HACCP 计划及其前提条件、前提方案动态、均衡地结合。此标准可以与其他管理标准相整合，如质量管理体系标准和环境管理体系标准等。ISO 22000:2005 是按照ISO 9001:2008 的框架构筑的，同时也覆盖了 CAC 关于 HACCP 的全部要求，并为"先决条件"概念制定了"支持性安全措施"(SSM)的定义。

食品企业建立ISO 22000食品安全管理体系的步骤包括：前提方案、实施危害分析的预备步骤、操作性前提方案的设计和再设计、HACCP 计划的设计和再设计、预备信息、规定前提方案文件和 HACCP 计划的更新、食品安全管理体系的运行、监视和测量、食品安全管理体系的验证、控制措施组合的确认和改进。

食品安全管理体系文件在内容上要包括：文件化的食品安全方针、目标；ISO 22000:2005标准明确规定要编制的文件化程序和记录；确保食品安全管理体系有效建立、实施和更新所需的文件及记录。

【复习思考题】

1. 简述实施ISO 22000食品安全管理体系认证对企业的意义。
2. 组织实施ISO 22000标准的目的是什么？
3. 简述ISO 22000标准的用途。
4. ISO 22000标准具有什么特点？
5. 简述食品安全管理体系的运行步骤。

单元十　各类食品的质量控制

1. 掌握影响各类食品质量的因素。
2. 了解各类食品的加工工艺和质量要求。
3. 能够在不同类型的食品生产过程中找出质量控制的方法。

第一节　肉及肉制品生产要求

一、影响肉及肉制品质量的因素

肉是指家畜屠宰后,去除头、蹄、尾及内脏的胴体。将原料肉利用设备等进一步加工而制成的食品即为肉制品。有害物质的污染及操作不当引起的质量问题是影响肉及肉制品质量的主要因素。有害物质包括生物性(主要是微生物和寄生虫等)、化学性(主要是农药、兽药、重金属等)、物理性(固体杂质等)三类。

（一）肉及肉制品中有害物质的来源

1. 微生物

（1）屠宰之前微生物来源。健康畜禽具有健全而完整的免疫系统,能有效地预防和阻止微生物的侵入。正常机体组织内部一般是无菌的,但一些患病畜禽的组织和器官内往往有微生物存在,这些微生物有的是人畜共患的病源微生物,如炭疽、SARS、疯牛病、禽流感等,控制不当会给人类带来很大危险;有的不能感染人类,但其病变会影响肉的品质。病体胴体更易使污染的微生物生长而导致鲜肉腐败。

（2）屠宰之后微生物污染。畜禽体表、消化道、上呼吸道等器官,在正常情况下都有微生物存在,当毛和皮肤被粪便污染了时,微生物的数量会更多。因此,屠宰过程操作不当,会造成微生物的广泛污染。如使用不洁的刀具放血时,可将微生物引入血液,并随着血液短暂的微循环扩散至胴体的各部位。在屠宰、分割、加工、储存和肉的配销过程中,各个环节都可能被微生物污染。被二次污染的肉处理不当,就会发生肉的腐败变质。

2. 寄生虫

畜禽在饲养过程中可能感染寄生虫,例如囊尾蚴、绦虫、旋毛虫等,其中有的寄生虫或其幼虫能够感染人体。

3. 重金属、农药、兽药残留

畜禽处在食物链的上端,环境中的有毒有害物质通过空气、饮水、饲料等进入畜禽体内并蓄积。另外,在饲养时滥用兽药,也会造成在畜禽体内的蓄积,如有机磷、有机砷、抗菌素、"瘦肉精"等近年来成为影响肉品质量的重要因素。

（二）生产加工操作不当引起的质量问题

肉制品加工中因使用食品添加剂不当,易造成添加剂含量超标而影响产品质量。

二、畜禽屠宰加工质量控制

(一) 屠宰场厂房及设施的要求及质量控制

1. 场址选择条件

屠宰场应距离交通要道、公共场所、居民区、学校、医院、水源至少 500 m 以上，位于居民区主要季风的下风处和水源的下游，地势较平坦，且具有一定坡度。

2. 建筑布局和卫生设施

总体设计必须遵循病、健隔离，原料、产品、副产品、废弃物的运转互不交叉的原则。整个建筑群须划分为连贯又分离的宰前管理区、屠宰加工区和病畜禽隔离管理区。卫生设施包括：废弃物临时存放设施、废水废气处理系统、更衣室、淋浴室、厕所、非手动洗手设施、器具设备清洗消毒设施等。

3. 宰前管理区

宰前管理区应设畜禽饲养圈、待宰圈和兽医工作室。地面须坚硬、不透水，具备适当的排水、排污系统。饲养圈配备饮水、喂料和消毒设备，待宰圈备有宰前淋浴设备。

4. 屠宰加工区

设施结构合理、便于清洗与消毒，设有防烟雾、灰尘、防蚊蝇、鼠及其他害虫的设施；地面墙壁应防水、防滑、不吸潮、可冲洗、耐腐蚀，坡度为 1%～2%，有排水系统，排水口须设网罩；墙面贴瓷砖并使顶角、墙角、地角呈弧形，便于清洗；天花板表面光滑，不易脱落，防止污物积聚；门窗装配严密，安装纱门、纱窗，或压缩空气幕，内窗下斜 45℃ 或无窗台结构；有完善的下水道系统；装设排风罩或通风孔；吊挂在肉品上方的灯具，必须装有安全防护罩；应有充足的冷热水，水质应符合 GB 5749—1985 的规定；设备和用具应采用无毒、无味、不吸水、耐腐蚀，能反复清洗、消毒的材料制成，其表面应平滑、无凹坑和裂缝，设备及其组成部件应易于拆洗。

(二) 屠宰操作过程质量控制

1. 屠宰工艺流程

送宰→电麻→放血→浸烫褪毛→去头→开膛→去内脏→胴体修整→待检入库。

2. 屠宰操作要求

(1) 电麻。正确设定电流强度，使家畜进入昏迷状态即可，致死或昏迷程度不够时禁止锤击。

(2) 刺杀放血。畜禽击晕后应快速放血，放尽血液是保证肉及肉制品质量的关键。采用切颈倒挂放血，放血时间不得少于 5 min。放血刀消毒后轮换使用。

(3) 浸烫褪毛。浸烫时注意控制水温和浸烫时间，定期更换池水，胴体降温或洗涤应使用清洁冷水喷淋的方法。

(4) 开膛。褪毛后立即进行开膛，摘取内脏。操作时注意不得划破胃肠、膀胱、胆囊等脏器，摘取的内脏不得掉落地上，并于胴体同步编号后进行卫生检疫。

(5) 胴体修整。修整的目的是为了从胴体上除去能够使微生物繁殖的任何伤口及污秽等，使外观整洁，提高商品的价值。修整后立即用冷水或温水(25～38℃)冲洗，不可用布拭擦，以免增加微生物的污染，加速肉的变质。

(三) 屠宰检疫要求

1. 宰前检验

动物在屠宰前要对其进行宰前检验，以判定动物是否健康和适合人类食用。宰前检验通常包括养殖场检验、入场检验和送宰检验。宰前检验结果及处理过程均需作详细记录并归案。

2. 宰后检验

畜禽屠宰后,应对其头、胴体、内脏和动物其他部分进行检验,以判定动物是否健康和适合人类食用。宰后检验主要以感官检验为主,常用的方法有视检、剖检、触检和嗅检。必要时进行细菌学、血清学、病理学等检验。检验合格后需盖上兽医检验合格章。

3. 鲜肉的卫生指标

(1) 感官指标。鲜肉被微生物污染发生腐败变质时,会产生腐臭、异色、黏液、组织结构崩解等现象。通过感官检验,可将鲜肉的新鲜度分为三个等级。

(2) 化学指标。鲜肉发生腐败变质时,蛋白质会逐渐分解,随腐败程度的不同其分解产物的种类和含量也不同。因此,对蛋白质分解产物进行测定即可判断肉的新鲜度。

(3) 微生物指标。微生物指标主要指细菌总数和大肠菌群两个指标。

三、肉制品生产质量控制

(一) 工艺操作要求(以三文治火腿为例)

(1) 原料肉验收:对每批原料肉依照原料验收标准验收合格后方可接收。

(2) 原料肉的储存:经过冷冻后的肉品放置在温度-18℃以下、具轻微空气流动的冷藏间内。应保持库温的稳定,库温波动不超过1℃。

(3) 冷冻肉的解冻:采取自然解冻,解冻室温度为12~20℃,相对湿度为50%~60%。加速解冻时温度控制在20~25℃,解冻时间为10~15 h。

(4) 原料肉的修整:控制修整时间、修整后不立即使用应及时转入0~4℃的暂存间。

(5) 腌制、绞制:腌制温度0~4℃,肉温应不超过7℃,腌制18~24 h。控制绞制时的肉馅温度,绞制后肉馅温度不宜超过10℃。

(6) 灌装、成型:控制灌装车间温度为18~20℃。灌装后立即结扎,装入定型的模具中,模具应符合食品用容器卫生要求。

(7) 热加工处理:按规定数量将三文治火腿装入煮锅中进行蒸煮,注意控制产品蒸煮温度、时间及中心温度。

(8) 贴标、装箱储藏:控制包装车间温度≤20℃。贴标前除去肠体上的污物。

(9) 运输:装货物前对车厢清洗、消毒,车厢内无不相关物品存在,在0~8℃条件下冷藏运输和销售。

(二) 质量控制

1. 原辅料卫生要求

加工肉制品的原料肉,须经兽医检验合格,符合GB 2722、GB 2723和国家有关标准的规定;原辅料在接收或入库前必须经过对其卫生、质量的审查,对产品生产日期、来源、卫生和品质、卫生检验结果等项目进行登记验收后,方可入库。

2. 原料储存要求

原料的入库和使用应本着先进先出的原则,储藏过程中随时检查,防止风干、氧化、变质。肉品在储存过程中,应采取保质措施,切实做好质量检查与质量预报工作,及时处理有变质征兆的产品。用于原料储存的冷库、常温库应经常保持清洁、卫生。肉品储存应按入库的先后批次、生产日期分别存放,并做到包装物品与非包装物品分开,原料肉与杂物分开。清库时应做好清洁和消毒工作,但不得使用农药或其他有毒物质杀虫、消毒。冻肉、禽类原料应储藏在

－18℃以下的冷冻间内,储存时在垫板上分类堆放并与墙壁、顶棚、排管有一定间距。同一库内不得储藏相互影响风味的原料。使用的鲜肉应吊挂在通风良好、无污染源、室温 0～4℃的专用库内。

3. 加工要求和质量控制

应根据产品特点制定配方、工艺流程、岗位和设备操作职责及卫生消毒制度。确定加工过程中各环节的温度和时间,缩短不必要的肉品滞留时间。加工过程中应严格按各岗位工艺规程进行操作,各工序加工好的半成品要及时转移,防止不合格的堆叠和污染。各工序所使用的工具、容器不应给所加工的食品带来污染。各工序的设计应遵循防止微生物大量生长繁殖的原则,保证冷藏食品的中心温度在 0～7℃、冷冻食品在－18℃以下、杀菌温度达到中心温度70℃以上、腌制间的室温控制在 2～4℃。

4. 包装要求

包装熟肉制品前应对操作间进行清洁、消毒处理,对人员卫生、设备运转情况进行检查。各种包装材料应符合国家卫生标准和卫生管理办法的规定。

5. 储藏要求

无外包装的熟肉制品限时存放在专用成品库中。如需冷藏储存,则应包装严密,不得与生肉、半成品混放。

6. 运输要求

运送熟肉制品应采用加盖的专用容器,使用专用防尘冷藏或保温车运输。所有运输车辆和容器在使用后都应进行清洗、消毒处理。

四、肉类罐头生产的质量控制

(一)工艺流程(以猪肉罐头为例)

(1)原料预处理:原料肉(冻肉需解冻后使用)需进行洗涤、修割、剔骨、去皮、去肥膘及整理等预处理。

(2)预煮和油炸:预煮时间为 30～60 min,加水量以浸没肉块为准,一般为肉重的 1.5 倍。预煮后,即可油炸,油炸温度为 160～180℃,时间为 1～5 min。

(3)装罐:趁热装罐,装罐时须留一定的顶隙。

(4)排气、密封:密封前尽可能将罐内顶隙间由装罐时带入的和原料组织细胞内的空气排除。密封要求严密。

(5)杀菌:杀死食品中所污染的致病菌、产毒菌、腐败菌,并破坏食品中的酶。

(6)冷却:冷却水应达到饮用水标准,冷却必须充分。

(7)检验:按标准对罐头产品进行随机抽样,分别进行内容物检验、空罐检验和商业无菌检验,经检验合格后才能出厂销售。

(二)质量控制

1. 原料要求

用于加工罐头的原料肉应新鲜清洁,加工时应清洗、修割干净,严禁使用次鲜或变质肉。加工罐头所使用的食品添加剂应符合《食品添加剂使用卫生标准》,加工用水必须符合现行《生活饮用水卫生标准》。

2. 控制微生物污染

杀菌、排气和密封操作环节是关键控制点,必须严格按照操作规程进行。另外,在前道预处理等环节,也要注意控制微生物的污染。

3. 防止重金属污染

罐头食品加工过程中,接触各种金属加工机械、管道,罐头包装容器大量使用马口铁罐,较易造成成品中锡、铜、铅等金属的污染。因此,要求罐头容器所使用的材料必须是化学上比较稳定、不与食品起任何化学反应、不使食品感官性质发生改变、不得含有对人体有害的物质。如果用马口铁铁罐包装,马口铁中镀锡应为"九九锡",以控制铅的污染。镀锡应均匀完整,焊接处的焊锡不能与食物直接接触。

4. 防止爆节和物理性胀罐

防止罐头爆节:畜禽肉带骨装罐时,骨内(特别是关节部分)含有大量空气。当排气不够充分、冷却操作不当,罐身接缝处常会爆裂,这种现象称为爆节。因此,将肉切块时,最好折断关节部分,以便空气逸出;带骨的畜禽肉罐头封口时,采用排气封口的方法,在充分排气后及时密封;冷却降温时外压要逐步降低,避免外压失落过快造成爆节;合理选用生产空罐的马口铁厚度;生产空罐时在接缝处采用压筋以增强接缝强度。

防止物理性胀罐:罐头食品装得过多,顶隙小或几乎没有,罐头本身排气不良,真空度较低等因素,都有可能造成罐头在杀菌和运输、销售过程中内容物膨胀而胀罐,这种现象称为物理性胀罐,又称"假胖听"。装罐时应注意罐头顶隙度的大小是否合适,空罐容积是否符合规定;对带骨产品应注意测定罐内压力,以确定杀菌后冷却时反压的大小;预煮加热时间要控制得当;块形大小要尽可能一致;提高排气时罐内中心温度,排气后应立即密封;使用真空封罐机时,可以适当提高真空室的真空度;罐盖打字可采取反字办法,以免造成视觉上的物理性胀罐;根据不同产品的要求,选用合适厚度和调制度的镀锡薄钢板。

第二节　乳及乳制品生产要求

一、影响乳及乳制品质量的因素

乳是哺乳动物分娩后由乳腺分泌的乳白色液体,其营养物质全面,易于消化吸收,是哺乳动物出生后的全价食品,也是微生物生长的优良培养基。乳被微生物污染后,在一般条件下极易腐败变质。被致病性微生物污染,易导致消费者食物中毒或者致病。因此,乳类食品的主要安全问题是微生物污染问题。

(一)微生物污染

鲜乳中的微生物主要来源于乳牛的乳腺腔、乳窦、乳头管、乳牛身体、工人的手,生产设备、用具和生产环境等。乳牛在各个乳腺腔、乳窦及乳头管中都经常存在微生物,特别是在乳头管中存在的微生物较多,如球菌、萤火杆菌、酵母菌和霉菌等。通过空气、挤乳人的手、挤乳工具和盛乳容器等对乳造成污染的微生物中,较常见的有枯草杆菌、链球菌、大肠杆菌和产气杆菌等。

乳品中污染的致病菌主要是人畜共患传染病的病原体。如患结核、布氏杆菌病、口蹄疫、牛乳房炎、炭疽等病的奶牛,其鲜乳均被致病菌和抗生素所污染。这种乳的处理应根据不同情况分别做销毁或严格消毒后食用。此外,在挤乳到食用前的各个环节中也可能污染伤寒、痢疾、白喉杆菌和溶血性链球菌等。

刚挤出的乳中含有具抑菌作用的物质——溶菌酶。因此,刚挤出的乳中微生物数量不是逐渐增多,而是逐渐减少。生乳抑菌作用保持时间的长短与生乳中存在的细菌多少和乳的储存温度有关,当乳中细菌数越少,储存温度越低时,抑菌作用的时间越长,反之则越短。抑菌作用维持时间长,乳的新鲜状态保持越久。因此,挤出的乳应该及时冷却,保证溶菌酶的最佳抑菌作用。

（二）化学物质污染

目前,世界各地的农药污染很严重,牛乳中农药残留主要来自牧草和饲料。饲料中常见的有六六六、DDT 等有机氯农药,甲胺磷等有机磷农药及对动物有害的除草剂。有些农户在饲养奶牛的过程中,为提供产奶量,在饲料中使用重金属添加剂,导致奶源中钾、汞等重金属超标。另外,抗生素的滥用,造成牛奶、肌肉或组织器官中抗生素残留等,都是导致乳受到污染的原因。

二、原料乳的质量控制

（一）乳牛饲养过程的质量管理

1. 饲养环境的质量控制

环境清洁对减少牛乳细菌污染非常重要,这些污染因素包括牛舍空气、垫草、尘埃及牛本身排泄物等。牛舍应通风良好、污物粪便应及时清除,严防蚊蝇等昆虫孳生。

2. 乳牛饮用水的要求

日产 50 kg 牛乳的奶牛,每天需饮水 100～150 kg;普通奶牛每天也需饮水 50～70 kg。饮水不足,将直接影响奶牛健康和产乳量。奶牛对水的摄入有三个途径——饮水、饲料含水及营养物质在机体内氧化所产生的代谢水。其中,饮水是奶牛获得水分的主要途径。饮用水水质一定要符合国家标准,否则会给乳牛的健康带来不良影响。

3. 饲料

通过饲料污染鲜乳的有害物质是霉菌毒素和化学有害物质。霉菌毒素的种类很多,毒性最大的是黄曲霉毒素,这类毒素主要由于饲料储存不当使霉菌生长繁殖而产生。霉菌毒素可以经消化道进入乳汁。乳牛饲养过程中,要严格控制饲料的质量,避免使用发霉饲料和含有害化学物质的饲料饲养乳牛。

（二）挤乳员的要求

挤乳人员应持有健康证,并定期进行身体健康检查,经常保持良好的个人卫生,挤乳时应穿戴好工作服、帽及口罩,挤乳前应洗手消毒。

（三）乳牛的卫生

患病的乳牛,部分病原菌可能直接由血液进入乳中,如患结核病、布鲁氏菌病、波状热时,有可能从乳中排出细菌,尤其是患乳房炎的乳牛所产乳中,微生物的含量很高。因此,应定期对乳牛进行检疫,一旦发现发病牛应及时隔离治疗。乳牛的皮肤、毛,特别是腹部、乳房、尾部是微生物附着的严重部位,挤奶前要做好乳牛的清洁消毒工作,才能有效防止微生物对鲜乳的污染。

（四）挤乳的要求

挤乳应在专用的挤乳间进行;在牛舍挤乳应先将牛舍通风、清除褥草和冲洗地面;挤乳时要注意最初的 1～2 把牛乳应废弃;在挤奶过程中应采取防尘措施,同时要防止牛的粪便飞溅;使用机器挤奶时,要防止因使用不当而引发乳房炎;挤奶机器、附件及管道系统在用后应及时清洗、消毒,保持良好的卫生要求。

（五）乳的过滤与冷却

挤好的乳需经过过滤除去杂质。过滤的方法，除用纱布过滤外，也可用过滤器进行过滤，过滤器具、介质必须清洁卫生，及时清洗杀菌。

（六）原料乳储存

为了保证工厂连续生产的需要，必须有一定的原料乳储存量。一般总的储乳量应不少于1天的处理量。储存原料乳的设备，要有良好的绝热保温措施，并配有适当的搅拌机构，定时搅拌乳液，防止乳脂肪上浮而造成分布不均匀。

（七）原料乳运输

原料乳运输是乳品生产上重要的环节，运输不妥，往往会造成很大的损失。在乳源分散的地方，多采用乳桶运输，乳源集中的地方，采用乳槽车运输。无论采用哪种运输方式，都应注意以下几点：

（1）为防止乳在途中升温，夏季运输最好在夜间或早晨，使用隔热材料作为容器，盖好桶盖。

（2）盛装乳的容器须保持清洁卫生，并加以严格杀菌。

（3）夏季必须装满盖严，以防震荡；冬季不得装得太满，避免因冻结而使容器破裂。

（4）长距离运送乳时，最好采用乳槽车。利用乳槽车运乳的优点是单位体积表面小。乳升温慢，如果在乳槽车外加绝缘层后，可以基本保持乳在运输中不升温。

（八）鲜乳的卫生检验

（1）感官指标：正常鲜乳应是乳白色或稍带微黄色的均匀胶体流体，无沉淀、无凝块、无杂质、无异味，具有新鲜乳固有的香味。

（2）理化指标：主要有相对密度、含脂率、全乳总固体、酸度等指标。

（3）微生物指标：主要有细菌总数、大肠菌群、致病菌等。

三、杀菌乳质量控制

巴氏杀菌乳和灭菌乳都是以生鲜牛乳或乳粉、乳脂为原料的复原乳制成的供直接饮用的产品，两者的生产工艺和包装储存条件不同。巴氏杀菌乳是牛乳经过 $60\sim82℃$ 巴氏杀菌工艺制成的液体产品，杀死的只是微生物的营养体，能充分保持牛乳的营养与鲜度，保质期短，且须 $2\sim6℃$ 储存。灭菌乳是牛乳经超高温瞬时灭菌、无菌罐装工艺制成的产品，可达到商业无菌要求，常温下可保存 $3\sim6$ 个月的产品。

（一）基础设施要求

厂区、车间、卫生设施、设备、仓库等基础设施，应严格按照食品工厂卫生规范要求进行设计、施工和设备配置。车间应根据生产工艺流程、生产操作需要和生产操作区域清洁度的要求进行隔离，以防止相互污染。

（二）原材料质量控制

（1）乳制品加工企业应有固定的奶源，并同原料乳供应单位签订生鲜乳收购合同。企业应对奶源基地的奶畜登记造册，掌握畜群的数量、健康、饲养、繁殖、流动等情况。

（2）生产用的原料乳及相关原材料应符合质量标准规定要求。

（3）对进厂的生鲜乳须经检验合格后方可使用。

（4）鲜乳进厂后如不及时加工，应冷却至适当温度。

（5）对储存时间较长，质量有可能发生变化的原辅料，使用前应抽样检验，不符合标准要求的不得投入生产。

（6）原材料进厂应根据生产日期、供应商的编号等编制批号，按照"先进先出"的原则使用。原料批号应一直沿用至产品被消费，做好相关记录以便于事后追溯。

（三）加工过程质量控制

1. 工艺过程控制

（1）严格执行生产操作规程，其配方及工艺条件不经批准不得随意更改。生产中如发现质量问题，应迅速追查并纠正。

（2）采取有效措施防止前后工序交叉污染，特别注意前工序的物料直接或间接污染经巴氏消毒后的产品。

（3）各工序必须连续生产，防止原料和半成品积压而导致致病菌、腐败菌的繁殖。

（4）因设备或其他原因中断生产时，必须严格检查该批产品，如不符合标准，不得用于食用或作间接食用处理。从设备中回收或非正常连续加工的产品，不得掺入正常产品中。

（5）巴氏杀菌的全过程应有自动温度记录图，并注明产品的生产日期和班次。记录资料应保存至超过该批产品的保存期限。

（6）包装材料必须符合质量标准，经检验合格后方能进厂。储存包装材料的仓库必须清洁，并有防尘、防污染措施。

（7）包装操作必须在无污染的条件下进行，防止产品外溢或飞扬。包装容器表面必须保持清洁，无菌包装容器应按要求进行清洗。所有包装容器上必须压印或粘贴符合 GB 7718 规定的标签。

（8）成品的储藏和运输条件应符合 GB 5410 的规定。储藏期间定期检验产品的卫生指标，保证卫生安全。

2. 乳品加工设备的清洗和消毒

乳品是高蛋白食品，在加工过程中极易形成乳垢，成为微生物繁殖的场所。如果乳品加工设备、管道、容器等卫生状况不好，可造成乳中微生物数量大量增加。因此，储奶罐、配料缸、管道、前处理系统、超高温灭菌及灌装系统均是乳制品加工过程中的质量控制重点，这些环节中应设置 CIP 程序清洗、消毒系统，使用符合要求的清洗用水，按照既定的 CIP 程序进行清洗、消毒。操作中控制洗涤剂浓度、温度、压力、清洗时间、pH 等条件。

（四）检验

详细制订原料、成品和半成品的质量指标、检验项目、检验标准、抽样及检验方法。其原则如下：

（1）每批原料在进厂和使用前都要进行检验，对不合格的原料要及时处理。

（2）为掌握每一步生产过程的质量情况及便于事后追溯，应在生产过程控制点抽检半成品，并制作质量记录表备查。不合格半成品不得进入下一道工序。

（3）定期对工作台面、设备、管道、器具、工作服、操作工手部做菌落总数、大肠菌群检验，必要时做霉菌、酵母检查，验证清洗消毒作业是否正确、彻底。

（4）每批成品入库前应逐批随机抽取样品，根据产品标准进行出厂检验。不合格的产品不得出厂，及时予以适当处理，并做好不合格产品的处理记录。

第三节　果蔬类食品生产要求

一、影响果蔬类食品质量的因素

（一）腐烂变质

（1）新鲜果蔬在存放过程中，微生物会在表面生长繁殖，然后渐渐侵入果蔬组织，分解组织中的纤维素、果胶、蛋白质等，使之出现组织变松、变软、凹陷，渐成液浆状，并出现酸味、芳香味或酒味等腐败现象。

（2）果蔬在采摘、装运过程中划破表皮或碰伤组织时，会加速腐烂变质的发生。

（3）有些新鲜果蔬储藏方法不当，会产生一些对人体有毒有害的物质。如叶菜类蔬菜在常温下堆放，由于细菌作用，将蔬菜组织中的硝酸盐转化为亚硝酸盐，处理不当易造成食物中毒。

（二）肠道致病菌和寄生虫污染

（1）果蔬直接与土壤接触，易被土壤中的肠道致病菌和寄生虫污染，特别是用未经无害化处理的人畜粪便施肥，其污染就更加严重。

（2）在运输、加工过程中，也可能通过生产用水或操作人员等途径，受到致病菌和寄生虫的污染。

（三）农药污染

农药包括杀虫剂、抗菌剂和植物生长调节剂。对防止病虫害、促进果蔬生长、增加产品产量等有一定效果，但在施药过程中，由于使用不当或滥用，导致这些果蔬食品农药严重污染。

（四）硝酸盐和亚硝酸盐含量超标

（1）果蔬在生产中不合理使用化肥和有机肥，会造成蔬菜中硝酸盐含量的积累。

（2）土壤中缺磷及光照不足，也会导致果蔬中硝酸盐含量增加。

（3）果蔬腌制时通过硝化或亚硝化作用也能形成硝酸盐和亚硝酸盐，使其在食品中的含量超标。

（五）有害重金属和非金属残留

由于工业"三废"和城市污水、垃圾处理不当，造成土壤和水体环境发生有害重金属和非金属物质的污染。在被污染土壤中种植，或用未经处理的工业废水、城市污水灌溉农田造成这些有害物质在果蔬中含量严重超标。

二、果蔬生产预处理过程质量控制

果蔬种类包括果蔬罐藏品、果蔬干制品、果蔬腌渍品、速冻制品、果酒等。在加工前要进行分选、洗涤、去皮、整修、热烫等预处理。

（一）原料的分选

果蔬加工时，要对原料进行分选，以剔除不适于加工和发生腐烂变质的原料，并根据不同的加工制品有目的地选择原料。果蔬的分级可按不同加工制品的要求，采用不同的分级方，包括大小分级、成熟度分级和色泽分级等几种。其中大小分级是分级的主要内容，几乎所有的加工果蔬均需大小分级，分级的方法有手工分级和机械分级。

（二）原料的洗涤

洗涤的目的是除去果蔬表面的尘土、泥沙、部分微生物及可能残留的化学药品。要求清洗用水应达到相关标准。有时可在清洗水中加入酸、碱等洗涤剂去除农药，或加入食盐、亚硫酸盐浸泡以起到护色的作用。

（三）原料的去皮与整修

原料经去皮与整修能保证良好的卫生品质。果蔬是农药污染的重要食品种类，其不同部位农药残留量不同。农药一般多集中于果皮，应注意处理。原料去皮的方法主要包括：手工去皮、机械去皮、热力去皮、化学去皮法、酶法去皮、冷冻去皮、表面活性剂去皮。

（四）原料的热处理

原料热处理是将果蔬原料放入沸水或蒸汽中进行短时间的加热处理，既可使酶破坏，又可杀灭部分表皮的微生物，还可改善风味与组织，稳定色泽，防止腐败变质。热处理的温度与时间应根据品种、工艺要求而定，一般温度为 90℃，热烫 2～5 min。热处理后应经及时冷却，进入下一道工序，以减少污染的机会，保证果蔬制品的质量。

三、果蔬罐藏品生产质量控制

（一）原料及预处理

果蔬原料应按照其标准和要求进行感官检验、农药残留的检测，验收不合格的不能使用。原料进厂后，应及时进行预处理，防止因积压引起交叉污染，微生物生产繁殖，严重造成腐败变质。

（二）装罐的要求

（1）果蔬加工中要求罐藏容器无毒，耐高温高压，密封性良好，耐腐蚀性能好，不与食品起化学反应，适合于工业化生产，携带、食用方便，能耐生产、运输，操作处理轻便，且价廉易得。目前果蔬罐头包装主要有马口铁罐、玻璃罐和软包装。

（2）装罐前空罐须用不低于 82℃ 的热水清洗或蒸汽消毒。消毒后的容器不能久置，以免再次污染。装罐应迅速，停留时间过长易使原料变质，增加杀菌困难。

（3）控制每罐的净重、固形物重、罐液浓度及质量达到标准要求。装罐时还应保持罐口清洁，不得有小片碎屑或罐液黏附，否则会影响罐头的密封性。

（4）罐中须保留适当顶隙（3～4 mm），装罐过程中的废弃物，须存放在专用容器内，并有明确标识，及时处理。容器及运输工具在加工过程中应经常清洗消毒。

（三）密封

（1）要由经专门培训的人员操作封口设备，建立封口设备保养维护制度，生产中随时用感官和解剖的方法检查封口效果。

（2）检测中发现主要缺陷必须立即停机并按操作规程进行校车，校车后经检验合格方准进行生产。

（3）检测和校车必须做详细的检测记录和校车说明。采取的纠正措施也必须记录下来。

（四）杀菌与冷却

（1）杀菌装置应正确安装、使用、保养和检测，操作人员必须严格执行杀菌操作规程。

（2）杀菌锅用的水银温度计、压力表须符合要求，每年计量校正一次并有记录。

（3）杀菌结束后必须将罐头迅速冷却，冷却的目的是避免内容的色泽、风味和组织的恶变、防止嗜热性微生物的生长繁殖和减缓罐头内壁的腐蚀（酸度高的罐头内壁冷却迟缓时特别易发生腐蚀现象)。罐头的冷却一般是使温度降至 38~40℃即可。

(4) 冷却用水必须符合国家饮用水卫生标准。冷却水要按规定测定氯浓度并作记录。余氯的有效浓度不得低于 0.5 mg/kg。

(5) 杀菌记录必须由杀菌的操作者在观察时如实填入表内。记录内容应包括生产日期、产品名称、罐型规格、杀菌锅编号、杀菌篮数、罐数、杀菌间蒸汽总压等必须数据。

(五) 检验

1. 细菌检验

细菌检验可以判定杀菌是否充分,是否达到商业无菌要求,包括保温检验和抽样检验。保温检验是将罐头放在保温库内,在适宜细菌发育的温度下,保持细菌发育所需要的足够时间,观察罐头是否败坏。抽样检验即抽取具有代表性的样品检查活菌存在数及细菌种类。

2. 理化检验

理化检验包括罐头感官指标和理化指标的检验。感官指标包括产品的色泽、风味、质地、总重、净重、汤汁浓度等指标的评价分析。理化检验包括罐头外形检查,观察罐身、罐盖是否正常,有无瘪陷、膨胀或其他变形情况及表面锈斑的情况。

(六) 储存

(1) 储存仓库地理位置的选择要便于罐头的进出库,库房的设计要便于操作管理,库内的通风、光照、加热、防火等均要利于工作和保管的安全。

(2) 储存库中堆码区域应进行合理划分,堆与堆之间应有一定间隔,产品种类不致混杂,行间要留适当通道。

(3) 储存中要有严密的制度,产品按顺序编排号码,且要放标签,上面说明其名称、生产日期、批次及进库日期或预定出库日期等,管理人员要有详细的记录。

(4) 理想的储存条件是仓库清洁,通风良好,避光,相对湿度为 70%~75%,温度保持在 20℃左右,且波动小。

四、速冻蔬菜生产质量控制

速冻蔬菜的原理是通过迅速冷冻,使细胞内外同时达到形成冰晶的温度,冰晶核在细胞内外广泛形成,数量多,分布广,晶体的增大分别在大量细小的晶体上进行。这样冰晶体不会很大。在解冻时易恢复原状,并能更好地保持原有的色、香、味和质地。

(一) 原辅料预处理

原料必须验收,进厂后要立即进行挑选、清理外皮(老叶)、去除不良部分等预处理,防止由于储存时间过长而引起蔬菜质地变差或腐败变质。其他辅料必须符合国家标准。

(二) 烫漂、护色

烫漂是将原料放入沸水或蒸汽中进行短时间的加热,达到全部或部分破坏过氧化物酶的活性,另外也起到部分杀菌的作用。烫漂时要严格控制温度和时间,防止温度过高影响蔬菜品质或温度不够使细菌总数偏高。

(三) 冷却

(1) 烫漂后的蔬菜应立即冷却,使其中心温度降到 5℃以下,以防微生物生长,也有利提高冻结速度。

(2) 冷却用水要符合饮用水标准,控制其有效氯浓度在 5~10 mg/kg,防止微生物增殖和二次污染。

（3）不论烫漂还是不烫漂，速冻前蔬菜都要进行甩干表面水分，防止表面水分过多，在冻结时结块，利于包装和保证外观质量，减少冷冻负荷。

（四）速冻

定时对操作台面、工具、盛器、运输工具（传送带）、进出料口和速冻室进行清洗消毒。同时要求操作人员必须用肥皂洗手，并用有效氯 200 mg/kg 的消毒水进行消毒。

（五）复选、包装

（1）要求包装车间与外界隔离，空气过滤，所有工作台、工具、用具在班前班后用紫外灯或电子灭菌灯进行杀菌。

（2）操作人员进车间前，手必须清洗消毒，或戴手套操作。

（3）包装车间温度控制在－15℃以下，包装时间控制在 15 min 以内。

（六）冷藏

速冻蔬菜储藏温度一般在－18℃以下。

第四节　粮油类食品生产要求

一、影响粮油食品质量主要因素

（一）微生物

粮油植物种子的内外部存在大量的微生物，有的是寄生菌，在作物生长时期侵入到籽粒内部；有的是腐生菌，在作物成熟后的收获、脱粒、运输、储存等过程中污染的。

影响粮油食品卫生质量的微生物主要是霉菌，其次是酵母菌和细菌。霉菌污染粮油类食品后，一方面引起其腐败变质，另外有些霉菌还能产生毒素，对人体具有急性毒性作用和慢性致癌作用。

（二）有害植物种子

粮油作物在收割时可能混进一些对人体有害的植物种子，最常见的有毒麦、麦仙翁籽、槐籽、毛果野茉莉籽等。这些杂草的种子都含有一定的毒性，如混入粮油制品中，就会引起食物中毒。

（三）仓储害虫

仓库害虫的种类很多，世界上已发现有 300 多种，我国有 50 余种。最常见的有甲虫类（如谷象、米象、谷蠹和黑粉虫等）、螨类（粉螨）及蛾类（螟蛾）等。经仓储害虫损害的粮油感官性质变坏，食用价值大大降低，并在经济上造成很大损失。

（四）无机夹杂物

粮油中的无机夹杂物主要有金属和泥土。前者以铁屑为主，来自粮油加工机械；后者来自田间和晾晒场地。如果在食用前不予以清除，不但影响感官性质，而且有可能损伤牙齿和肠胃。

（五）农药残留和工业"三废"

农药可通过污染水灌溉、除草、杀灭害虫等环节污染粮油，特别是一些高毒、高残留农药对粮油造成的污染更大。

工业"三废"对粮油污染的主要毒物有汞、镉、铅、铬、硒、酚、砷和氟等。凡是"三废"中具有上述毒物的工矿周围，其粮油中均有一定程度的污染，有的还相当严重。

二、粮油食品质量控制

（一）防止产地环境污染

产地环境发生污染将严重影响粮油类食品的质量。排入工业废气中的氟化物、烟尘、沥青烟雾等可随气流迁移，经沉积或随雨雪下降到水体或农田。工业废水未经处理排放，造成水体和土壤污染，其中的污染物可通过植物根系吸收转移至植物各部位，并在籽实中积累。

（二）作物种植过程中质量控制

（1）选用抗病虫、耐寒、耐热、外观和内在品质较好的品种，采用科学管理措施进行种植、栽培、收获和储藏。

（2）生产中合理使用化肥，以优质有机肥为主。

（3）使用农药应三证齐全，包括生产登记证、农药生产批准证、执行标准号。禁止使用目录中含砷、锌、汞的农药。

（4）粮油作物成熟后要及时收割，脱粒、干燥、除杂，防止在收获过程中霉变污染。

（三）储存质量控制

（1）选择生命力强，籽粒饱满、成熟度高、外壳完整进行保存。

（2）干燥是控制粮食霉变和虫害活动的最重要措施，因此储存粮谷的水分含量必须符合国家规定的标准。

（3）油脂的保存应避光，放在阴凉处，储藏温度为 10～15℃。避免油脂直接接触金属容器，用塑料桶储油的时间不宜过长。

（四）粮油食品运输要求

（1）装运粮食应用专用车、船，如果没有专用车、船，铁道、交通部门必须按规定拨配清扫洗刷消毒干净的车、船，确保装粮油的车厢、船舱清洁卫生、无异味。

（2）车体内门窗要完好，运输中要盖好苫布，防雨防潮。

（3）装卸粮油的站台、码头、货场、仓库必须保持清洁卫生。

（4）粮油包装袋必须专用，不得染毒或有异味。

（5）包装袋使用的原材料应符合卫生要求，袋上的印刷油墨应为低毒或无毒，不得向内容物渗漏。包装袋口应缝牢固，防止撒漏。

【单元小结】

影响肉及肉制品质量的因素包括有害物质的污染及操作不当引起的质量问题。有害物质主要有生物性（主要是微生物和寄生虫）、化学性（主要是农药、兽药、重金属等）、物理性（固体杂质等）三类。

原料肉品质量控制的重点在于畜禽饲养过程中重金属及其他有害物质和兽药的控制、动物疫病的检出及防治、畜禽屠宰过程中微生物的控制等几个方面。控制措施包括畜禽饲养环境的改善，饲养过程中对水、饲料、兽药的要求及管理，屠宰生产条件的要求以及屠宰过程中各个环节的卫生管理。

肉制品的质量控制主要包括对原料的质量控制、加工条件的要求及加工过程中各生产环节的操作规范等内容，应着重控制食品添加剂的使用。

影响乳品质量的主要因素是农药、兽药和微生物。控制措施主要从乳牛饲养的环境、饮水、饲料、疾病防治、挤乳、乳的运输等方面考虑。液态乳的质量控制主要着重于原料质量、加工条件、工艺和严格的管理。

果蔬类食品的污染物质主要是微生物、农药、硝酸盐和亚硝酸盐。在果蔬生产环节要从生产环境、灌溉用水、合理施肥和使用农药几方面对质量加以控制。速冻蔬菜的质量控制主要应考虑对微生物的控制。

粮油食品的质量控制主要体现在防止霉菌污染和防止油脂氧化变质两个方面。要在粮油作物的生产、收获、运输、储存等环节采取措施进行控制。

【复习思考题】

1. 畜禽屠宰加工过程中如何进行质量控制？
2. 影响肉罐头食品质量的因素有哪些？
3. 乳品在加工过程中如何控制质量？
4. 如何对粮油食品进行质量控制？

单元十一　安全食品的质量控制

1. 了解无公害食品、绿色食品、有机食品认证的意义、概念、标志及特点。
2. 掌握无公害食品、绿色食品、有机食品的标准体系、认证内容及类型。
3. 能够根据无公害食品、绿色食品、有机食品生产关键技术和认证管理的基本流程和法规,从事无公害食品、绿色食品、有机食品的生产和管理。

农产品认证是推动我国农产品质量安全工作的重要手段,无公害农产品、绿色食品和有机食品是农产品质量安全认证的基本类型。近几年来,在政府与市场的双重作用下,我国无公害农产品、绿色食品和有机食品获得了快速发展,形成了"三位一体、整体推进"的发展格局。目前,全国无公害农产品、绿色食品和有机食品(简称"三品")企业已达 18 000 多家,产品突破35 000个,实物总量超过 2 亿吨,出口额接近 40 亿美元,约占全国农产品出口总额的 15%。"三品"的全面加快发展,对于保障我国城乡居民消费安全,深化农业结构调整,促进农民增收,扩大农产品出口发挥了积极作用。

第一节　无公害农产品

一、无公害农产品的概念、分类及特征

(一)无公害农产品的概念

无公害农产品的概念有特指和广义两个范畴。

特指的概念:在《无公害农产品管理办法》第一章第二条中明确,无公害农产品是指产地环境、生产过程和产品质量符合国家有关标准和规范的要求,经认证合格获得认证证书并允许使用无公害农产品标志的未经加工或者初加工的食用农产品。这个概念有三层含义:一是无公害农产品必须按照国家农业行业标准生产,并且有毒有害物质残留控制在质量安全允许范围内;二是必须经过无公害农产品认证机构的认定;三是未经加工或者初加工的食用农产品(不包括经过深加工的农产品,也不包括非食用农产品)。

广义的概念:无公害农产品是指农产品安全、质量都符合或高于无公害农产品质量标准的农产品及其加工产品;广义上无公害农产品包括有机食品、绿色食品、生态食品、天然食品及特指无公害农产品等。

(二)无公害农产品必须具备的条件

(1) 产品或产品原料产地必须符合无公害农产品生态环境质量标准。

(2) 作物种植、动物养殖、食用菌培养及食品加工必须符合无公害农产品的生产技术标准。

(3) 产品必须符合无公害农产品质量和卫生标准。

(4) 产品外包装必须符合无公害农产品的包装、标签通用标准。

（三）无公害农产品的分类

我国把无公害食品（农产品）分为种植业产品、养殖业产品和渔业产品三个大类，按各行业习惯分为 23 个类别，对产品特性和安全指标相似的又分为小类和种类，小类中再具体到产品，如种植业大类粮食作物类的玉米小类中包括玉米、鲜食玉米和糯玉米等。种植业大类含44 个小类和 5 个种类；畜牧业大类含 9 个小类；渔业大类含 32 个小类和 10 个种类。

（四）无公害农产品的特征

无公害农产品与普通食品相比，有 4 个显著特征：

1. 无污染、安全、优质是无公害农产品的产品基本特征

生产无公害农产品的最终目的是为了不断提高人民的生活水平和民族健康状况。随着我国人民生活水平的提高，消费者对食品的要求，在质量标准、营养口味的基础上，对食品安全卫生标准提出更严格的要求。具体说来，无污染、安全不但是将最终产品的污染水平控制在危害人体健康的安全限度之内，而且是通过食品生产过程中严密监测、控制和防范，防止农药残留、放射性物质、重金属、有害细菌、有毒有害化学合成物质等在生产各个环节对食品的污染，以确保无公害农产品产品的安全。食品质量是衡量社会进步的一个重要标准，从这种意义上讲，无公害农产品是人类进步的一个标志。

2. 强调产品出自良好生态环境是无公害农产品的生产基地特征

无公害农产品生产对环境有严格的要求，强调环境是基础，具有一票否决权，无公害农产品必须具备条件中的首要条件就是：无公害农产品产地必须符合无公害农产品产地环境质量标准。能够符合无公害农产品产地环境标准的产地都是在空气清新、水质纯净、土壤未受污染、农业生态环境质量良好的地区。在确定该区域环境符合无公害农产品产地标准的基础上，还要求生产企业或当地政府有一套保证措施，以确保该区域在今后的生产过程中环境质量不下降。

3. 对产品实行全程质量控制是无公害农产品的生产过程特征

无公害农产品实行"从土地到餐桌"全程质量控制，而不是简单地对最终产品的有害成分含量和卫生指标进行测定，从而在农业和食品生产领域树立了全新的质量观。

（1）严格禁止或控制使用化学合成物质。现代农业依靠大量使用化肥农药和植物生长调节剂，这些化学合成物质的使用在提高产量的同时，也造成了土壤中有毒有害物质累积、有机质减少、保肥保水能力下降等，进一步加剧了农村环境污染，对生态平衡造成了很大危害。无公害农产品生产过程有着严格的技术要求和质量控制，对化肥、农药、兽药、饲料添加剂、食品添加剂的使用都有严格的规定，从而保证了农产品的品质，也减少了农业污染。

（2）严格执行有关生产技术和操作规程。无公害农产品生产过程中，无论是通过种植、养殖、培养方式生产有关生物产品或原料，还是进行食品加工，都必须执行相关的生产技术和操作规程；并由委托管理机构派检查员检查生产企业的生产资料购买、使用情况，检查生产者是否按照无公害农产品生产技术标准进行生产，以证明生产行为对产品质量和产地环境质量是有益的。从生产、加工、包装、运输到营销的全过程中，严格执行有关技术标准和操作规程，确保产品达到消费者餐桌仍符合无公害农产品的标准。

4. 对产品依法实行认证管理是无公害农产品的管理特征

政府授权专门机构认证管理无公害农产品，是一种将技术手段和行政手段有机结合起来的生产组织和管理行为。产后由定点产品监测机构对最终产品进行监测，确保最终产品符合无公害农产品标准，才能使用无公害农产品的标签、标志。

无公害农产品在我国农产品和食品生产及其加工领域,改变了仅以最终产品的检验结果评定产品质量优劣的传统观念,这是以质量控制为核心的生产方式的一个进步,是一个质的变化,也树立了一个全新的质量观。同时,实施全程质量控制不仅要求在产中强调技术投入,更要求在产前,产后追加技术投入,有利于提高整个生产过程的技术含量,推动农业和食品工业的标准化和技术进步。

二、无公害农产品的标准体系

无公害食品标准主要包括无公害食品行业标准和农产品安全质量国家标准。无公害食品行业标准由农业部制定,是无公害农产品认证的主要依据;农产品安全质量国家标准由国家质量技术监督检验检疫总局制定。

（一）无公害食品行业标准

建立和完善无公害食品标准体系,是全面推进"无公害食品行动计划"的重要内容,也是开展无公害食品开发、管理工作的前提条件。农业部 2001 年制定并发布了 73 项无公害食品标准,2002 年制定了 126 项、修订了 11 项无公害食品标准,2004 年又制定了 112 项无公害标准。无公害食品标准内容包括产地环境标准、产品质量标准、生产技术规范和检验检测方法等,标准涉及 120 多个(类)农产品品种,大多数为蔬菜、水果、茶叶、肉、蛋、奶、鱼等关系城乡居民日常生活的"菜篮子"产品。

无公害食品标准以全程质量控制为核心,主要包括产地环境质量标准、生产技术标准和产品标准三个方面,无公害食品标准主要参考绿色食品标准的框架而制定。

1. 无公害食品产地环境质量标准

无公害食品的生产首先受地域环境质量的制约,即只有在生态环境良好的农业生产区域内才能生产出优质、安全的无公害食品。因此,无公害食品产地环境质量标准对产地的空气、农田灌溉水质、渔业水质、畜禽养殖用水和土壤等的各项指标以及浓度限值做出规定,一是强调无公害食品必须产自良好的生态环境地域,以保证无公害食品最终产品的无污染、安全性,二是促进对无公害食品产地环境的保护和改善。

无公害食品产地环境质量标准与绿色食品产地环境质量标准的主要区别是:无公害食品同一类产品不同品种制定了不同的环境标准,而这些环境标准之间没有或有很小的差异,其指标主要参考了绿色食品产地环境质量标准;绿色食品是同一类产品制定一个通用的环境标准,可操作性更强。

2. 无公害食品生产技术标准

无公害食品生产过程的控制是无公害食品质量控制的关键环节,无公害食品生产技术操作规程是按作物种类、畜禽种类等和不同农业区域的生产特性分别制订的,用于指导无公害食品生产活动,规范无公害食品生产,包括农产品种植、畜禽饲养、水产养殖和食品加工等技术操作规程。

从事无公害农产品生产的单位或者个人,应当严格按规定使用农业投入品。禁止使用国家禁用、淘汰的农业投入品。

无公害食品生产技术标准与绿色食品生产技术标准的主要区别是:无公害食品生产技术标准主要是无公害食品生产技术规程标准,只有部分产品有生产资料使用准则,其生产技术规程标准在产品认证时仅供参考,无公害食品的广泛性决定了无公害食品生产技术标准无法坚持到位。绿色食品生产技术标准包括了绿色食品生产资料使用准则和绿色食品生产技术规程两部分,这是绿色食品的核心标准,绿色食品认证和管理重点坚持绿色食品生产技术标准到位,也只有绿色食品生产技术标准到位才能真正保证绿色食品质量。

3. 无公害食品产品标准

无公害食品产品标准是衡量无公害食品终产品质量的指标尺度。它虽然跟普通食品的国家标准一样,规定了食品的外观品质和卫生品质等内容,但其卫生指标不高于国家标准,重点突出了安全指标,安全指标的制定与当前生产实际紧密结合。无公害食品产品标准反映了无公害食品生产、管理和控制的水平,突出了无公害食品无污染、食用安全的特性。

无公害食品产品标准与绿色食品产品标准的主要区别是:两者卫生指标差异很大,绿色食品产品卫生指标明显严于无公害食品产品卫生指标。以黄瓜为例,无公害食品黄瓜卫生指标 11 项,绿色食品黄瓜卫生指标 18 项;无公害食品黄瓜卫生要求敌敌畏≤0.2 mg/kg,绿色食品黄瓜卫生要求敌敌畏≤0.1 mg/kg。另外,绿色食品蔬菜还规定了感官和营养指标的具体要求,而无公害蔬菜没有。绿色食品有包装通用准则,无公害食品没有。

按照国家法律法规规定和食品对人体健康、环境影响的程度,无公害食品的产品标准和产地环境标准为强制性标准,生产技术规范为推荐性标准。

(二)农产品安全质量国家标准

为提高蔬菜、水果的食用安全性,保证产品的质量,保护人体健康,发展无公害农产品,促进农业和农村经济可持续发展,国家质量监督检验检疫总局特制定农产品安全质量 GB 18406 和 GB/T 18407,以提供无公害农产品产地环境和产品质量国家标准。农产品安全质量分为两部分,无公害农产品产地环境要求和无公害农产品产品安全要求。

1. 无公害农产品产地环境要求

《农产品安全质量》产地环境要求 GB/T 18407—2001 分为以下四个部分:

(1)《农产品安全质量——无公害蔬菜产地环境要求》(GB/T 18407.1—2001)。该标准对影响无公害蔬菜生产的水、空气、土壤等环境条件按照现行国家标准的有关要求,结合无公害蔬菜生产的实际做出了规定,为无公害蔬菜产地的选择提供了环境质量依据。

(2)《农产品安全质量——无公害水果产地环境要求》(GB/T 18407.2—2001)。该标准对影响无公害水果生产的水、空气、土壤等环境条件按照现行国家标准的有关要求,结合无公害水果生产的实际做出了规定,为无公害水果产地的选择提供了环境质量依据。

(3)《农产品安全质量——无公害畜禽肉产地环境要求》(GB/T 18407.3—2001)。该标准对影响畜禽生产的养殖场、屠宰和畜禽类产品加工厂的选址和设施,生产的畜禽饮用水、环境空气质量、畜禽场空气环境质量及加工厂水质指标及相应的试验方法,防疫制度及消毒措施按照现行标准的有关要求,结合无公害畜禽生产的实际做出了规定,从而促进我国畜禽产品质量的提高,加强产品安全质量管理,规范市场,促进农产品贸易的发展,保障人民身体健康,维护生产者、经营者和消费者的合法权益。

(4)《农产品安全质量——无公害水产品产地环境要求》(GB/T 18407.4—2001)。该标准对影响水产品生产的养殖场、水质和底质的指标及相应的试验方法按照现行标准的有关要求,结合无公害水产品生产的实际做出了规定,从而规范我国无公害水产品的生产环境,保证无公害水产品正常的生长和水产品的安全质量,促进我国无公害水产品的生产。

2. 无公害农产品产品安全要求

《农产品安全质量——产品安全要求》GB 18406—2001 分为以下四个部分:

(1)《农产品安全质量——无公害蔬菜安全要求》(GB 18406.1—2001)。本标准对无公害蔬菜中重金属、硝酸盐、亚硝酸盐和农药残留给出了限量要求和试验方法,这些限量要求和试验方法采用了现行的国家标准,同时也对各地开展农药残留监督管理而开发的农药残留量简易测定给出了方法原理,旨在推动农药残留简易测定法的探索与完善。

(2)《农产品安全质量——无公害水果安全要求》(GB 18406.2—2001)。本标准对无公害水果中重金属、硝酸盐、亚硝酸盐和农药残留给出了限量要求和试验方法,这些限量要求和试验方法采用了现行的国家标准。

(3)《农产品安全质量——无公害畜禽肉安全要求》(GB 18406.3—2001)。本标准对无公害畜禽肉产品中重金属、亚硝酸盐、农药和兽药残留给出了限量要求和试验方法,并对畜禽肉产品微生物指标对给出了要求,这些有毒有害物质限量要求、微生物指标和试验方法采用了现行的国家标准和相关的行业标准。

(4)《农产品安全质量——无公害水产品安全要求》(GB 18406.4—2001)。本标准对无公害水产品中的感官、鲜度及微生物指标做了要求,并给出了相应的试验方法,这些要求和试验方法采用了现行的国家标准和相关的行业标准。

三、无公害农产品的认证

(一)无公害农产品认证机构简介

农业部农产品质量安全中心是由中央机构编制委员会办公室批准成立、国家认证认可监督管理委员会批准登记、农业部直属正局级事业单位,专门从事无公害农产品认证工作。

农业部农产品质量安全中心的主要职责是:贯彻执行国家关于农产品质量安全认证认可及合格评定方面的法律、法规和规章制度;发布认证标志和认证产品目录;受理分中心认证审查报告,并向认证合格者颁发认证证书;办理无公害农产品标志的使用手续,负责无公害农产品标志使用的监督管理;接受无公害农产品产地认定结果备案;对无公害农产品标志的印制单位进行委托和管理;开展无公害农产品质量安全认证的国际交流和合作;负责农业部农产品认证管理委员会的日常工作。

农业部农产品质量安全中心内设办公室、技术处、审核处、监督处四个职能部门,下设种植业产品、畜牧业产品和渔业产品三个认证分中心。根据认证工作的需要,遵循"择优选用、业务委托、合理布局、协调规范"的原则,紧紧依托国家和农业部已有的检测机构,建立遍布各省、覆盖全国的无公害农产品认证检测体系。

(二)无公害农产品产地认定

无公害农产品产地认定是无公害农产品认证的前提和条件,是推进农产品标准化生产的最重要措施,是确保农产品质量安全的基础。各省、自治区、直辖市和计划单列市人民政府农业行政主管部门(以下简称省级农业行政主管部门)负责本辖区内无公害农产品产地认定(以下简称产地认定)工作。

1. 申报无公害农产品产地应具备的基本条件

(1)产地必须具备良好的自然环境,规划科学,布局合理,能满足无公害农产品生产的要求。

(2)产地应设立专门的管理机构,配备相应专业技术人员,建立健全生产、服务体系。

(3)产地应当具有一定的生产规模,具体规定见表 11-1。

表 11 - 1　　无公害农产品产地认定生产规模要求

产品类别	生产规模	说　明
粮食作物	2 000 亩[①]以上	
蔬菜	露地种植面积不少于 300 亩,保护地不少于 50 亩	
水果	种植面积不少于 300 亩	1. 因地域、产品差异,生产规模可适当调整;
西(甜)瓜	露地种植面积不少于 500 亩、保护地种植面积不少于 50 亩	
油料	种植面积不少于 500 亩	2. 其他产地规模,视具体情况而定
茶园	种植面积不少于 200 亩	
食用菌	年投料不少于 200 吨	
水产养殖	大水面养殖面积不少于 1 000 亩;集中连片池塘养殖面积不少于 100 亩;工厂化养殖面积不少于 1 000 平方米	

2. 申请人的资格

符合无公害农产品产地基本条件并从事无公害农产品生产、经营的单位或个人均可作为无公害农产品产地的申请人。

3. 认定程序

申请产地认定的单位和个人(以下简称申请人),应当向产地所在地县级人民政府农业行政主管部门(以下简称县级农业行政主管部门)提出申请,并提交以下材料:

(1)《无公害农产品产地认定申请书》;

(2) 产地的区域范围、生产规模;

(3) 产地环境状况说明;

(4) 无公害农产品生产计划;

(5) 无公害农产品质量控制措施;

(6) 专业技术人员的资质证明;

(7) 保证执行无公害农产品标准和规范的声明;

(8) 要求提交的其他有关材料。

县级农业行政主管部门自受理之日起 30 日内,对申请人的申请材料进行形式审查。符合要求的,出具推荐意见,连同产地认定申请材料逐级上报省级农业行政主管部门;不符合要求的,应当书面通知申请人。

省级农业行政主管部门应当自收到推荐意见和产地认定申请材料之日起 30 日内,组织有资质的检查员对产地认定申请材料进行审查。材料审查不符合要求的,应当书面通知申请人。材料审查符合要求的,省级农业行政主管部门组织有资质的检查员参加的检查组对产地进行现场检查。现场检查不符合要求的,应当书面通知申请人。申请材料和现场检查符合要求的,省级农业行政主管部门通知申请人委托具有资质的检测机构对其产地环境进行抽样检验。检测机构应当按照标准进行检验,出具环境检验报告和环境评价报告,分送省级农业行政主管部门和申请人。环境检验不合格或者环境评价不符合要求的,省级农业行政主管部门应当书面通知申请人。省级农业行政主管部门对材料审查、现场检查、环境检验和环境现状评价符合要求的,进行全面评审,并作出认定终审结论。符合颁证条件的,颁发《无公害农产品产地认定证

---

①　1 亩＝(10 000/15)m^2

书》；不符合颁证条件的，应当书面通知申请人。《无公害农产品产地认定证书》有效期为 3 年。期满后需要继续使用的，证书持有人应当在有效期满前 90 日内按照本程序重新办理。省级农业行政主管部门应当在颁发《无公害农产品产地认定证书》之日起 30 日内，将获得证书的产地名录报农业部和国家认证认可监督管理委员会备案。

（三）无公害农产品认定

农业部农产品质量安全中心（以下简称中心）承担无公害农产品认证（以下简称产品认证）工作。农业部和国家认证认可监督管理委员会（以下简称国家认监委）依据相关的国家标准或者行业标准发布《实施无公害农产品认证的产品目录》（以下简称产品目录）。凡生产产品目录内的产品，并获得无公害农产品产地认定证书的单位和个人，均可申请产品认证。

申请产品认证的单位和个人（以下简称申请人），可以通过省、自治区、直辖市和计划单列市人民政府农业行政主管部门或者直接向中心申请产品认证，并提交以下材料：

(1)《无公害农产品认证申请书》；

(2)《无公害农产品产地认定证书》（复印件）；

(3) 产地《环境检验报告》和《环境评价报告》；

(4) 产地区域范围、生产规模；

(5) 无公害农产品的生产计划；

(6) 无公害农产品质量控制措施；

(7) 无公害农产品生产操作规程；

(8) 专业技术人员的资质证明；

(9) 保证执行无公害农产品标准和规范的声明；

(10) 无公害农产品有关培训情况和计划；

(11) 申请认证产品的生产过程记录档案；

(12) "公司加农户"形式的申请人应当提供公司和农户签订的购销合同范本、农户名单以及管理措施；

(13) 要求提交的其他材料。

中心自收到申请材料之日起，应当在 15 个工作日内完成申请材料的审查。申请材料不符合要求的，中心应当书面通知申请人。申请材料不规范的，中心应当书面通知申请人补充相关材料。申请人自收到通知之日起，应当在 15 个工作日内按要求完成补充材料并报中心。中心应当在 5 个工作日内完成补充材料的审查。申请材料符合要求的，但需要对产地进行现场检查的，中心应当在 10 个工作日内作出现场检查计划并组织有资质的检查员组成检查组，同时通知申请人并请申请人予以确认。检查组在检查计划规定的时间内完成现场检查工作。现场检查不符合要求的，应当书面通知申请人。申请材料符合要求（不需要对申请认证产品产地进行现场检查的）或者申请材料和产地现场检查符合要求的，中心应当书面通知申请人委托有资质的检测机构对其申请认证产品进行抽样检验。检测机构应当按照相应的标准进行检验，并出具产品检验报告，分送中心和申请人。产品检验不合格的，中心应当书面通知申请人。中心对材料审查、现场检查（需要的）和产品检验符合要求的，进行全面评审，在 15 个工作日内作出认证结论。符合颁证条件的，由中心主任签发《无公害农产品认证证书》；不符合颁证条件的，中心应当书面通知申请人。每月 10 日前，中心应当将上月获得无公害农产品认证的产品目录同时报农业部和国家认监委备案。由农业部和国家认监委公告。

《无公害农产品认证证书》有效期为 3 年，期满后需要继续使用的，证书持有人应当在有效期满前 90 日内按照本程序重新办理。

四、无公害农产品标志及其使用与监督管理

为加强对无公害农产品标志的管理,保证无公害农产品的质量,维护生产者、经营者和消费者的合法权益,2003 年 5 月,农业部和国家认证认可监督管理委员会根据《无公害农产品管理办法》制定并发布了《无公害农产品标志管理办法》。

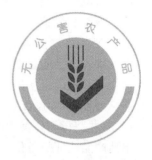

图 11 - 1　无公害农产品标志图案

（一）无公害农产品标志

无公害农产品标志图案（见图 11 - 1）主要由麦穗、对勾和无公害农产品字样组成,麦穗代表农产品,对勾表示合格,金色寓意成熟和丰收,绿色象征环保和安全。无公害农产品标志规格分为五种,其规格、尺寸（直径）见表 11 - 2。

表 11 - 2　无公害农产品标志规格

规格	1 号	2 号	3 号	4 号	5 号
尺寸/mm	10	15	20	30	60

（二）无公害农产品标志的使用与监督管理

无公害农产品标志是加施于获得无公害农产品认证的产品或者其包装上的证明性标记。国家鼓励获得无公害农产品认证证书的单位和个人积极使用全国统一的无公害农产品标志。农业部和国家认证认可监督管理委员会（以下简称国家认监委）对全国统一的无公害农产品标志实行统一监督管理。县级以上地方人民政府农业行政主管部门和质量技术监督部门按照职责分工依法负责本行政区域内无公害农产品标志的监督检查工作。

根据《无公害农产品管理办法》的规定获得无公害农产品认证资格的认证机构（以下简称认证机构）,负责无公害农产品标志的申请受理、审核和发放工作。凡获得无公害农产品认证证书的单位和个人,均可以向认证机构申请无公害农产品标志。认证机构应当向申请使用无公害农产品标志的单位和个人说明无公害农产品标志的管理规定,并指导和监督其正确使用无公害农产品标志。认证机构应当按照认证证书标明的产品品种和数量发放无公害农产品标志,认证机构应当建立无公害农产品标志出入库登记制度。无公害农产品标志出入库时,应当清点数量,登记台账;无公害农产品标志出入库台账应当存档,保存时间为 5 年。认证机构应当将无公害农产品标志的发放情况每 6 个月报农业部和国家认监委。

获得无公害农产品认证证书的单位和个人,可以在证书规定的产品或者其包装上加施无公害农产品标志,用以证明产品符合无公害农产品标准。印制在包装、标签、广告、说明书上的无公害农产品标志图案,不能作为无公害农产品标志使用。使用无公害农产品标志的单位和个人,应当在无公害农产品认证证书规定的产品范围和有效期内使用,不得超范围和逾期使用,不得买卖和转让。使用无公害农产品标志的单位和个人,应当建立无公害农产品标志的使用管理制度,对无公害农产品标志的使用情况如实记录并存档。无公害农产品标志的印制工作应当由经农业部和国家认监委考核合格的印制单位承担,其他任何单位和个人不得擅自印制。无公害农产品标志的印制单位应当具备以下基本条件:

（1）经工商行政管理部门依法注册登记,具有合法的营业证明;

（2）获得公安、新闻出版等相关管理部门发放的许可证明；

（3）有与其承印的无公害农产品标志业务相适应的技术、设备及仓储保管设施等条件；

（4）具有无公害农产品标志防伪技术和辨伪能力；

（5）有健全的管理制度；

（6）符合国家有关规定的其他条件。

无公害农产品标志的印制单位应当建立无公害农产品标志出入库登记制度。无公害农产品标志出入库时，应当清点数量，登记台账；无公害农产品标志出入库台账应当存档，期限为5年。对废、残、次无公害农产品标志应当进行销毁，并予以记录。无公害农产品标志的印制单位，不得向具有无公害农产品认证资格的认证机构以外的任何单位和个人转让无公害农产品标志。伪造、变造、盗用、冒用、买卖和转让无公害农产品标志以及违反本办法规定的，按照国家有关法律法规的规定，予以行政处罚；构成犯罪的，依法追究其刑事责任。从事无公害农产品标志管理的工作人员滥用职权、徇私舞弊、玩忽职守，由所在单位或者所在单位的上级行政主管部门给予行政处分；构成犯罪的，依法追究刑事责任。

五、无公害农产品生产质量控制

（一）无公害农产品的关键控制技术

1. 无公害农产品生产基地环境控制技术

无公害农产品开发基地应建立在生态农业建设区域之中，在生态农业建设中强化无公害技术份额。具体地说，其基地在土壤、大气、水上必须符合无公害农产品产地环境标准，其中土壤主要是重金属指标，大气主要是硫化物、氮化物和氟化物等指标，水质主要是重金属、硝态氮、全盐量、氯化物等指标。无公害农产品产地环境评价是选择无公害农产品基地的标尺，只有通过其环境评价，才具有生产无公害农产品的条件和资格，这是前提条件。

2. 无公害农产品生产过程控制技术

无公害农产品的农业生产过程控制主要是农用化学物质使用限量的控制及替代过程。重点生产环节是病虫害防治和肥料施用。病虫害防治要以不用或少用化学农药为原则，强调以预防为主，以生物防治为主。肥料施用强调以有机肥为主，以底肥为主，按土壤养分库动态平衡需求调节肥量和用肥品种。在生产过程中制定相应的无公害生产操作规范，建立相应的文档、备案待查。

3. 无公害农产品质量控制技术

无公农产品最终体现在产品的无公害化。其产品可以是初级产品，也可能是加工产品，其收获、加工、包装、储藏、运输等后续过程均应制定相应的技术规范和执行标准。

产品是否无公害要通过检测来确定。无公害农产品首先在营养品质上应是优质，营养品质检测可以依据相应检测机构的结果，而环境品质、卫生品质检测要在指定机构进行。

（二）无公害猪肉生产质量控制关键技术

无公害猪肉生产过程包括引种、环境、饲养、消毒、免疫、屠宰加工、销售、废弃物处理等，涉及生猪饲养、屠宰及猪肉加工、销售的全过程。

第二节　绿色食品

一、绿色食品的概念

绿色食品是遵循可持续发展原则,按照特定生产方式生产,经专门机构认定,许可使用绿色食品商标标志的无污染的安全、优质、营养类食品。

"按照特定的生产方式",是指在生产、加工过程中按照绿色食品的标准,禁用或限制使用化学合成的农药、肥料、添加剂等生产资料及其他有害于人体健康和生态环境的物质,并实施从土地到餐桌的全程质量控制。

绿色食品必须同时具备以下条件:

(1) 产品或产品原料产地必须符合绿色食品生态环境质量标准。

(2) 农作物种植、畜禽饲养、水产养殖及食品加工必须符合绿色食品的生产操作规程;

(3) 产品必须符合绿色食品质量和卫生标准;

(4) 产品外包装必须符合国家食品标签通用标准,符合绿色食品特定的包装、装潢和标签规定。

无污染、安全、优质、营养是绿色食品的特征。

相比国际通称的有机食品而言,绿色食品是我国政府主推的一个认证农产品,它是普通食品向有机食品发展的一种过渡产品,分为 A 级绿色食品和 AA 级绿色食品。

二、绿色食品标志

绿色食品标志是指绿色食品图形以及"绿色食品"中文、"Green Food"英文字样。它是用以标识食品具有无污染安全、优质,营养等特殊品质标记。

绿色食品标志图形由三部分构成:上方的太阳、下方的叶片和中心的蓓蕾,象征自然生态;颜色为绿色,象征着生命、农业、环保;整个图形为正圆形,意为安全和保护。

绿色食品标志商标的注册形式有:绿色食品标志图形、绿色食品、Green Food 及中英文字与图形组合共 4 种形式(图 11 - 2)。

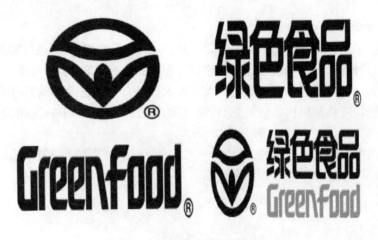

图 11 - 2　绿色食品注册的 4 种形式

标志的使用采用"一品一号""身份证"制度的原则。绿色食品认证中心对每一批准用标的产品实行统一编号,每一个被许可使用绿色食品标志的产品都有其独有的绿色食品标志的编号,以确定其"身份"。所谓"一品"是指一个认证产品,它是商标名称和产品名称的组合体;"一号"是指一个绿色食品标志编号。

绿色食品标志编号的形式及所代表的含义如下:

LB—　＊＊　—　＊＊　＊＊　＊＊　＊＊＊＊　A
　　　　　产品类别　　年份　月份　省份　当年序号　分级

绿色食品标志,是中国绿色食品发展中心于 1996 年 11 月 7 日经国家工商行政管理总局商标局核准注册的我国的第一例证明商标。

其核定使用的商品范围极为广泛,在 1 类的肥料上,注册了图形商标;在 2 类的食品着色剂上注册了文字、图形、英文以及组合共 4 件商标;在 3 类的香料上、5 类的婴儿食品上注册了4 个商标;在 29 类肉类、煮熟的水果、蔬菜、果冻、果酱等;30 类的糖、咖啡、面包、糕点、蜂蜜、糖调味香料;31 类水果、蔬菜、种子、饲料;32 类啤酒、饮料;33 类含酒精的饮料进行了全类注册。据不完全统计,迄今为止,"绿色食品"证明商标现已在九大类 1 000 多种食品上核准注册证明商标。

三、绿色食品的标准

绿色食品标准是绿色食品认证和管理的依据和基础,是整个绿色食品事业的重要技术支撑。

（一）绿色食品标准的概念

绿色食品标准是应用科学技术原理,结合绿色食品生产实践,借鉴国内外相关标准所制定的,在绿色食品生产中必须遵循,在绿色食品质量认证时必须依据的技术性文件。绿色食品标准是由农业部发布的推荐性农业行业标准(NY/T),是绿色食品生产企业必须遵照执行的标准。

按照"从土地到餐桌"全程质量控制技术路线,建立了定位准确、科学合理技术标准体系。确立了与发达国家食品标准接轨的质量安全水平定位。农业部发布的绿色食品行业标准总数已达 150 项,基本覆盖大宗食用农产品及加工食品。主要包括产地环境质量标准、生产过程投入品使用标准、产品质量标准、仓储运输及包装标签标准。

（二）绿色食品标准的技术分级

绿色食品标准分为两个技术等级,即 AA 级绿色食品标准和 A 级绿色食品标准。

AA 级绿色食品标准要求,生产地的环境质量符合《绿色食品产地环境质量标准》,生产过程中不使用化学合成的农药、肥料、食品添加剂、饲料添加剂、兽药及有害于环境和人体健康的生产资料,而是通过使用有机肥、种植绿肥、作物轮作、生物或物理方法等技术,培肥土壤、控制病虫草害、保护或提高产品品质,从而保证产品质量符合绿色食品产品标准要求。

A 级绿色食品标准要求,生产地的环境质量符合《绿色食品产地环境质量标准》,生产过程中严格按绿色食品生产资料使用准则和生产操作规程要求,限量使用限定的化学合成生产资料,并积极采用生物学技术和物理方法,保证产品质量符合绿色食品产品标准要求。

（三）绿色食品技术类标准的构成

绿色食品标准以"从土地到餐桌"全程质量控制理念为核心,由以下 4 个部分构成。

1. 绿色食品产地环境标准

绿色食品产地环境标准即《绿色食品——产地环境技术条件》(NY/T 391),制定这项标准的目的,一是强调绿色食品必须产自良好的生态环境地域,以保证绿色食品最终产品的无污染、安全性;二是促进对绿色食品产地环境的保护和改善。

绿色食品产地环境质量标准规定了产地的空气质量标准、农田灌溉水质标准、渔业水质标准、畜禽养殖用水标准和土壤环境质量标准的各项指标以及浓度限值、监测和评价方法。提出了绿色食品产地土壤肥力分级和土壤质量综合评价方法。对于一个给定的污染物在全国范围内其标准是统一的,必要时可增设项目,适用于绿色食品(AA 级和 A 级)生产的农田、菜地、果园、牧场、养殖场和加工厂。

2. 绿色食品生产技术标准

绿色食品生产过程的控制是绿色食品质量控制的关键环节。绿色食品生产技术标准是绿色食品标准体系的核心,它包括绿色食品生产资料使用准则和绿色食品生产技术操作规程两部分。

绿色食品生产资料使用准则是对生产绿色食品过程中物质投入的一个原则性规定,它包括生产绿色食品的农药、肥料、食品添加剂、饲料添加剂、兽药和水产养殖药的使用准则,对允许、限制和禁止使用的生产资料及其使用方法、使用剂量、使用次数和休药期等做出了明确规定。

绿色食品生产技术操作规程是以上述准则为依据,按作为种类、畜牧种类和不同农业区域的生产特性分别制定的,用于指导绿色食品生产活动,规范绿色食品生产技术的技术规定,包括农产品种植、畜禽饲养、水产养殖和食品加工等技术操作规程。

3. 绿色食品产品标准

该标准是衡量绿色食品最终产品质量的指标尺度。它虽然跟普通食品的国家标准一样,规定了食品的外观品质、营养品质和卫生品质等内容,但其卫生品质要求高于国家现行标准,主要表现在对农药残留和重金属的检测项目种类多、指标严。而且,使用的主要原料必须是来自绿色食品产地的、按绿色食品生产技术操作规程生产出来的产品。绿色食品产品标准反映了绿色食品生产、管理和质量控制的先进水平,突出了绿色食品产品无污染、安全的卫生品质。

4. 绿色食品包装、储藏运输标准

包装标准规定了进行绿色食品产品包装时应遵循的原则,包装材料选用的范围、种类,包装上的标识内容等。要求产品包装从原料、产品制造、使用、回收和废弃的整个过程都应有利于食品安全和环境保护,包括包装材料的安全、牢固性,节省资源、能源,减少或避免废弃物产生,易回收循环利用,可降解等具体要求和内容。

标签标准,除要求符合国家《预包装食品标签通则》外,还要求符合《中国绿色食品商标标志设计使用规范手册》(以下简称《手册》)规定,该《手册》对绿色食品的标准图形、标准字形、图形和字体的规范组合、标准色、广告用语以及在产品包装标签上的规范应用均作了具体规定。

储藏运输标准对绿色食品储运的条件、方法、时间做出规定。以保证绿色食品在储运过程中不遭受污染、不改变品质,并有利于环保、节能。

(四) 绿色食品标准的作用和意义

绿色食品标准对绿色食品产业发展所起的作用表现在以下几个方面。

1. 绿色食品标准是绿色食品认证工作的技术基础

绿色食品认证实行产前、产中、产后全过程质量控制,同时包含了质量认证和质量体系认证内容。因此,无论是绿色食品质量认证还是质量体系认证都必须有适宜的标准作依据,否则开展认证工作的基本条件就不充分。

2. 绿色食品标准是进行绿色食品生产活动的技术、行为规范

绿色食品标准不仅是对绿色食品产品质量、产地环境质量、生产资料毒负效应的指标规定,更重要的是对绿色食品生产者、管理者的行为的规范,是评定、监督和纠正绿色食品生产者、管理者技术行为的尺度,具有规范绿色食品生产活动的功能。

3. 绿色食品标准是指导农业及食品加工业提高生产水平的技术文件

绿色食品产品标准设置的质量安全指标比较严格,绿色食品标准体系则为企业如何生产出符合要求的产品提供了先进的生产方式、工艺和生产技术指导。例如,在农作物生产方面,为替代或减少化肥用量、保证产量,绿色食品标准提供了一套根据土壤肥力状况,将有机肥、微生物肥、无机(矿质)肥和其他肥料配合施用的方法;为保证无污染、安全的卫生品质,绿色食品标准提供了一套经济、有效的杀灭致病菌、降解硝酸盐的有机肥处理方法;为减少喷施化学农药,绿色食品标准提供了一套从保护整体生态系统出发的病虫草害综合防治技术。在食品加工方面,为避免加工过程中的二次污染,绿色食品标准提出了一套非化学方式控制害虫的方法和食品添加剂使用准则,从而促使绿色食品生产者采用先进加工工艺、提高技术水平。

4. 绿色食品标准是维护绿色食品生产者和消费者利益的技术和法律依据

绿色食品标准作为认证和管理的依据,对接受认证的生产企业属强制执行标准,企业采用的生产技术及生产出的产品都必须符合绿色食品标准要求。国家有关行政主管部门对绿色食品实行监督抽查、打击假冒产品的行动时,绿色食品标准就是保护生产者和消费者利益的技术和法律依据。

5. 绿色食品标准是提高我国农产品和食品质量,促进出口创汇的技术手段

绿色食品标准是以我国国家标准为基础,参照国际先进标准制定的,既符合我国国情,又具有国际先进水平的标准。企业通过实施绿色食品标准,能够有效地促使技术改造,加强生产过程的质量控制,改善经营管理,提高员工素质。绿色食品标准也为我国加入 WTO 后,开展可持续农产品及有机农产品平等贸易提供了技术保障,为我国农业,特别是生态农业、可持续发展农业在对外开放过程中提高自我保护、自我发展能力创造了条件。

四、绿色食品认证与管理

概括地说,可以申请使用绿色食品标志的一类是食品,比如粮油、水产、果品、饮料、茶叶、畜禽蛋奶产品等。包括:

(1) 按国家商标类别划分的第 5、29、30、31、32、33 类中的大多数产品均可申请认证;

(2) 以"食"或"健"字登记的新开发产品可以申请认证;

(3) 经卫生部公告既是药品也是食品的产品可以申请认证;

(4) 暂不受理油炸方便面、叶菜类酱菜(盐渍品)、火腿肠及作用机理不甚清楚的产品(如减肥茶)的申请;

(5) 绿色食品拒绝转基因技术。由转基因原料生产(饲养)加工的任何产品均不受理。

另一类是生产资料,主要是指在生产绿色食品过程中的物质投入品,比如农药、肥料、兽药、水产养殖用药、食品添加剂等。

具备一定生产规模、生产设施条件及技术保证措施的食品生产企业和生产区域还可以申报绿色食品基地。

（一）绿色食品标志的认证

1. 认证申请条件

凡具有绿色食品生产条件的国内企业均可按本程序申请绿色食品认证。境外企业另行规定。申请人必须是企业法人。社会团体、民间组织、政府和行政机构等不可作为绿色食品的申请人。

同时，还要求申请人具备以下条件：

（1）具备绿色食品生产的环境条件和技术条件。

（2）生产具备一定规模，具有较完善的质量管理体系和较强的抗风险能力。

（3）加工企业须生产经营一年以上方可受理申请。

2. 认证申请需要提交的材料

申请人填写并向所在省绿办递交《绿色食品标志使用申请书》《企业及生产情况调查表》及以下材料（一式两份）：

（1）保证执行绿色食品标准和规范的声明；

（2）生产操作规程（种植规程、养殖规程、加工规程）；

（3）公司对"基地＋农户"的质量控制体系（包括合同、基地图、基地和农户清单、管理制度）；

（4）产品执行标准；

（5）产品注册商标文本（复印件）；

（6）企业营业执照（复印件）；

（7）企业质量管理手册；

（8）要求提供的其他材料。

3. 认证程序

（1）申请认证企业向市、县（市、区）绿色食品办公室（以下简称绿办），或向省绿色食品办公室索取，或从网站（www. ahgreenfood. com）下载《绿色食品申请表》。

（2）市、县（市、区）绿办指导企业做好申请认证的前期准备工作，并对申请认证企业进行现场考察和指导，明确申请认证程序及材料编制要求，并写出考察报告报省绿办。省绿办酌情派员参加。

（3）企业按照要求准备申请材料，根据《绿色食品现场检查项目及评估报告》自查、草填，并整改，完善申请认证材料；市、县（市、区）绿办对材料审核，并签署意见后报省绿办。

（4）省绿办收到市、县（市、区）的考察报告、审核表及企业申请材料后，审核定稿。企业完成5套申请认证材料（企业自留1套复印件，报市、县绿办各1套复印件，省绿办1套复印件，中国绿色食品发展中心1套原件）和文字材料电子稿，报省绿办。

（5）省绿办收到申请材料后，登记、编号，在5个工作日内完成审核，下发《文审意见通知单》同时抄传中心认证处，说明需补报的材料，明确现场检查和环境质量现状调查计划。企业在10个工作日内提交补充材料。

（6）现场检查计划经企业确认后，省绿办派2名或2名以上检查员在5个工作日内完成现场检查和环境质量现状调查，并在完成后5个工作日内向省绿办提交《绿色食品现场检查项目及评估报告》《绿色食品环境质量现状调查报告》。

（7）检查员在现场检查过程中同时进行产品抽检和环境监测安排，产品检测报告、环境质量监测和评价报告由产品检测和环境监测单位直接寄送中国绿色食品发展中心同时抄送省绿办。对能提供由定点监测机构出具的一年内有效的产品检测报告的企业,免做产品认证检测;对能提供有效环境质量证明的申请单位,可免做或部分免做环境监测。

(8) 省绿办将企业申请认证材料(含《绿色食品标志使用申请书》《企业及生产情况调查表》及有关材料)《绿色食品现场检查项目及评估报告》《绿色食品环境质量现状调查报告》《省绿办绿色食品认证情况表》报送中心认证处;申请认证企业将《申请绿色食品认证基本情况调查表》报送中心认证处。

(9) 中心对申请认证材料做出:"合格""材料不完整或需补充说明""有疑问,需现场检查""不合格"的审核结论,书面通知申请人,同时抄传省绿办。省绿办根据中心要求指导企业对申请认证材料进行补充。

(10) 对认证终审结论为"认证合格"的申请企业,中心书面通知申请认证企业在 60 个工作日内与中心签订《绿色食品标志商标使用许可合同》,同时抄传省绿办。

(11) 申请认证企业领取《绿色食品证书》。

(二)绿色食品标志的使用与管理

绿色食品标志在产品上的使用范围限于由国家工商行政管理局认定的《绿色食品标志商品涵盖范围》。绿色食品标志在产品上使用时,须严格按照《绿色食品标志设计标准手册》的规范要求正确设计,并在中国绿色食品发展中心认定的单位印制。

使用绿色食品标志的单位和个人须严格履行《绿色食品标志使用协议》。使用绿色食品标志的企业,改变其生产条件、工艺、产品标准及注册商标前,须报经中国绿色食品发展中心批准。

由于不可抗拒的因素暂时丧失绿色食品生产条件的,生产者应在 1 个月内报告省、部两级绿色食品管理机构,暂时中止使用绿色食品标志,待条件恢复后,经中国绿色食品发展中心审核批准,方可恢复使用。绿色食品标志编号的使用权,以核准使用产品为限。未经中国绿色食品发展中心批准,不得将绿色食品标志及其编号转让给其他单位或个人。绿色食品标志使用权自批准之日起 3 年有效。要求继续使用绿色食品标志的,须在有效期满前 9 天内重新申报,未重新申报的,视为自动放弃其使用权。

使用绿色食品标志的单位和个人,在有效的使用期限内,应接受中国绿色食品发展中心指定的环保、食品监测部门对其使用标志的产品及生态环境进行抽查,抽检不合格的。撤销标志使用权,在本使用期限内,不再受理其申请。对侵犯标志商标专用权的,被侵权人可以依据《中华人民共和国商标法》向侵权人所在地的县级以上工商行政管理部门要求处理,也可以直接向人民法院起诉。凡违反相关规定的,由农业部撤销其绿色食品标志使用权,收回绿色食品标志使用证书及编号;造成损失的,并责其赔偿损失。自动放弃绿色食品标志使用权或使用权被撤销的,由中国绿色食品发展中心公之于众。

五、绿色食品生产、加工要求

(一)绿色食品生产操作规程

绿色食品生产操作规程包括农产品种植、畜禽饲养、水产养殖和食品加工等操作规程。

1. 种植业的操作规程

种植业的操作规程系指农作物的整地播种、施肥、浇水、喷药及收获等五个生产环节中必须遵守的规定。其主要内容是:植保方面,农药的使用在种类、剂量、时间、残留量方面都必须符合《生产绿色食品的农药使用准则》;作物栽培方面,肥料使用必须符合《生产绿色食品的肥料使用准则》。有机肥的施用量必须达到保护或增加土壤有机质含量的程度;品种选育方面,尽可能选育适应当地土壤和气候条件,并对病虫草害有较强的抵抗力的高品质优良品种;耕作制度方面,尽可能采用生态学原理,保持物种的多样性,减少或避免化学物质的投入。

2. 畜牧业的生产操作规程

畜牧业的生产操作规程系指在畜禽选种、饲养、防治疫病等环节的具体操作规定。其主要内容是:选择饲养适应当地生长条件抗逆性强的优良品种;主要饲料来源于无公害区域内的草场、农区、绿色食品饲料种植地和绿色食品加工产品的副产品;饲料添加剂的使用必须符合《生产绿色食品的饲料添加剂使用准则》,畜禽房舍消毒及畜禽疫病防治用药,必须符合《生产绿色食品的兽药使用准则》;采用生态防病及其他无公害技术。

3. 水产品养殖过程中的绿色食品生产操作规程

水产品养殖过程中的绿色食品生产操作规程主要内容是:养殖用水必须达到绿色食品要求的水质标准;选择饲养适应当地生长条件的抗逆性强的优良品种;鲜活饵料和人工配合饲料应来源于无公害生产区域;人工配合饲料的添加剂使用必须符合《生产绿色食品的饲料添加剂使用准则》;疫病防治用药必须符合《生产绿色食品的水产养殖用药使用准则》;采用生态防病及其他无公害技术。

4. 绿色食品加工品的生产操作规程

绿色食品加工品的生产操作规程主要内容是:加工区环境卫生必须达到绿色食品生产要求;加工用水必须符合绿色食品加工用水水质标准;加工原料主要来源于绿色食品产地;加工所用的设备及产品原材料的选用,都要具备安全无污染条件;在食品加工过程中,食品添加剂的使用必须符合《生产绿色食品的食品添加剂使用准则》。

(二)绿色食品马铃薯生产技术规程

绿色食品马铃薯生产技术规程包括绿色食品马铃薯的产地环境、栽培技术、病虫害防治、收获与储藏。

1. 产地环境

应符合 NY/T 391 的要求。

2. 栽培技术

(1)品种选择。不得使用转基因品种。选择品质优、产量高、适应性广、抗病性强、商品性好的马铃薯品种。高海拔春薯种植区宜选用中晚熟品种;中低海拔地区宜选用中早熟品种。提倡使用脱毒种薯,脱毒种薯质量应符合"GB 18133—2000 马铃薯脱毒种薯"二级以上良种标准。

(2)种薯处理。

① 种薯切块和消毒。提倡选用 30～50 g 小整薯作种。50 g 以上种薯可切薯,种薯顶芽向上,放在台面上,按薯块上芽眼分布,从下端每块保留 2～3 个芽眼。在靠近芽眼处纵切,依次旋转向上,切完为止,每个薯块重 20～30 g。为防止切刀传病,应用 75% 的酒精或 5% 的高锰酸钾浸泡切刀,最好两把刀交替使用。将切好种块晾晒或与新鲜草木灰掺混,吸去伤口水分后即可催芽。播种前几小时用广谱农药(如多菌灵)或马铃薯晚疫病农药对种薯进行喷洒消毒,晾干后即可播种。

② 催芽。催芽秋薯作春播用种,或春薯作秋播种时,必须进行催芽,打破休眠。一般在播种前 5～20 d 进行催芽。采用湿润基质法,将种薯切块后用湿沙或锯末等基质分层层积覆盖于土坑或温床上,厚度约 10 cm,保持层积物湿润和温度 20～25℃,3～10 d 即可发芽;芽长 2～3 mm 时使用散射光方法炼苗 3 d 以上,即避免阳光直射的弱光(1 000～4 000 lux)下炼

苗,以利壮芽齐苗,然后播种。

(3) 播前准备。

① 轮作。马铃薯忌连作,实行合理轮作或间套作。实行1年1轮或2年1轮的轮作制。

② 整地、起垄。冬、春马铃薯在播种前及时进行翻地、耙平耙细。播种时按 90~100 cm 规格,每垄双行开沟施基肥后整地起垄。秋马铃薯在播种前及时翻地,然后将土壤整平耙细,施肥播种后做成平垄或高垄。如是水稻田秋薯,可采用免耕稻草覆盖栽培,一般在前作收获后按 200 cm 等距开沟排水作厢,施足基肥。

(4) 播种。

① 播种期。播种期应按各地常年的温度情况而定。冬马铃薯和小春马铃薯在 10 月中旬至次年1月上旬播种,确保出苗后不受冻害。大春马铃薯在1月下旬至3月上旬播种。山区气温低、无水源灌溉地块,视温度回升的情况约在3月上旬至下旬播种为宜。秋马铃薯在低海拔沟坝河谷地区,以8月底至9月上旬、当地平均气温在 25℃ 以下为播种适期;中海拔山区温度较低,播种期以8月中旬至9月初为宜。

② 播种方法。播种后覆土深度在干旱地区或疏松深厚的土质条件下,一般为 8~10 cm。土质过黏或雨水过多的地方不宜超过 15 cm,播种时切块的切面向下。

③ 秋薯播种,若阴雨连绵,不宜播种,待天气转晴后再播。

④ 种植密度。易采用大垄双行种植,密度每 667 m² 播种 4 000 穴左右。秋、冬作密度适当增加,一般可增加 1/3。

(5) 施肥。施肥原则应符合 NY/T 394 的要求。施足基肥,每 667 m² 施有机肥 1 500~2 000 kg,尿素 5~10 kg,过磷酸钙 4~30 kg,硫酸钾 1~8 kg,种薯和化肥应间隔 10 cm 以上。

苗期追肥应及早进行,在齐苗前后及时追施肥,以清粪水加少量尿素施用效果为好。

(6) 田间管理。中耕、除草和培土。当植株长至 15~25 cm 高时,进行第一次中耕培土,结合除草。第二次中耕距前次 25 d 左右,宜稍浅。秋薯苗期处于温度较高的季节,幼苗生长快,加之整个生育期短,应及时抓好田间管理,在齐苗后应抓紧及早中耕除草,大雨后及时浅中耕疏松表土以免块茎裸露。块茎形成期,土壤不旱不浇水,只进行中耕保墒。结合中耕逐步浅培土,直到植株拔高即封垄时才进行大培土。结薯期使土壤始终保持湿润,收获前 7~10 d 停止浇水。

3. 病虫害防治

(1) 主要病虫害。主要病害有晚疫病、青枯病、早疫病、环腐病等。主要虫害有蚜虫、地老虎、夜蛾等。

(2) 防治原则。坚持"预防为主、综合防治",综合应用农业、物理、生物防治等绿色防控措施,辅助使用化学防治措施。

(3) 农业防治。因地制宜选用抗(耐)病优良品种和脱毒种薯。合理布局,实行轮作倒茬。加强中耕除草,清洁田园,降低病虫源数量。

(4) 物理防治。可采用银灰膜避蚜或黄板诱杀蚜虫。安装频振式杀虫灯诱杀害虫。

(5) 生物防治。保护利用自然天敌,创造有利于天敌生存的环境条件,选择对天敌杀伤力小的农药。安装性诱剂诱杀夜蛾等害虫。

(6) 药剂防治。应符合 NY/T 393 的要求。

4. 收获与储藏

(1) 收获。在植株上部生长停止,中、下部叶片发黄时收获。收获后,剔除受伤薯块并摊晾 1 d,防止雨淋和长时间阳光暴晒。

（2）储藏与运输。应符合 NY/T 1056 的要求。马铃薯的储存要在通风、干燥的室内,堆放厚度不超过 50 cm,表面用麻袋等不透明物遮盖。储存期间要定期检查、清除病薯。

5. 包装

应符合 NY/T 658 的要求。

6. 建立生产档案

应详细记录生产环境条件、生产技术、病虫害的发生和防治、采收及采后处理等情况并保存记录。

第三节 有 机 食 品

一、我国有机食品发展历程

（一）探索阶段（1990—1994 年）

这一时期的特点是:国外认证机构进入中国,启动了中国有机食品的发展。1989 年,中国最早从事生态农业研究、实践和推广工作的国家环境保护局南京环境科学研究所农村生态研究室加入了国际有机农业运动联合会（IFOAM）,成为中国第一个 IFOAM 成员。目前,中国的 IFOAM 成员已经发展到 30 多个。

1990 年,根据浙江省茶叶进出口公司和荷兰阿姆斯特丹茶叶贸易公司的申请,加拿大的国际有机认证检查员 Joe Smillie 先生受荷兰有机认证机构 SKAL 的委托对位于浙江省和安徽省的 2 个茶园和 2 个茶叶加工厂实施了有机认证检查。此后,浙江省临安县的裴后茶园和临安茶厂获得了荷兰 SKAL 的有机颁证。这是在中国开展的第一次有中国专业人员参加的有机认证检查活动,也是中国农场和加工厂第一次获得有机认证。同时,相关的理论研究工作也在大学、科研院所等机构同步开展。

（二）起步阶段（1995—2002 年）

这一时期的主要特点是:中国相继成立了自己的认证机构,并开展了相应的认证工作,同时根据 IFOAM 的基本标准制定了机构或部门的推荐性行业标准。

1992 年,中国农业部批准组建了"中国绿色食品发展中心（CGFDC）"。负责开展中国国内的绿色食品认证和开发管理工作,1995 年起,创造性地提出了绿色食品的分级理论,即绿色食品分为 A 级和 AA 级（等同于有机食品）,并投入资金立项,邀请中国农业大学、中国农业科学院等单位参加研究、制定 AA 级绿色食品标准及操作规程。CGFDC 与欧美日等国家和地区的多家认证机构建立了联系和合作,并参照 IFOAM 以及欧美日等有机食品标准和法规,制定了《AA 级绿色食品生产技术准则》,并开展 AA 级绿色食品的认证工作。到 2002 年底,全国有效使用绿色食品标志的企业总数达到 1 756 家,获得绿色食品认证的产品总数为 3 046 个,其中"AA 级绿色食品证书"60 多个。绿色食品,特别是 AA 级绿色食品基地的建立,为中国有机农业生产基地的建立和发展打下了良好的基础。

1994 年,经国家环境保护局批准,国家环境保护局南京环境科学研究所的农村生态研究室改组成为"国家环境保护总局有机食品发展中心"（Organic Food Development Center of SEPA,OFDC）,2003 年改称为"南京国环有机产品认证中心"。该中心自 1995 年开始认证工作以来,先后通过 OFDC 认证的农场和加工厂已经超过 300 家。

　　OFDC 根据国际有机农业运动联盟组织的有机生产加工的基本标准,参照并借鉴欧盟委员会有机农业生产规定以及其他国家如德国、瑞典、英国、美国、澳大利亚、新西兰等有机农业协会或组织的标准和规定,结合中国农业生产和食品行业的有关标准,于 1999 年制定了 OFDC《有机产品认证标准》(试行),2001 年 5 月由国家环境保护总局发布成为行业标准。

　　1999 年 3 月,中国农业科学研究院茶叶研究所成立了有机茶研究与发展中心(OTRDC),专门从事有机茶园、有机茶叶加工以及有机茶专用肥的检查和认证,2003 年该中心更名为"杭州中农质量认证中心"并获得国家认证认可监督管理委员会的登记。通过该中心认证的茶园和茶叶加工厂已经超过 200 家。

　　根据农业部"无公害食品行动计划"关于绿色食品、有机食品、无公害食品"三位一体,整体推进"的战略部署,按照农业部的要求,中国绿色食品发展中心于 2002 年 10 月组建了"中绿华夏有机食品认证中心(COFCC)",并成为在国家认监委登记的第一家有机食品认证机构。COFCC 根据 IFOAM 基本标准以及欧美日等国家和地区标准制定的《有机食品生产技术准则》,列入 2003 年农业部行业标准制定项目,并在全国培训了 76 名有机食品检查员(包括实习检查员),同时 COFCC 为扩大企业的影响力,增加农产品的出口创汇,积极开展对外合作,已经和欧洲的 SGS、日本的 JONA 和 OMIC 签署了全面合作协议,120 多家企业通过了 COFCC 的认证。

　　(三) 规范快速发展阶段(2003 年至今)

　　本阶段以 2002 年 11 月 1 日开始实施的《中华人民共和国认证认可条例》的正式颁布实施为起点,有机食品认证工作由国家认证认可监督管理委员会统一管理,进入规范化阶段。

　　有机食品认证机构的认可工作最初由设在国家环保总局的"国家有机食品认证认可委员会"负责。根据 2002 年 11 月 1 日开始实施的《中华人民共和国认证认可条例》的精神,国家环保总局正在将有机认证机构的认可工作转交国家认监委。到目前为止,经国家认监委认可的专职或兼职有机认证机构总共有 8 家。国家认监委于 2003 年组织有关部门进行有机食品国家标准的制定以及"有机产品认证管理办法"的起草工作。

　　目前,在中国开展有机认证业务的还有几家外国有机认证机构,最早的是 1995 年进入中国的美国有机认证机构"国际有机作物改良协会"(OCIA),该机构与 OFDC 合作在南京成立了 OCIA 中国分会。此后,法国的 ECOCERT、德国的 BCS、瑞士的 IMO 和日本的 JONA 和 OMIC 都相继在北京、长沙、南京和上海建立了各自的办事处,在中国境内开展了数量可观的有机认证检查和认证工作,国外认证机构认证企业数超过 500 家。

二、有机食品的概念

　　(一) 有机食品的定义及范畴

　　1. 有机食品的定义

　　有机食品在不同的语言中有不同的名称,国外最普遍的叫法是 Organic Food,在其他语种中也有称生态食品、自然食品等。联合国粮食及农业组织和世界卫生组织的食品法典委员会将这类称谓各异但内涵实质基本相同的食品统称为"Organic Food",中文译为"有机食品"。

　　IFOAM 对有机食品的定义是:"根据有机食品种植标准和生产加工技术规范而生产的、经过有机食品颁证组织认证并颁发证书的一切食品和农产品。"我国对有机食品定义是:"原料来自有机农业生产体系或野生生态系统,根据有机认证标准生产、加工,而且经有资质的独立认证机构认证的可食用农产品、野生产品及其加工产品,如粮食、蔬菜、水果、奶制品、畜禽产品、水产品、蜂产品及调料等。"它包括一切可以食用的农副产品,是个狭义的概念。

有机食品在其生产和加工过程中绝对禁止使用农药等人工合成物质,因此有机食品生产过程要求比较严格,需要建立全新的生产体系,采用相应的替代技术。

2. 有机食品定义的相关范畴解释

(1) 有机农业是指遵照一定的有机农业生产标准,在动植物生产中不采用离子辐射技术、基因工程获得的生物及其产物,不使用化学合成的农药、化肥、生长调节剂、饲料添加剂等物质,遵循自然规律和生态学原理,协调种植业和养殖业的平衡,如转换期、定产、定量等,采用一系列可持续发展的农业技术以维持持续稳定的农业生产体系的一种农业生产方式。

欧洲把有机农业描述为:一种通过使用有机肥料和适当的耕作措施,以达到提高土壤的长效肥力的系统。有机农业生产中仍然可以使用有限的矿物质,但不允许使用化学肥料,通过自然的方法而不是通过化学物质控制杂草和病虫害。

美国农业部对有机农业的描述是:有机农业是一种完全不用或基本不用人工合成的肥料、农药、生产调节剂和畜禽饲料添加剂的生产体系。在这一体系中,在最大的可行范围内尽可能地采用作物轮作、作物秸秆、畜禽粪肥、豆科作物、绿肥、农场以外的有机废弃物和生物防治病虫害的方法来保持土壤生产力和耕性,供给作物营养并防止病虫害和杂草的一种农业。尽管该定义还不够全面,但该定义描述了有机农业的主要特征,规定了有机农业不能做什么,应该做什么。

IFOAM 对有机农业的描述为:有机农业包括所有能促进环境、社会和经济良性发展的农业生产系统。这些系统将自然土壤肥力作为成功生产的关键。通过尊重植物、动物和景观的自然能力,达到使农业和环境各方面质量都最完善的目标。有机农业通过禁止使用化学合成的肥料、农药和药品而极大地减少外部物质投入,相反利用强有力的自然规律来增加农业产量和抗病能力。

综合以上几种对有机农业定义的描述,可以认为有机农业是一种强调以生物学和生态学为理论基础并拒绝使用化学品的农业生产模式。非常注重当地土壤的质量,注重系统内营养物质的循环,注重农业生产要遵循自然规律,并强调因地制宜的原则,有机农业生产方式也决定了最终有机食品的质量状况及产品特征。主要特点有:建立一种多种种养结合的农业生产体系;系统内土壤、植物、动物和人类是相互联系的有机整体;采用土地(生态环境)可以承受的方法进行耕作。因此说,有机食品的生产原料离不开有机农业生产体系。

(2) 有机产品指生产、加工、销售过程符合相关国家标准的供人类消费、动物食用的产品。在有机农业生产体系中生产的所有有机产品除食品外,还包括纺织品、皮革、化妆品、林产品、家具等其他与人类生活相关的产品。

可见,有机农业、有机产品的内涵和外延比有机食品的内涵更深刻、更广泛,有机产品来源于有机农业生产体系,有机食品是可食用的有机产品或者说有机食品只是有机农业的部分产品。

最初我国的有机认证从有机茶开始,也就出现了有机食品概念,随着认证种类的增加,同时顺应国际有机产品的现状和发展方向,因此我国 2005 年实施的《有机产品认证管理办法》及《有机产品国家标准》中,使用了"有机产品"这个内涵较大的概念。

依据有机产品标准,作为有机食品应满足以下 5 个基本条件:①原料必须来自已经建立或正在建立的有机农业生产体系(又称有机农业生产基地),或采用有机方式采集的野生天然产品;②产品在整个生产过程中必须严格遵守有机食品的加工、包装、储藏、运输等要求;③生产者在有机食品的生产和流通过程中,有完善的跟踪审查体系和完整的生产、销售的档案记录;④其生产过程不应污染环境和破坏生态,而应有利于环境与生态的持续发展;⑤必须通过独立的有机食品认证机构的认证。

（二）有机食品、绿色食品与无公害食品的区别

目前,在我国食品市场上同时存在无公害食品、绿色食品和有机食品。三种食品与普通食品一同构成食品金字塔,普通食品位于最底端,数量最大;无公害食品位于食品金字塔的第二层,是普通食品都应当达到的一种基本要求;绿色食品位于食品金字塔的中端,是从普通食品向有机食品发展的一种过渡产品;而有机食品位于食品金字塔的最顶端,是食品级别最高的食品（图11-3）。

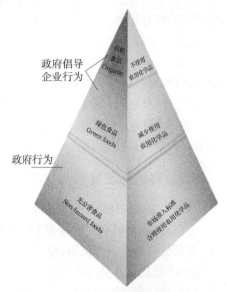

图 11-3　有机食品、绿色食品与无公害食品的级别

有机食品与其他食品的区别具体体现在以下几个方面。

（1）概念不同。有机食品在其生产加工过程中绝对禁止使用农药、化肥、激素、化学添加剂等人工合成物质,并且不允许使用基因工程技术和离子辐射处理。

绿色食品是我国农业部门推广的认证食品,分为A级和AA级两种。其中A级绿色食品生产中允许限量使用化学合成生产资料。AA级绿色食品则严格地要求在生产中不使用化学合成物质和其他有害于环境和健康的物质。从本质上讲,绿色食品是从普通食品向有机食品发展的一种过渡性产品。绿色食品对基因工程技术和辐射技术的使用就未作规定。

无公害食品是按照相应生产技术标准生产的、符合通用卫生标准并经有关部门认定的安全食品。严格来讲,无公害是食品的一种基本要求,普通食品都应达到这一要求,它允许限量使用化学合成物质,对基因工程技术等未作规定。

（2）有机食品在土地生产转型方面有严格规定。考虑到某些物质在环境中会残留相当一段时间,土地从生产其他食品到生产有机食品需要 2～3 年的转换期,而生产绿色食品和无公害食品则没有转换期的要求。

（3）有机食品在数量上进行严格控制,有机食品的认证要求定地块,其他食品没有如此严格的要求。

（4）发源地不同。有机食品和有机农业的发源地是欧洲,绿色食品、无公害食品主要起源于中国。

（5）认证证书的有效期不同。有机食品标志认证一次有效许可期限为 1 年满后可申请“保持认证”,通过检查、审核合格后方可继续使用有机食品标志,食品及绿色食品认证证书有效期为 3 年。

（6）标识不同。有机食品在不同的国家、不同的认证机构其标识不相同。绿色食品标识是唯一的。绿色食品全都标注有统一的绿色食品名称及商标标志,这一标志已在中国内地、中国香港和日本注册使用。无公害食品到目前还没有统一标志,国家、地方、部门的标志并不相同,即不同的认证机构有不同的标识。

（7）认证机构不同。绿色食品的认证由中国绿色食品发展中心负责全国绿色食品的统一认证和最终认证审批，各省、直辖市、自治区绿色食品办公室协助认证。有机食品的认证主要由国家认证认可监督委员会进行综合认证，或由中国农业科学院茶叶研究所有机茶研究与发展中心认证有机茶；也可由一些国外有机食品的认证机构在中国开展有机食品的认证。无公害食品的认证机构较多，只有在国家工商行政管理局商标局正式注册标识商标，或颁布省级法规，其认证才有法律效应。

（8）认证方式不同。有机食品的认证实行检查员制度，绿色食品的认证以检测认证为主，无公害食品的认证以检查认证为主，检测认证为辅。

（9）标准不同，分级不同。无公害食品、绿色食品和有机食品的标准各不相同，但总的可以分为三个档次，即无公害食品是基本档次，A 级绿色食品是第二档次，AA 级绿色食品和有机食品为最高档次。

三、有机认证标识与标志

（一）有机认证标识与认证标志的概念

有机认证标识在国家标准《有机产品》（GB/T 19630—2005）中的定义是"在销售的产品上、产品的包装上、产品的标签上或者随同产品提供的说明性材料上，以书写的、印刷的文字或者图形的形式对产品所作的标示。"有机认证标志是指证明产品生产或者加工过程符合有机标准并通过认证的专有符号、图案或者符号、图案以及文字的组合。可见标识的内涵大于标志，除图形或符号外，还涵盖了"非固定性"文字说明。认证标志是判断是否为有机产品的一种直接证明，如注册成为商标则称为有机认证证明商标。有机认证标志由有机认证机构或认证机构的监管部门设计和申请注册，而不是由有机证书的持有者设计和申请注册。有机认证标志分为国际标志、国家标志和认证机构标志 3 个层次。

（二）中国有机认证标志

1. 中绿华夏有机食品认证中心（COFCC）有机认证标志

中绿华夏有机食品认证中心（China Organic Food Certification Center，COFCC）是中国农业部推动有机农业运动发展和从事有机食品认证、管理的专门机构，也是中国国家认证认可监督管理委员会（CNCA）批准设立的国内第一家有机食品认证机构（批准号 CNCA—R—2002—100），并获得中国合格评定国家认可委员会（CNAS）的认可（注册号 CNASC l15—0）。

2. 南京国环有机产品认证中心有机认证标志

南京国环有机产品认证中心成立于 20 世纪 90 年代，是中国成立最早、规模最大的专业从事有机产品研发、检查和认证的机构，也是获得国际有机农业运动联盟（IFOAM）认可的有机认证机构，现获准可从事 JAS 和 NOP 认证。

（三）中国有机认证标志的组成及含义

中国有机认证标志使用"中国有机产品标志"或"中国有机转换产品标志"，图案主要由三部分组成，即外围的圆形、中间的种子图形及其周围的环形线条。

标志外围的圆形形似地球，象征和谐、安全，圆形中的"中国有机产品"和"中国有机转换产品标志"字样为中英文结合方式。既表示中国有机产品与世界同行，也有利于国内外消费者识别。标志中间类似于种子的图形代表生命萌发之际的勃勃生机，象征了有机产品是从种子开始的全过程认证，同时昭示出有机产品就如同刚刚萌发的种子，正在中国大地上茁壮成长。种子图形周围圆润自如的线条象征环形道路，与种子图形合并构成汉字"中"，体现出有机产品植根中国,有机之路越走越宽广。同时,处于平面的环形又是英文字母"C"的变体,种子形状也是"O"的变形,意为"China Organic"。

绿色代表环保、健康,表示有机产品给人类的生态环境带来完美与协调。橘红色代表旺盛的生命力,表示有机产品对可持续发展的作用;"中国有机转换产品标志"中的褐黄色代表肥沃的土地,表示有机产品在肥沃的土壤上不断发展。

（四）有机认证标识管理

国家标准《有机产品》标识与销售部分(GB/T 19630.3—2005)对产品获证后如何标注提出明确要求。首先确定了只有最终通过中国有机产品认证,方可在产品名称前标识"有机"二字和使用中国有机产品标志,符合认证的转换期产品,只能使用中国有机转换产品标志。其次为加强责任管理,产品认证标志要与认证机构的标志或名称同时标注在产品上或产品包装上。为固定中国有机产品及有机转换产品的标志,任何使用者都不能对其图形、字体和颜色等进行改动,且只能使用在按照GB/T 19630标准生产加工并通过国家认可的认证机构认证的产品上。如果是将标志印刷在产品说明书、标签或广告宣传材料上,使用者只能按比例放大或缩小,但不能使其变形或变色。另外,认证机构的标志或机构名称应该清晰,且其相关图案和文字大小都不能大于有机产品标志或有机转换产品标志。在国内销售的进口有机产品,应该遵照我国有关的法规和标准的要求进行认证和有机产品标识。

根据国外有机法规或标准以及按国外购货商合同要求,生产或认证的出口产品,可以根据出口国或合同订购者的有机标识要求进行产品标识。但如果这些有机产品同时在国内市场销售,则其标识与销售也应符合我国有关法规及中国有机标准的要求。

《有机产品标准》中明确了因有机配料含量不同的产品标识方法:有机配料含量等于或者高于95%并获得有机产品认证的加工产品,在产品名称前标识"有机",在产品或者包装上加施中国有机产品认证标志并标注认证机构的标识或者认证机构的名称。有机配料含量低于95%、等于或者高于70%的加工产品,可在产品名称前标识"有机配料生产",并应注明获得认证的有机配料的比例。有机配料含量低于70%的加工产品,只能在产品配料表中将某种获得认证的有机配料标识为"有机",并应注明有机配料的比例。对于使用有机转换配料生产的产品也作了类似的规定。

有机认证证书的有效期为1年,在此期间,认证机构应对有机认证证书和认证标志的所有权、使用和宣传展示情况进行跟踪管理,确保使用有机标志/标识的产品与认证证书范围一致(包括认证产品的数量与标志数量)。

四、有机食品认证与管理

对有机食品实行认证制度是各国设置障碍的主要手段,具体的方法有两个,一是给本国的有机食品下一个与其他国家不同的定义,而且内容不断与时俱进;二是设立认证准入制度。按照有机食品法规的规定,是不是有机食品,并不是由业主自己说了算的,而是符合有机食品法令和标准的要求,由认证机构实施严密的监控,颁发有机食品的认证证书和标志后,才能被承认为有机食品的栽培商、生产商、加工商和分销商,按有机食品销售。依据我国法规,对中国境内有机认证机构也实行严格的认证认可管理制度。

（一）有机食品认证

1. 有机食品认证的含义

有机食品认证就是指经认证机构依据相关要求认证,以认证证书的形式予以确认的某一生产、加工或销售体系，认证以过程检查为基础，包括实地检查、质量保证体系的检查和必要时对产品或环境、土壤进行抽样检测。

有机产品的生产、加工依据的是有机产品标准，而有机产品标准只规定如何控制有机产品生产、加工的全过程。因此也就决定了有机产品的认证模式是对有机产品生产过程进行检查，通过对申请人的质量管理体系、生产过程控制体系、追踪体系以及产地、生产、加工、仓储、运输、贸易等过程进行检查来评价其是否符合有机产品标准的要求。在检查过程中检查员认为有必要时，要对生产原料、土壤、水、大气、产品等进行抽样检测。

2. 有机食品的认证分类

对于有机认证申请者来说，如果要对所生产的产品申请有机认证，必须了解国家有机食品的认证范围，必须要对产品所面对市场及对应的认证标准和要求有较为全面的了解，并做好足够的认识和准备。

根据《有机食品认证管理办法》中的规定，有机食品的认证可分为三类。

（1）有机食品生产认证。有机食品生产基地认证主要对原产品及有机加工原料进行认证。在国家标准《有机产品》生产部分（GB/T 19630.1—2005）列出了生产的认证范围，包括作物种植、食用菌栽培、野生植物采集、畜禽养殖、水产养殖、蜜蜂及蜂产品。

申请者除应该有合法的土地使用权和合法的经营证明文件外，有机产品生产要符合以下基本要求（要点）：①生产基地在最近三年内未使用过农药、化肥等违禁物质；②种子或种苗来自于自然界，未经基因工程技术改造过；③生产基地应建立长期的土地培肥、植物保护、作物轮作和畜禽养殖计划；④生产基地无水土流失、风蚀及其他环境问题；⑤作物在收获、清洁、干燥、储存和运输过程中应避免污染；⑥从常规生产系统向有机生产转换通常需要两年以上的时间，新开荒地、撂荒地需至少经 12 个月的转换期才有可能获得颁证；⑦在生产和流通过程中，必须建立严格的质量管理体系、生产过程控制体系和追踪体系，并有完整的生产和销售记录档案。

如果农场既有有机生产又有常规生产，则农场经营者应单独管理和经营用于有机生产的土地。同时必须要制定将原有的常规生产土地逐步转换成全部有机生产的计划，并将计划报有机食品认证机构备案。

（2）有机食品加工认证。有机食品加工厂除了要符合国家规定的食品加工厂的一般要求，如全国工业生产许可证、卫生许可证、企业工商营业执照和相关的质量管理体系，依据国家标准，还要满足以下要求。

有机产品加工的基本要求（要点）：①原料必须是来自已获得有机认证的产品或野生（天然）产品；②已获得有机认证的原料在终产品中所占的比例不得少于 95％；③只允许使用天然的调料、色素和香料等辅助原料，禁止使用《中国有机产品标准》允许使用的以外的其他化学合成物质，不允许使用人工合成的添加剂；④有机产品在生产、加工、储存和运输的过程中应避免污染；⑤禁止使用基因工程生物及产物；⑥不得过度包装，尽可能使用可回收利用或来自可再生资源的包装材料；⑦不得在同一工厂同时加工相同品种的有机产品和常规产品，除非工厂能采取切实可行的保障措施，明确区分相同品种的有机和常规产品；⑧同一种配料禁止同时含有有机、常规或转换成分；⑨有机食品在生产、加工、储存和运输的过程中必须杜绝化学物质污染；⑩加工厂在原料采购、生产、加工、包装、储存和运输等过程中必须有完整的档案记录，包括相应的票据，并要建立跟踪审查体系。

（3）有机食品贸易认证。从事有机食品贸易的企业除要求符合常规食品贸易企业的一般要求，如卫生许可证、企业工商营业执照和相关的质量管理体系，还必须满足以下条件：①具有从事有机食品的国内销售和进出口贸易的单位资质证明;②贸易者不能同时经营相同品种的有机产品和常规产品,除非贸易者在贸易过程中采取切实可行的保障措施,防止有机产品和常规产品混杂;③贸易者应确保有机食品在贸易过程中(运输、储存和销售)不受有毒有害化学物质的污染,并且全过程必须有完整的档案记录,包括相应的票据。

3. 有机食品的认证程序

《有机产品认证实施细则》是对认证机构开展有机食品认证程序的统一要求,在执行中各认证机构间的认证程序有一定的差异。目前,有机食品认证的模式通常为"过程检查＋必要的产品和产地环境检测＋证后监督",认证的程序一般包括认证申请和受理、检查准备与实施、合格评定和认证决定、监督与管理这些主要流程。

1) 申请人

有意申请有机认证时,可通过电话或电子邮件与获得国家认证认可监督管理委员会批准的有机食品认证机构取得联系,领取及填写《有机认证申请书》及交纳申请费。领取并填写《有机认证调查表》,按《有机认证书面材料清单》提交资料,认证机构会要求申请人按照国家标准《有机产品第四部:管理体系》(GB/T 19630.4—2005)的要求,建立质量管理体系、质量保证体系的技术措施和追踪体系及处理体系。

认证机构应要求申请人提交的文件资料包括:申请人的合法经营资质文件;有机生产、加工的基本情况;产地(基地)区域范围描述、生产加工场所周边环境描述、平面图、工艺流程图等;申请认证的有机产品生产、加工、销售计划;产地(基地)、加工场所有关环境质量的证明材料;有关专业技术和管理人员的资质证明材料;保证执行有机产品标准的声明;有机生产、加工的管理体系文件;其他相关材料。在申请阶段,认证机构应向申请者非歧视地公开一些信息,如公开有机认证范围、认证程序和认证要求、认证依据标准、认证收费标准、认证机构和申请人的权利、义务;认证机构处理申诉、投诉和争议的程序等。

2) 申请受理

在此期间,认证机构一方面应当对申请者提出的认证申请进行评审,重点关注申请是否符合有机认证基本要求和相关文件及资料是否齐全,明确该申请是否符合申请条件;另一方面,明确该申请是否处在本认证机构的认可范围、能力范围或资源范围之内,完成该项认证所需的时间等,自收到申请人书面申请之日起10个工作日内,完成对申请材料的评审,并作出是否受理的决定。同意受理的,认证机构与申请人签订认证合同;不予受理的,应当书面通知申请人,并说明理由。认证机构和申请者之间签订的正式书面认证协议应明确认证依据、认证范围、认证费用、现场检查日期、双方责任、证书使用规定、违约责任等事项。

3) 检查准备与实施

认证协议签订后,认证机构即启动检查准备与实施程序,也即有机认证检查程序,此程序可分为检查启动、文件评审、检查准备、检查实施及检查报告的编写5个阶段。

(1) 检查启动。主要是认证机构认证部根据业务范围指定检查组长,组成检查小组,委托检查任务,确定检查目的、范围和准则,同申请人确定好检查时间和其他相关事宜。

(2) 文件评审。检查组长对申请人管理体系文件进行文件评审,确定其适宜性和充分性。

(3) 检查准备。检查组长编制检查计划,进行组内分工,并准备好工作文件和工具。

(4) 检查实施。根据认证依据标准的要求对申请人的管理体系进行评估,对委托人的产地、生产、加工、仓储、运输、贸易等进行实地检查评估,核实生产、加工过程与申请人按照认证要求所提交的文件的一致性,确认生产、加工过程与认证依据标准的符合性,填写现场检查记录表。

有机产品认证的检查一般包括：对生产地块、加工、储藏场所等的检查；对生产管理人员、内部检查人员、生产者的访谈；生产或加工设施、土地、储藏、环境质量状况评估；识别和调查/检查有风险的地域；生产、加工记录的检查；农田的生产/销售平衡，投入/产出平衡，加工和处理的追溯性的评价；经营者是否有效执行有机生产、加工标准和认证机构的相关规定；允许和限制使用的物质，如添加剂，必要时，对土壤、水体、产品进行抽取样检测。另外，还应检查转换期的有关要求、分离生产的有关要求、平行生产的有关要求、基因工程产品的控制，必要时，还包括对非有机部分的生产、加工过程的检查等。对内部检查和持续改进评估。检查员在结束检查前，对检查情况的总结。明确存在的问题，并进行确认。允许被检查方对存在的问题进行说明。

（5）编写检查报告。在完成现场检查后，根据现场检查发现，检查组根据收集的信息和证据，编制并向认证机构递交公正、客观和全面的关于认证要求符合性的检查报告。检查报告应含有风险评估和检查员对生产者的生产、加工活动与认证标准的符合性判断，对检查过程中收集的信息和不符合项的说明等相关方面进行描述。

4）合格评定与认证决定

有机认证机构技术委员会对申请人申请表、基本情况调查表、检查员的检查报告和其他有关信息材料进行全面审查，重点进行有机生产和加工过程符合性判定、产品安全质量符合性判定以及产品质量是否符合执行标准的要求，最终作出能否发放证书的决定。通常得出以下几种不同认证决定结果。

（1）同意颁证。申请人的生产经营活动及管理体系符合认证标准的要求，认证机构予以批准认证。

（2）有条件颁证。申请人的某些生产经营活动及管理体系不完全符合认证标准的要求，只有申请人在规定的期限内完成整改或已经提交整改措施并有能力在规定的期限内完成整改以满足认证要求的，认证机构经过验证后可批准认证。

（3）有机转换认证。申请人的生产基地因为在一年前使用了禁用的物质，或生产管理措施未能有效实施，而其他方面基本符合要求，并且申请人有以后完全按照有机食品标准进行生产和管理的计划，则可颁发《有机转换基地证书》，有机转换基地所产的产品，按照有机方式要求加工，可作为"有机转换产品"进行销售。

（4）拒绝颁证。生产者的生产活动不符合有机食品的生产标准，不给予颁证。在此情况下，认可委员会将向申请人告知不能颁证的原因。

认证机构应对批准认证的申请人及时颁发认证证书，签订《有机食品标志使用许可合同》，准许其使用认证标志/标识。

5）证后监督与管理

有机产品认证证书的有效期为1年，申请人在获证后，有机认证机构将对获证组织实施监督检查，以确认获证组织产品的持续符合性；监督检查包括证书到期的年度复评的例行检查和不通知检查，不通知检查基于检查组的风险判断及来源于社会、政府、消费者对获证产品的信息反馈。

参照国际通行的做法，为确保有机产品经认证后能持续符合认证要求，遵照《中华人民共和国认证认可条例》中要求的"认证机构应当对其认证的产品、服务、管理体系实施有效的跟踪调查，认证的产品、服务、管理体系不能持续符合认证要求的，认证机构应当暂停其使用直至撤销认证证书,并予公布"。

（二）有机食品标准和认证管理体系

国际有机农业和有机农产品的法规与管理体系主要分为国际性（联合国）、国际性非政府组织、国家3个层次。国家层次的有机食品标准以欧盟、美国和日本为代表。

1.国际有机食品标准与认证管理体系

（1）国际有机食品标准与管理体系（联合国）。联合国层次的有机食品标准是由联合国粮食及农业组织（FAO）与世界卫生组织（WHO）制定的,是《食品法典》的一部分,即国际食品法典委员会（CAC）的《有机食品生产、加工、标识和销售指南》（CAC/GL 32—1999）,属于建议性标准。《食品法典》的标准结构、体系和内容等基本上参考了欧盟有机农业标准 EU 2092/91以及国际有机农业运动联盟（IFOAM）的《基本标准》,可以为各成员国提供制定有机农业标准的依据。

（2）国际性非政府组织有机食品标准与管理体系。国际有机农业运动联盟（IFOAM）致力于制定和定期修改国际"IFOAM 有机农业和食品加工的基本标准",作为非政府组织制定的一个有机农业标准,所具有的广泛民主性和代表性,已影响到联合国粮农组织和许多国家有机农业标准的制定。

（3）欧盟的有机食品标准与管理体系。欧盟于1991年颁布了《关于农产品的有机生产和相关农产品及食品的有关规定》（EEC 2092/91）,它是迄今为止实施最成功的一个法规。该法规对有机农产品的生产、标识、检查体系、从第三国进口以及在欧共体内部自由流通等进行了规范,它对欧洲成为世界最大的有机食品市场起到了重要的作用。

欧盟的有机农业法规（EC No. 834/2007 和 EC No. 889/2008）属于非政府组织制定的有机农业标准,每两年召开一次会员大会进行基本标准的修改。条款对有机农业和有机农产品的生产、加工、贸易、检查、认证以及物品使用等全过程进行了具体规定。

欧盟标准适用于15个成员国的所有有机农产品的生产、加工、贸易（包括进出口）,即所有进口到欧盟的有机农产品的生产过程应该符合欧盟的有机农业标准。

（4）美国的有机食品标准与管理体系。1990年,美国所制定的《有机食品产品法案1990》（Organic Food Production Act of 1990）,对国家有机食品的生产程序、有机食品的国家标准、国家的认证程序等作了规定。并成立了国际有机农业标准委员会（NOSB）,由美国农业部市场司领导。标准委员会由15个成员组成,分别代表了有机农产品的生产、消费、贸易、管理、研究等不同的领域。

2002年10月,美国农业部发布了美国有机农业法规（NOP）,该法规对有机农产品的定义、适用性、有机农作物等进行了详细的界定,列出了有机农产品中允许和禁止使用的物质。美国的有机标准基本上与欧盟的类似,区别在于美国的标准是把检查、认证等完整的列入。该条例是强制性的,根据条例要求,所有出口到美国的有机农产品必须接受美国农业部认可的认证机构的检查和认证。未通过 NOP 认证的产品一律不得进入美国有机产品市场。

（5）日本的有机食品标准与管理体系。2000年,日本农林水产省重新修订了《农林物资规范化和质量表示标准法则》,于当年1月20日颁布了《有机农产品和加工食品的日本农林规格》,6月9日颁布了《有机食品认证技术标准》,2001年以后,日本制定了有机农业法（JAS）,具体内容与欧盟标准的95%以上是相似的。在新的 JAS 法中明文规定:只有在完全不使用农药和化肥的农场栽培,并通过指定机构检测的农产品,才能作为有机农产品贴上标签在市场上出售,到海外采购也主要以有机农产品为主,并于2001年4月1日起正式执行。JAS 规定凡是进入日本的产品,必须由获得日本农林水产省注册批准的有机认证机构认证后,才能作为有机产品在日本市场上销售。

2. 中国有机食品标准与认证管理体系

(1) 中国有机食品标准。为规范和推动中国有机食品的发展,中国认证机构国家认可委员会(CNAB)在 OFDC 2001 年 5 月发布的《OFDC 有机产品认证标准》基础上,参考国际食品法典委员会(CAC)的《有机食品生产、加工、标识及销售指南》(GL 32—1999,Rev.1—2001)和国际有机农业运动联盟(IFOAM)等成熟机构的有机生产和加工的基本规范,结合我国农业生产和食品行业的有关标准,制定了《有机产品生产和加工认证规范》(CNAB—S 121:2003)。这一规范为我国有机产品认证工作提供了初步统一的认证评价依据,使有机产品认证能在一个较规范的起点上。而国家质量监督检验检疫总局和国家标准化管理委员会于 2005 年 1 月共同发布的国家标准《有机产品》(GB/T 19630—2005)则是目前我国有机食品生产、加工和贸易及有机认证的主要参照标准。

《有机产品》国家标准分为 4 个部分,即 GB/T 19630.1—2005《有机产品第 1 部分:生产》(包括作物种植、畜禽养殖、水产养殖、蜜蜂和蜂产品 4 方面内容,作物种植中又附加了食用菌栽培和野生植物采集的内容)、GB/T 19630.2—2005《有机产品第 2 部分:加工》、GB/T 19630.3—2005《有机产品第 3 部分:标志与销售》以及 GB/T 19630.4—2005《有机产品第 4 部分:管理体系》。

(2) 中国有机产品认证的法律法规框架和管理体系。我国已建立起了较为完善的认证认可法律法规和认证规范、规则和技术标准体系。国务院 2003 年 11 月发布实施的《中华人民共和国认证认可条例》,是我国规范境内认证认可活动及境外认证机构在中国境内活动和开展国际互认的行政法规。该法律文本较全面地阐明并规定了认证认可原则、认证机构、认证、认可、监督管理、法律责任等准则,共分 7 章 78 条。这部行政法规是当前国内认证机构进行认证活动必须遵守的重要文件。

为加强对认证认可活动的管理,我国还制定发布了《国家认可机构监督管理办法》《认证培训机构管理办法》《认证咨询机构管理办法》《认证证书和标志管理办法》等规章。

针对有机产品认证,我国发布了《有机产品认证管理办法》和《有机产品认证实施规则》。《有机产品认证管理办法》是我国现行对有机产品认证、流通、标识、监督管理的强制性要求,以国家质检总局 2004 年第 67 号令发布,自 2005 年 4 月 1 日起实施,共分 7 章 44 条。国家认证认可监督管理委员会于 2005 年 6 月发布的《有机产品认证实施细则》,是对认证机构开展有机产品认证程序的统一要求,分别对认证申请、受理、现场检查的要求、提交材料和步骤、样品和产品地环境检测的条件和程序、检查报告的记录与编写、作出认证决定的条件和程序、认证证书和标志的发放与管理方式,收费标准等作出了具体的规定。

2005 年 4 月 1 日起实施的 GB/T 19630—2005《有机产品》虽是国家标准,但在《有机产品认证管理办法》中规定有机产品认证必须依据这个国家标准,因此,《有机产品》国家标准也是中国有机产品法规、标准体系的重要组成部分。

除此以外,我国与认证认可有关的法律包括《中华人民共和国产品质量法》《中华人民共和国进出口商品检验法》《中华人民共和国标准化法》《中华人民共和国计量法》,分别从不同角度规定了国家推行产品质量认证制度和管理体系认证制度及在不同领域利用和推动认证认可工作及其结果的政策和方式。

(3) 我国对有机食品认证机构和对认证人员的要求与管理。设立认证机构,必须经国务院认证认可监督管理部门批准,并依法取得法人资格后,方可从事批准范围内的认证活动。设立认证机构必须符合《中华人民共和国认证认可条例》规定的条件和申请及批准程序。其中,从事产品认证活动的机构还应符合从事相关产品认证活动相适应的检测、检查等技术能力。

从事认证的人员应当熟悉相关领域有机产品生产与加工等的认证技术法规、国内外相关标准以及有机食品管理知识等;并经认证机构培训及由法定的认可机构考核合格,取得相应的注册认可资格,才可开展认证活动,并对认证结果依法负责。认证人员不应是委托人的雇员,也不应是与认证产品有利益关系单位或个人的雇员。作为检查员不能连续 3 年对同一个项目进行检查。

【单元小结】

无公害食品标准主要包括无公害食品行业标准和农产品安全质量国家标准。无公害农产品产地认定是无公害农产品认证的前提和条件。

绿色食品标准分为两个技术等级,即 AA 级绿色食品标准和 A 级绿色食品标准。

有机食品的认证可分为三类:有机食品生产认证、有机食品加工认证、有机食品贸易认证。《有机产品认证实施细则》是对认证机构开展有机食品认证程序的统一要求,在执行中各认证机构间的认证程序有一定的差异。目前,有机食品认证的模式通常为"过程检查+必要的产品和产地环境检测+证后监督"。认证的程序一般包括认证申请和受理、检查准备与实施、合格评定和认证决定、监督与管理这些主要流程。

【复习思考题】

1. 简述无公害食品的 4 个显著特征。
2. 简述绿色食品必须同时具备的 4 个条件。
3. 简述绿色食品标准的技术分级。
4. 简述中国有机认证标志的组成及含义。
5. 简述有机食品、绿色食品与无公害食品的区别。

附录一 《食品生产许可证》 申请资料审核记录表

序号	内容	审查项目	判定标准	审查方法	审查结论	审查记录
1.1	组织领导	1. 申请人治理结构中至少有一人全面负责质量安全工作	制度规定了该人负责质量安全工作的职能,符合; 制度对质量安全工作负责人规定不清楚,基本符合; 制度未规定质量安全工作负责人,不符合	查看文件	□符合 □基本符合 □不符合	(1)
		2. 申请人应设置相应的质量管理机构或人员,负责质量管理体系的建立、实施和保持工作	申请人有明确的机构或专职人员负责质量管理工作,符合; 有机构和兼职人员负责质量管理工作,基本符合; 无机构和人员负责企业的质量管理工作,不符合	查看文件	□符合 □基本符合 □不符合	(2)
1.2	质量目标	申请人应制定明确的质量安全目标	有明确的质量安全目标,符合; 质量安全目标不明确,基本符合; 无质量安全目标,不符合	查看文件	□符合 □基本符合 □不符合	(3)
1.3	管理职责	1. 申请人制定各有关部门质量安全职责、权限等情况的管理制度	制定了管理制度,并规定各有关部门质量职责、权限,且内容合理,符合; 规定的内容不全面,基本符合; 没制定质量管理制度或制定了部门质量管理制度但内容不合理,不符合	查看文件	□符合 □基本符合 □不符合	(4)
		2. 申请人应当制定对不符合情况的管理办法,对企业出现的各种不符合情况及时进行纠正或采取纠正措施	制定了不符合情况管理办法,符合; 制定了不符合情况管理办法,但内容不合理,基本符合; 未制定不符合情况管理办法,不符合	查看文件	□符合 □基本符合 □不符合	(5)
1.4	人员要求	1. 申请人应规定生产管理者职责,明确其责任、权力和义务,生产管理者的资格应符合有关规定	明确,符合; 符合资格规定,责任、权力或者义务规定不明确,基本符合; 资格不符合规定,或未明确责任、权力和义务,不符合	查看文件和证件	□符合 □基本符合 □不符合	(6)

续表

序号	内容	审查项目	判定标准	审查方法	审查结论	审查记录
1.4	人员要求	2. 申请人应规定质量管理人员的职责,明确其责任、权力和义务。质量管理人员资格应符合有关规定	明确,符合; 符合资格规定,责任、权力或者义务规定不明确,基本符合; 资格不符合规定,或未明确责任、权力和义务,不符合	查看文件和证件	□符合 □基本符合 □不符合	(7)
		3. 申请人应规定技术人员的职责,明确其责任、权力和义务。技术人员资格应符合有关规定	明确,符合; 符合资格规定,责任、权力或者义务规定不明确,基本符合; 资格不符合规定,或未明确责任、权力和义务,不符合	查看文件和证件	□符合 □基本符合 □不符合	(8)
		4. 申请人应规定生产操作人员的职责。明确其责任、权力和义务。生产操作人员资格应符合有关规定	明确,符合; 符合资格规定,责任、权力或者义务规定不明确,基本符合; 资格不符合规定,或未明确责任、权力和义务,不符合	查看文件和证件	□符合 □基本符合 □不符合	(9)
1.5	技术标准	1. 申请人应具备审查细则中规定的现行有效的国家标准、行业标准及地方标准	具有审查细则中规定的产品标准和相关标准,符合; 缺少个别标准,基本符合; 缺少若干个标准,不符合	查看标准	□符合 □基本符合 □不符合	(10)
		2. 明示的企业标准应按《食品安全法》的要求,经卫生行政部门备案,纳入受控文件管理	符合要求,符合; 已经过备案,但未纳入受控文件管理,基本符合; 未经过备案,不符合	查看标准查看证明、标识	□符合 □基本符合 □不符合	(11)
1.6	工艺文件	申请人应具备生产过程中所需的各种产品配方、工艺规程、作业指导书等工艺文件。产品配方中使用食品添加剂规范、合理	企业完全符合规定要求,符合; 部分符合规定要求,基本符合; 不符合规定要求,不符合	查看文件	□符合 □基本符合 □不符合	(12)
1.7	采购制度	应制定原辅材料及包装材料的采购管理制度。企业如有外协加工或委托服务项目,也应制定相应的采购管理办法(制度)	有完善的采购管理制度,及外协加工及委托服务的采购管理办法(制度),符合; 采购管理制度以及外协加工及委托服务的采购管理办法(制度)制定的不够完善,基本符合; 无采购管理制度,以及外协加工及委托服务的采购管理办法(制度),不符合	查看文件	□符合 □基本符合 □不符合	(13)

续表

序号	内容	审查项目	判定标准	审查方法	审查结论	审查记录
1.8	采购文件	应制定主要原辅材料、包装材料的采购文件,如采购计划、采购清单或采购合同等,并根据批准的采购文件进行采购。应具有主要原辅材料产品标准	企业符合规定要求,符合; 部分符合规定要求,基本符合; 不符合规定要求,不符合	查看文件	□符合 □基本符合 □不符合	(14)
1.9	采购验证制度	申请人应制定对采购的原辅材料、包装材料以及外协加工品进行检验或验证的制度。食品标签标识应当符合相关规定	符合要求,符合; 有制度,但有缺陷,基本符合; 无制度,不符合	查看文件	□符合 □基本符合 □不符合	(15)
1.10	过程管理	申请人应制定生产过程质量管理制度及相应的考核办法	有生产过程质量管理制度及相应的考核办法,符合; 有生产过程质量管理制度,无相应的考核办法,基本符合; 无生产过程质量管理制度及相应的考核办法,不符合	查看文件	□符合 □基本符合 □不符合	(16)
1.11	质量控制	申请人应根据食品质量安全要求确定生产过程中的关键质量控制点,制定关键质量控制点的操作控制程序或作业指导书	关键控制点确定合理并有相应的控制管理规定,控制记录规范,符合; 关键控制点确定不太合理,记录不规范,基本符合; 未明确关键控制点,不能满足生产质量控制要求,不符合	查看文件	□符合 □基本符合 □不符合	(17)
1.12	产品防护	1. 申请人应制定在食品生产加工过程中有效防止食品污染、损坏或变质的制度	符合要求,符合; 制度制定不合理,基本符合; 未制定相关制度,不符合	查看文件	□符合 □基本符合 □不符合	(18)
		2. 申请人应制定在食品原料、半成品及成品运输过程中有效防止食品污染、损坏或变质的制度。有冷藏、冷冻运输要求的,申请人必须满足冷链运输要求	符合要求,符合; 制度制定不合理,有冷藏冷冻运输要求且符合的,基本符合; 未制定相关制度,有冷藏冷冻运输要求,但达不到的,不符合	查看文件	□符合 □基本符合 □不符合	(19)

序号	内容	审查项目	判定标准	审查方法	审查结论	审查记录
1.13	检验管理	1. 申请人应具有独立行使权力的质量检验机构或专（兼）职质量检验人员，并具有相应检验资格和能力	有独立行使权力的检验机构或专（兼）职检验人员，检验人员具有相应检验资格和技术，符合； 　检验人员的检验技术存在部分不足，基本符合； 　无独立行使权力的检验机构或专（兼）职检验人员或无相应检验资格和技术的检验人员，不符合	查看文件查看证明企业自检时核查操作验证	□符合 □基本符合 □不符合	(20)
		2. 申请人应制定产品质量检验制度（包括过程检验和出厂检验）以及检测设备管理制度	有产品检验制度和检测设备管理制度，符合； 　有制度但内容不全面，基本符合； 　无产品检验制度和检测设备管理制度，不符合	查看文件	□符合 □基本符合 □不符合	(21)
		3. 无检验项能力的，应当委托有资质的检验机构进行检验	有委托合同，内容合理，符合； 　有合同，内容不合理，基本符合； 　无委托合同，不符合	查看文件	□符合 □基本符合 □不符合	(22)

附录二 《食品生产许可证》生产场所核查记录表

序号	内容	审查项目	判定标准	审查方法	审查结论	审查记录
2.1	厂区要求	1. 申请人厂区周围应无有害气体、烟尘、粉尘、放射性物质及其他扩散性污染源	无各种污染源,符合; 略有污染,基本符合; 污染较重,不符合	现场查看	□符合 □基本符合 □不符合	(23)
		2. 厂区应当清洁、平整、无积水;厂区的道路应用水泥、沥青或砖石等硬质材料铺成	厂区清洁、平整、无积水,道路用硬质材料铺成,符合; 厂区不太清洁、平整,基本符合; 厂区不清洁或有积水或无硬质道路,不符合	现场查看	□符合 □基本符合 □不符合	(24)
		3. 生活区、生产区应当相互隔离;生产区内不得饲养家禽、家畜;坑式厕所应距生产区25 m以外	生活区、生产区隔离较远,符合; 生活区、生产区隔离较近,基本符合; 生活区、生产区无隔离或生产区内饲养家禽、家畜或坑式厕所距生产区25 m以内,不符合	现场查看	□符合 □基本符合 □不符合	(25)
		4. 厂区内垃圾应密闭式存放,并远离生产区,排污沟渠也应为密闭式,厂区内不得散发出异味,不得有各种杂物堆放	厂区内垃圾、排污沟渠为密闭式,无异味,无各种杂物堆放,符合; 略有不足,基本符合; 达不到要求,不符合	现场查看	□符合 □基本符合 □不符合	(26)
2.2	车间要求	1. 生产车间或生产场地应当清洁卫生;应有防蝇、防鼠、防虫等措施和洗手、更衣等设施;生产过程中使用的或产生的各种有害物质应当合理置放与处置	企业达到规定要求,符合; 略微欠缺,基本符合; 达不到规定要求,不符合	现场查看	□符合 □基本符合 □不符合	(27)
		2. 生产车间的高度应符合有关要求;车间地面应用无毒、防滑的硬质材料铺设,无裂缝,排水状况良好;墙壁一般应当使用浅色无毒材料涂覆;房顶应无灰尘;位于洗手、更衣设施外的厕所应为水冲式	企业达到规定要求,符合; 位于洗手、更衣设施外的厕所为水冲式,其他略微欠缺,基本符合; 达不到规定要求,不符合	现场查看	□符合 □基本符合 □不符合	(28)

序号	内容	审查项目	判定标准	审查方法	审查结论	审查记录
2.2	车间要求	3. 生产车间的温度、湿度、空气洁净度应满足不同食品的生产加工要求	生产车间的温度、湿度、空气洁净度能满足食品生产加工要求,符合; 　略有误差,基本符合; 　满足不了食品生产加工要求,不符合	现场查看	□符合 □基本符合 □不符合	(29)
		4. 生产工艺布局应当合理,各工序应减少迂回往返,避免交叉污染	生产工艺布局合理,各工序前后衔接,无交叉污染,符合; 　生产工艺布局不太合理,略有交叉,基本符合; 　生产工艺相互交叉污染,不符合	查看文件 现场查看	□符合 □基本符合 □不符合	(30)
		5. 生产车间内光线充足,照度应满足生产加工要求。工作台、敞开式生产线及裸露食品与原料上方的照明设备应有防护装置	生产车间内光线充足,工作台、敞开式生产线及裸露食品与原料上方的照明设备有防护装置,符合; 　略有不足,基本符合; 　严重不足,不符合	现场查看	□符合 □基本符合 □不符合	(31)
2.3	库房要求	1. 库房应当整洁,地面平滑无裂缝,有良好的防潮、防火、防鼠、防虫、防尘等设施。库房内的温度、湿度应符合原辅材料、成品及其他物品的存放要求	企业的库房符合规定,符合; 　略有不足,基本符合; 　严重不足,不符合	现场查看	□符合 □基本符合 □不符合	(32)
		2. 库房内存放的物品应保存良好,一般应离地、离墙存放,并按先进先出的原则出入库。原辅材料、成品(半成品)及包装材料库房内不得存放有毒、有害及易燃、易爆等物品	库房内存放的物品保存良好,无有毒有害及易燃、易爆物品,符合; 　保存一般,无有毒有害及易燃、易爆物品,基本符合; 　保存不好,库房内存放有毒、有害及易燃、易爆等物品,不符合	现场查看	□符合 □基本符合 □不符合	(33)
2.4	生产设备	1. 申请人必须具有审查细则中规定的必备的生产设备,企业生产设备的性能和精度应能满足食品生产加工的要求	具备审查细则中规定的必备的生产设备,设备的性能和精度能满足食品生产加工的要求,符合; 　具备必备的生产设备,但个别设备需要完善,基本符合; 　不具备审查细则中规定的必备的生产设备或具备的生产设备的性能和精度不能满足食品生产加工的要求,不符合	现场查看 核对设备清单	□符合 □基本符合 □不符合	(34)

序号	内容	审查项目	判定标准	审查方法	审查结论	审查记录
2.4	生产设备	2. 直接接触食品及原料的设备、工具和容器,必须用无毒、无害、无异味的材料制成,与食品的接触面应边角圆滑、无焊疤和裂缝	完全符合规定,符合; 直接接触食品及原料的设备、工具和容器的材料符合规定,但与食品的接触面偶有微小焊疤、裂缝等情况,基本符合; 不符合规定,不符合	现场查验查阅材料	□符合 □基本符合 □不符合	(35)
		3. 食品生产设施、设备、工具和容器等应加强维护保养,及时进行清洗、消毒。使用的清洗消毒剂应符合国家相关规定	食品生产设施、设备、工具和容器保养良好,使用前后按规定进行清洗、消毒,符合; 食品生产设施、设备、工具和容器的维护保养和清洗、消毒工作存在一些不足,基本符合; 存在严重不足,不符合	现场查验	□符合 □基本符合 □不符合	(36)
2.5	检验设备	申请人应具备审查细则中规定的必备的出厂检验设备设施,出厂检验设备设施的性能、准确度应能达到规定的要求。有合格计量检定证书。实验室布局合理,满足相应检验条件。实行委托检验的,应签订合法的委托合同或协议	具有审查细则规定的出厂检验设备,且能满足出厂检验需要,实验室布局合理,满足相应检验条件,符合; 具备必备的出厂检验设备,但比较陈旧或有少许误差,或实验室布局不太合理,基本符合; 不具备审查细则规定的出厂检验设备,或不能满足出厂检验需要,不符合。 实行委托检验的,签订合法的委托合同或协议的,符合; 有委托合同或协议,且规范的,基本符合; 既没有委托合同,也没有委托协议的,不符合	查看设备清单、必要时现场查看证书,查委托合同或协议	□符合 □基本符合 □不符合	(37)

附录三　HACCP 各种记录表

表 1　原料肉验收记录

进货日期：　年　月　日　　　　　　　　　　　　　　　　　　　编号：

原料肉名称		生产日期	
供货单位		生产单位	
数量		规格	
包装形式			
合格证明	□检疫证　　　□卫生许可证　　　□检验合格证		
检验结果	感官指标:□合格　　□不合格 菌落部数(cfu/g)：　　　　　　　水分/(%)		
结论	□接收　　　　□退货		

验收员：　　　　　　　　　　审核者：　　　　　　　　审核日期：　年　月　日

表 2　食品辅料验收记录

进货日期　年　月　日　　　　　　　　　　　　　　　　　　　编号：

辅料名称		批次号	
供货单位		生产单位	
数量		质量标准	□有 □无
包装形式			
合格证明	□卫生许可证　　　　□检验合格证 □香辛料芽孢杆菌检验合格证明		
验收结果			
结论	□接收　　　□退货		

验收员：　　　　　　　　　　审核者：　　　　　　　　审核日期：　年　月　日

表 3　食品添加剂验收记录

进货日期　年　月　日　　　　　　　　　　　　　　　　　　　编号：

食品添加剂名称		批次号	
供货单位		生产单位	
数量		包装形式	
质量标准	□有 □无	符合 GB2760	□有 □无
合格证明	□卫生许可证　　　□检验合格证		
验收结果			
结论	□接收　　　□退货		

验收员：　　　　　　　　　　审核者：　　　　　　　　审核日期：　年　月　日

表 4　食品添加剂(亚硝酸盐) 称量记录

配料班组号：　　　　　　　　　　　　　　　　　　　　　　　　　　　年　月　日

熟肉制品名称	批号	配方用量	第一次称量	第二次称量	是否合格	纠偏措施	称量者

表 5　食品添加剂称量器具校正记录

　　　　　　　　　　　　　　　　　　　　　　　　　　　　　　　　　年　月　日

部门	量器编号	显示刻度	偏差值	是否合格	校正者

表 6　热处理加工记录

部门：　　　　　　　班组号：　　　　　　　　　　　　　　　　　　　年　月　日

产品名称	批号	加工起始时刻(时:分)	杀菌温度/℃	杀菌恒温时间/min	产品中心温度/℃	纠偏措施	监测者	校验者

杀菌温度关键限值：　　　　　杀菌恒温时间关键限值：　　　　　产品中心温度关键限值：

表 7　二次灭菌记录

部门：　　　　　　　班组号：　　　　　　　　　　　　　　　　　　　年　月　日

产品名称	批号	杀菌起始时刻(时:分)	杀菌温度/℃	杀菌恒温时间/min	产品中心温度/℃	纠偏措施	监测者	校验者

杀菌温度关键限值：　　　　　杀菌恒温时间关键限值：　　　　　产品中心温度关键限值：

表 8　冷却记录

部门：　　　　　　　班组号：　　　　　　　　　　　　　　　　　　　年　月　日

产品名称	批号	冷却起始时刻(时:分)	冷却结束时刻(时:分)	冷却水温度/℃	产品中心温度/℃	纠偏措施	监测者	校验者

冷却温度关键限值：　　　　　冷却水温度关键限值：　　　　　冷却后产品中心温度关键限值：

表 9　温度计校正记录

时间	部门	温度计编号	显示温度/℃	偏差值	是否合格	校验者

表 10　金属检测记录

车间：　　　　　　　　　　　　　　　　　　　　　　　　　班组号：

时间	产品名称	批号	结果	纠偏措施	监测者	校验者

表 11　纠偏措施记录

产品名称：　　　　　　　　　　　　　　　　　　　　　　　批号：

CCP	偏差情况/问题	纠偏措施	产品处理	责任人	时间

执行者：　　　　　批准者：　　　　　验收者：　　　　　　　　　日期：　　年　　月　　日

参 考 文 献

[1] 谢明勇,陈绍军. 食品安全导论[M]. 北京:中国农业大学出版社,2009.

[2] 刘雄,陈宗道. 食品质量与安全 [M]. 北京:化学工业出版社,2009.

[3] 张志健. 食品安全导论[M]. 北京:化学工业出版社,2009.

[4] 成晓霞,张国顺. 食品安全控制技术[M]. 北京:中国轻工业出版社,2009.

[5] 张怀玉,蒋建基. 烹饪营养与卫生[M]. 北京:高等教育出版社,2008.

[6] 黄刚平. 烹饪营养卫生学[M]. 南京:东南大学出版社,2007.

[7] 骆淑波,彭景. 烹饪营养与卫生. 辽宁:东北财经大学出版社,2008.

[8] 曹小红. 食品安全与卫生. 北京:科学出版社,2006.

[9] 夏延斌,钱和. 食品加工中的安全控制[M]. 北京:中国轻工业出版社,2005.

[10] 曹斌. 食品质量管理[M]. 北京:中国环境科学出版社,2006.

[11] 南海娟. 食品质量管理[M]. 北京:化学工业出版社,2008.

[12] 尤玉如. 食品安全与质量控制[M]. 北京:中国轻工业出版社,2008.

[13] 王菁,马爱进,等. 小型食品企业标准化指南[M]. 北京:中国标准出版社,2009.

[14] 张建新,陈宗道. 食品标准与法规[M]. 北京:中国轻工业出版社,2006.

[15] 蔡健,徐秀银. 食品标准与法规[M]. 北京:中国农业大学出版社,2009.

[16] 蔡花真,张德广. 食品安全与质量控制[M]. 北京:化学工业出版社,2008.

[17] 钱志伟. 食品标准与法规[M]. 北京:中国农业出版社,2008.

[18] 艾志录,鲁茂林. 食品标准与法规[M]. 南京:东南大学出版社,2006.

[19] 胡秋辉,王承明. 食品标准与法规[M]. 北京:中国计量出版社,2009.

[20] 吴澎,赵丽芹. 食品法律法规与标准[M]. 北京:化学工业出版社,2010.

[21] 吴晓彤,王尔茂. 食品法律法规与标准[M]. 北京:科学出版社,2010.

[22] 全国人大常委会法制工作委员会行政法室. 中华人民共和国食品安全法解读[M]. 北京:
中国法制出版社,2009.

[23] 中国法制出版社. 中华人民共和国食品安全法实施条例[M]. 北京:中国法制出版
社,2009.

[24] 纪正昆. 中华人民共和国工业产品生产许可证管理条例实用问答[M]. 北京:中国计量
出版社,2007.

[25] 刁恩杰. 食品安全与质量管理学[M]. 北京:化学工业出版社,2008.

[26] 贾英民. 食品安全控制技术[M]. 北京:中国农业出版社,2006.

[27] 蔡健,李延辉. 食品质量与安全[M]. 北京:中国计量出版社,2010.

[28] 张晓燕. 食品安全与质量管理[M]. 北京:化学工业出版社,2010.

[29] 吴澎,赵丽芹. 食品法律法规与标准[M]. 北京:化学工业出版社,2010.

[30] 马丽卿,王云善,付丽. 食品安全法规与标准[M]. 北京:化学工业出版社,2009.

[31] 马长路. 食品企业管理体系建立与认证[M]. 北京:中国轻工业出版社,2009.

[32] 张妍. 食品安全认证[M]. 北京:化学工业出版社,2008.

[33] 朱明. 食品安全与质量控制[M]. 北京:化学工业出版社，2008.

[34] 贝惠玲. 食品安全与质量控制技术[M]. 北京:科学出版社，2011.

[35] 赵晨霞. 安全食品标准与认证[M].北京:中国环境科学出版社,2007.

[36] 钱和. HACCP 原理与实施[M]. 北京:中国轻工业出版社,2006.

[37] 张拥军. 食品卫生与检验[M].北京:中国计量出版社,2007.

[38] 陈历俊. 液态乳加工与质量控制[M].北京:中国轻工业出版社,2008.

[39] 莫慧平. 食品卫生与安全管理[M].北京:中国轻工业出版社,2007.

[40] 王敏华. 管理体系与认证[M].北京:中国计量出版社,2006.